Friedrich Schorlemmer

Genie der Menschlichkeit

Friedrich Schorlemmer

unter Mitarbeit von Marcus Hawel

ALBERT

GENIE DER MENSCHLICHKEIT

SCHWEITZER

aufbau

Weil ich auf die Kraft der Wahrheit und des Geistes vertraue, glaube ich an die Zukunft der Menschheit.

Albert Schweitzer

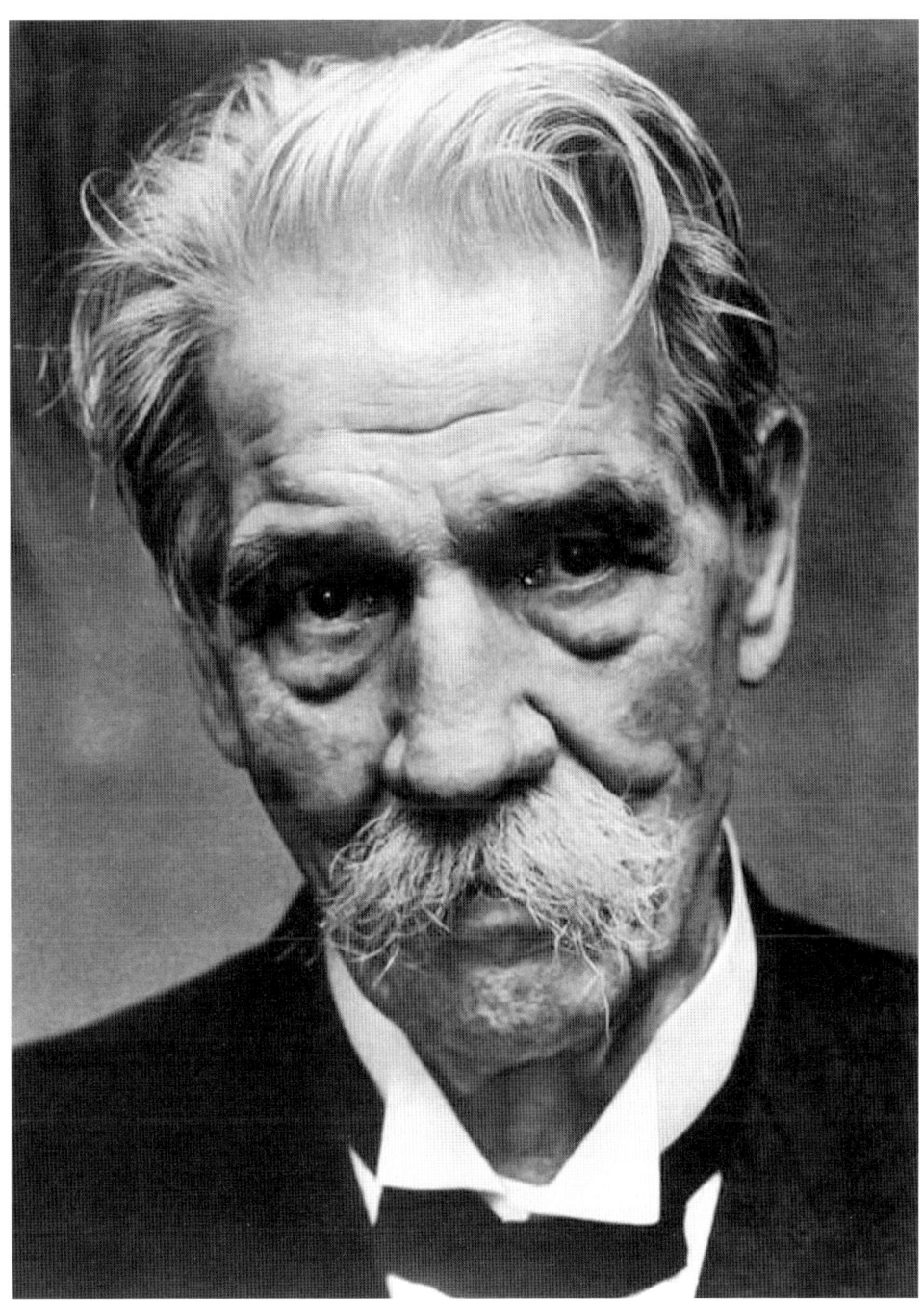

Albert Schweitzer um 1955

ALBERT SCHWEITZER – GENIE DER MENSCHLICHKEIT

Man mag es kaum glauben – es gibt sie, jene in sich ganz stimmigen Menschen, die mit aller Konsequenz einem Lebensideal folgen, ohne dass sie selber Heroisches oder Heiliges, Überhebliches oder gar Eingebildetes an sich hätten. Sie kennen Schwächen. Durchaus plagen sie (Selbst-)Zweifel. Sie wissen um das Ungenügen ihrer Erkenntnisse wie ihrer Lebenspraxis. Bisweilen vergeht ihnen das Lachen.

Manche von ihnen werden bekannt. Man denke an die Friedensnobelpreisträger Mutter Theresa, Nelson Mandela oder an die gerade erneut verurteilte burmesische Freiheitskämpferin Aung Suu Kyi.

Sie werden hervor- und herausgehoben, bekommen Anerkennungen und Preise, heben aber nicht ab. Sie werden Vorbilder oder müssen als solche herhalten. Bisweilen wird der Ehre zu viel getan, ihr Name geradezu inflationär gebraucht, ihr Anliegen jedoch verdrängt. Dann ist es an der Zeit, sich wieder gründlicher mit ihren Gedanken und Lebensentwürfen zu beschäftigen. Man wird bereichert, bestärkt, aufgerichtet – durchaus auch belehrt von ihrem Wissen wie von ihrer Weisheit.

Solch ein Mensch ist der Friedensnobelpreisträger, der große Theologe, Bachkenner, Philosoph und Mediziner, konsequente Pazifist und unermüdlich für seine Lehre von der »Ehrfurcht vor dem Leben« wirkende Dr. Albert Schweitzer, dem man nicht gerecht wird, wenn man ihn als den »berühmten Urwalddoktor« bezeichnet. Das »Zeitalter der Extreme« hat ihn zu einem »Genie der Menschlichkeit« reifen lassen.

Er war ein deutscher Gelehrter, der in wissenschaftlicher Lehre und in seinem Ruhm als Theologe, Philosoph, Bachforscher und Organist nicht sein Genüge finden mochte, solange es auf der Welt Menschen gibt, die verhungern und verkommen, verlassen und vergessen sind. Er dachte und handelte – wie wir heute sagen würden – *global*. Und er suchte den Ort auf, an dem er *lokal* nützlich sein konnte. Er wollte kein Vorbild sein, sondern schlicht, konsequent und mit Empathie dem Vorbild eines Jesus folgen, der sich um die Mühseligen und Beladenen kümmerte. Tief innen verspürte (Mit-)Verantwortung für leidende Geschöpfe trieb ihn an. Hilfe ist nötig. Hilfe ist möglich. Hilfe braucht Menschen, die sie persönlich bringen, mit ganzem Einsatz, mit aller zur Verfügung stehenden Kompetenz, mit Einfühlung und Willenskraft. Das vertiefte Nachdenken über Jesus und unsere heutige praktische Beziehung zu ihm brachte Schweitzer auf den Kern seiner Botschaft: das Doppelgebot der Liebe. Gottesliebe ist nicht ohne Nächstenliebe denkbar.

Das Globale bewährt sich im Lokalen, aber es ist nicht aufs Lokale zu begrenzen oder einzugrenzen. Die Liebe, die Jesus ausstrahlt und mitteilt, wird zur bewährten Liebe dessen, der aus der Erfahrung empfangener Liebe sowie aus Dankbarkeit für empfangene Gaben, Begabungen, Fähigkeiten lebt. Geliebtwerden wird zu tätiger Liebe. Liebe ist ein Gefühl, findet aber nicht im bloßen Gefühl ihr Genüge, sondern erst im praktischen Tun, aus dem verpflichtenden Gefühl des Mitleides heraus. Aus dem Sehen des unendlichen Leides in der Welt wird allzu leicht ein resignatives Übersehen, ein Kapitulieren angesichts der Größe der Aufgaben. Solche Ohnmachtsgefühle münden in Selbstbeschränkung auf einen lokalen, familiären, kirchlichen oder nationalen Bereich. (Der Preis besonderen Engagements ist durchaus hoch, wenn einer so sehr davon getrieben ist, dass er übergeht, wie sehr auch nächste Angehörige Zuwendung und Unterstützung bräuchten. Schweitzers Frau Helene und seine Tochter Rhena haben das schmerzlich erfahren.)

Das Sehen des Leides in der Welt kann andererseits zu einem direkten Anruf Gottes werden, selber konkret zu helfen und das Seine ganz zu tun. »Glück ist Hilfe«, schreibt der späte Brecht. »Höchstes Glück ist doch, zu spenden / Denen, die es schwerer haben …«, heißt es in seinem »Lied des Darmwäschers«.

Schweitzer ist sein Leben lang Theologe geblieben. Oder muss man nicht besser sagen: ein Christ, der seine Kraft täglich aus der Heiligen Schrift bezog und diese vor anderen bis ans Ende seiner Tage auslegte?! Er vermochte es einfach und tief zugleich zu sein.

Er hatte nicht nur eine gute Beobachtungsgabe und eine treffende Sprache. Er hat etwas Unwiderstehliches. Seine Idee wird in seiner Person Gestalt. Woher hatte er aber lebenslang solchen Mut, solche Kraft?

Wenn wir dem Lebensweg dieses Pfarrerssohnes und »Urwalddoktors« nachspüren, die Schriften, Reden und Briefe des Gelehrten lesen, erweist sich, wie viel er uns Heutigen zu sagen hat – jedem Einzelnen auf dieser Welt.

Was er – ein so ins Leben Verliebter und Mitleidender mit aller Kreatur – dachte, bleibt individuell wie universell (ge-) wichtig. Sein Erkennen und sein Tätigwerden bilden eine Einheit. Vor nunmehr genau 90 Jahren sagte er in Straßburg:

»Leben heißt: Kraft, Wille aus dem Urgrund kommend, in ihm wiederaufgehend, heißt Fühlen, Empfinden, Leiden – … Ehrfurcht vor der Unendlichkeit des Lebens – Aufhebung des Fremdseins – Miterleben, Mitleiden. Das letzte Ergebnis des Erkennens ist also dasselbe im Grunde, was das Gebot der Liebe uns gebeut. Herz und Vernunft stimmen zusammen, wenn wir wollen und wagen, Menschen zu sein, die die Tiefe der Dinge zu erfassen suchen! …

Gut ist: Leben erhalten und fördern; schlecht ist: Leben hemmen und zerstören. Sittlich sind wir, wenn wir aus unserem Eigensinn heraustreten, die Fremdheit den anderen Wesen gegenüber ablegen und alles, was sich von ihrem Erleben um uns abspielt, miterleben und miterleiden. In dieser Eigenschaft erst sind wir wahrhaft Menschen; in ihr besitzen wir eine eigene, unverlierbare, fort und fort entwickelbare, sich orientierende Sittlichkeit.«

Unsere Welt braucht Menschen wie Schweitzer!

KINDHEIT UND JUGEND IM ELSASS

Von allem aber, was der große Kamerad geschrieben hat, liebe ich am meisten seine Kindheits- und Jugenderinnerungen. In diesen unvergesslichen Seiten, in denen Schweitzer schlicht von seinen Herkünften und ersten Lebensjahren erzählt, spürt man konzentriert das ganze Erbe enthalten, das er angetreten und so vorbildlich verwaltet hat. Und es weht da eine Innigkeit und Wärme des Herzens, die einen an die schönsten Kindheits- geschichten deutscher Sprache, etwa die von Jung-Stilling, er- innert.

Hermann Hesse

GRUNDSTEINE ZUM KOSMOPOLITEN

Als Kosmopolit wird man nicht geboren, zum Kosmopoliten formt das Leben. Albert Schweitzer war ein Wanderer zwischen den Welten. Die politischen Begebenheiten seiner Heimat, seine vielseitigen Interessen wie Begabungen und nicht zuletzt sein Lebensprojekt in Lambaréné formten ihn zu einem Menschen, der geistige wie kulturelle Grenzen scheinbar mühelos durchschritt. Sein Denken und Handeln speiste sich aus französischer und deutscher Lebensart, europäischer wie afrikanischer Welt, musikalischer Kreativität und philosophisch-theologischen Erkenntnissen. Verantwortung im unmittelbaren Lebenskreis und Mitverantwortung für das Geschick der Welt, philosophische Klarheit und prophetischen Zorn band er lebenslang zusammen. Am Anfang des 21. Jahrhunderts drängt sich das Urteil auf: Schweitzers Lebensentwurf bleibt beispielhaft, ruft heute zur Selbstbesinnung und zu tätiger Weltveränderung.

Seit seiner frühesten Kindheit lebte Schweitzer in zwei Kulturen. Als er am 14. Januar 1875 im oberelsässischen Kaysersberg auf die Welt kam, gehörten der Elsass und Lothringen infolge des Deutsch-Französischen Krieges gerade einmal vier Jahre zum Deutschen Reich. Die Wunden des Krieges waren noch sichtbar. Während die Elsässer die neue Ordnung mehrheitlich ablehnten, wuchs der junge Albert bruchlos in sie hinein und ließ sich durch die politischen Feindseligkeiten nicht beirren. Die Umstände verhalfen ihm zu einer Offenheit, die sein ganzes Leben prägen sollte. Von Kindheit an sprach er Französisch gleichermaßen wie Deutsch. »Französisch aber empfinde ich nicht als Muttersprache, obwohl ich mich von jeher für meine an meine Eltern gerichteten Briefe ausschließlich des Französischen bediente, weil dies so Brauch in der Familie war. Deutsch ist mir Muttersprache, weil der elsässische Dialekt, in dem ich sprachlich wurzle, deutsch ist.« Die Doppelsprachigkeit war ein Grundstein seiner Sensibilität und Neugier. Er nutzte sie, um sich durch die östlichen wie westlichen Nachbarn inspirieren zu lassen, um später in Paris und Berlin zu studieren und schließlich, um Freunden in anderen Ländern Gesprächspartner zu sein.

Von den vielen Stationen, an denen er in seinem Leben Halt machte, kehrte er immer wieder an die Orte seiner Kindheit und Jugend zurück. Mit dem Geld für den Goethepreis ließ er nach eigenen Plänen in Günsbach ein Haus errichten – »zum Schutz vor den Kanonen des nächsten Krieges« unterhalb der Berghöhe. Nicht zuletzt die Bindung an den Ursprung ermöglichte ihm den offenen Umgang mit der Welt als Ganzem: »Ich empfinde es als etwas Wundervolles in meinem Leben, dass ich im Alter noch daheim sein darf, wo ich in der Jugend war, dass die Themen des Anfangs der Symphonie meines Lebens im Finale wiederkehren. Was dieses Privileg bedeutet, weiß ich doppelt zu schätzen in der Zeit, wo es so vielen Menschen durch die furchtbaren Geschehnisse der beiden Kriege versagt ist, noch die Heimat ihrer Jugend zu besitzen.«

ELTERNHAUS

Die frühen Jahre, die er in Günsbach mit seinen drei Schwestern und seinem Bruder verlebte, bezeichnete Schweitzer im Rückblick als glückliche Jugend. Die Familie war durch und durch elsässisch und im evangelisch geprägten Glauben fest verankert. Nachdem zeitweilig schwere Geldsorgen und längere Krankheiten des Vaters überwunden waren, lebten alle »in schönster Eintracht miteinander«. Wie Schweitzer betont, war das »Verhältnis zwischen Eltern und Kindern … ein ideales, dank dem großen Verständnis, das die Eltern uns in allen Dingen, selbst in unseren Torheiten, entgegenbrachten. Sie erzogen uns zur Freiheit.«

Der Vater Ludwig Schweitzer hatte Theologie studiert und kam als Vikar nach Mühlbach ins Münstertal zu Pfarrer Johann Jacob Schillinger, dessen Tochter Adele er heiraten sollte. Von der Stelle als Pfarrverweser der evangelischen Diasporagemeinde in Kaysersberg wurde er im Sommer 1875 nach Günsbach berufen. So kam es, dass die Familie ein halbes Jahr nach Alberts Geburt in die Gemeinde südwestlich von Colmar zog. Liebenswürdig und feinfühlig im Charakter, erfreute Ludwig Schweitzer sich und andere durch selbstverfasste Dorfgeschichten und Improvisieren am Tafelklavier. Seiner Gemeinde konnte er als rüstiger Siebzigjähriger noch während des Ersten Weltkrieges dienen. Ludwig Schweitzer starb 1925, hochbetagt.

Seine Mutter charakterisiert Albert Schweitzer als ein »verschlossenes Wesen«. Weil sie es ihm vererbte, haben die beiden offenbar nicht zu jener Innigkeit gefunden, die er sich gewünscht hatte: »Es war uns nicht gegeben, die Liebe, die wir füreinander hatten, in Worten auszudrücken. Ich kann die Stunden zählen, in denen wir uns wirklich miteinander ausgesprochen haben. Aber wir verstanden uns, ohne zu sprechen.« Die Mutter nannte Albert nach ihrem 1872 verstorbenen Bruder, der an der Kirche St. Nicolai in Straßburg gepredigt hatte. An dieser Kirche war Schweitzer später als Vikar tätig, und zwar von 1900 bis zum Aufbruch nach Afrika im Frühjahr 1913 und während seines Europaaufenthalts nach dem Ersten Weltkrieg. Großvater Schillinger war wie die Mutter von einer tiefen Leidenschaftlichkeit. Albert lernte ihn nicht mehr kennen, glaubte aber als Vierzehnjähriger, dessen Eifer für die Aufklärung in sich zu entdecken. Adele Schweitzer kam 1916 zu Tode, als sie von Militärpferden überrannt wurde.

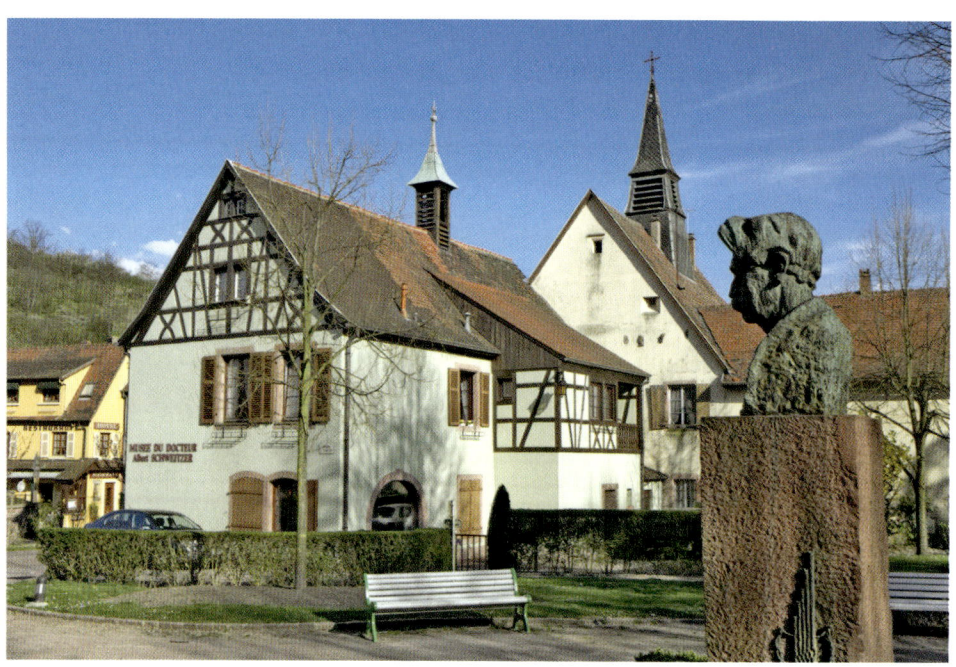

Geburtshaus Albert Schweitzers in Kaysersberg, Frankreich

ZWISCHEN ERLEBEN UND ERINNERUNG: DIE KINDHEIT ALBERT SCHWEITZERS

Die robuste Gesundheit und körperliche Kraft, die es Schweitzer ermöglichten, die klimatischen Verhältnisse in Äquatorialafrika viele Jahre zu überstehen, waren keineswegs von Beginn an vorgezeichnet. Im Gegenteil: In frühester Kindheit gab der Junge Anlass zu größter Besorgnis. In der autobiographischen Schrift *Aus meiner Kindheit und Jugendzeit* beschreibt er sich als ein blasses und kränkliches Kind. Als die Familie anlässlich der Amtseinführung des Vaters eine Feier ausrichtete, hatte die Mutter Albert »so schön sie nur konnte, in einem weißen Kleidchen mit farbigen Bändchen herausgeputzt«. Aber das »magere Kindchen mit dem gelben Gesichtchen« brachte die geladenen Pfarrfrauen in Verlegenheit. Da

Zwischen Erleben und Erinnerung

sie keine Komplimente hörte, konnte sich die Mutter nicht mehr beherrschen, wie sie ihm später oft erzählte. »Sie flüchtete mit mir in das Schlafzimmer und weinte heiße Tränen über mir.« Einmal habe man ihn gar für tot gehalten. Erst ab dem zweiten Lebensjahr sei es mit der Gesundheit besser geworden. Die Milch von des Nachbars Kuh und die gute Luft taten »Wunder«.

Autobiographien bewegen sich bekanntermaßen stets zwischen Dichtung und Wahrheit. Je mehr sie eine literarische Form annehmen, desto stärker haftet ihnen in der Regel etwas Konstruiertes an. Grundlage von Schweitzers Kindheits- und Jugenderinnerungen war kein Tagebuch, sondern ein Gespräch mit dem Freund und Psychoanalytiker Oskar Pfister in Zürich. »Er tränkte mich und gab mir Gelegenheit, den müden Leib auszustrecken. Zugleich aber nötigte er mich, ihm Begebenheiten aus meiner Kindheit, wie sie mir gerade in den Sinn kämen, zu erzählen, zur Verwertung in einer Jugendzeitschrift. Später ließ er mir dann das, was er in jenen zwei Stunden nachstenographiert hatte, zukommen.«

Schweitzer hat Pfister schließlich gebeten, den Text nicht zu veröffentlichen, da er ihn zu vervollständigen gedachte. Vielen Episoden hat er im Nachhinein grundsätzliche Erkenntnis zugeschrieben, sie scheinen zu belegen, mit welcher Konsequenz in ihm schon während der Kindheit der Bachvirtuose, der Philosoph und Theologe und nicht zuletzt der »Urwalddoktor«, aber vor allem Willensstärke und das »sittliche Empfinden« angelegt waren. Folgende Geschichte, die Schweitzer als ein Schlüsselerlebnis für die Ausbildung seines Sinns für das Sittliche anführt, ist wohl stark mit Bedeutung aufgeladen: In »frühester Kindheit« freute er sich über ein schönes Tierchen, das auf seiner Hand herumlief. Aber plötzlich fing er an zu schreien: »Das Tierchen war eine Biene, die mit Recht darüber erbost sein mochte, dass der Herr Pfarrer die gefüllten Waben aus dem Bienenstock nahm, und die dafür das Pfarrersöhnchen stach.« Mit seinem Geheul erheischte er die Aufmerksamkeit der Familie wie auch der Bediensteten: »Die Magd nahm mich in die Arme und suchte mich durch Küsse zu trösten. Die Mutter machte dem Vater Vorwürfe, dass er am Immenstock gearbeitet habe, ohne mich zuerst in Sicherheit zu bringen. Da ich durch mein Unglück so interessant geworden war, weinte ich mit Genugtuung, bis ich plötzlich bemerkte, dass ich Tränen vergoss, ohne mehr Schmerz zu verspüren. Mein Gewissen sagte mir, jetzt aufzuhören. Aber um weiter interessant zu sein, fuhr ich mit Jammern fort und nahm weiter Tröstungen entgegen, die ich nicht mehr brauchte. Dabei kam ich mir aber so schlecht vor, dass ich tagelang darüber unglücklich war. Wie oft hat mich dieses Erlebnis gewarnt, wenn ich als Erwachsener in Versuchung kam, mit dem, was mir widerfuhr, wichtig zu tun.« – Schweitzers Erinnerungen tendieren denn auch mehr dazu, anhand von Alltagssituationen eine moralisch-erzieherische Botschaft zu vermitteln, als dass sie dem Leser einen intimen Einblick in seine Kindheit geben.

LEIDENSCHAFT UND JÄHZORN

Schweitzer besaß nach eigenem Urteil schon als Kind neben Empathie gegenüber Menschen wie Tieren zwei besonders prägende Eigenschaften, die es mit Willenskraft zu bezwingen galt: tiefe Leidenschaftlichkeit, die er von seiner Mutter geerbt zu haben glaubte, und Jähzorn, der vom Großvater herrühre. Leidenschaft macht suchtanfällig, wie er merkte, als er sich während des Studiums intensiv dem Tabakgenuss hingab. Sofort gab er das Rauchen auf. Dasselbe galt für die Leidenschaft zum Spiel: »Ich nahm jedes Spiel furchtbar ernst und erzürnte mich, wenn andere nicht ebenfalls mit ganzer Hingebung spielten.« Weil er im Alter von etwa neun Jahren seine Schwester Adele geschlagen hatte, die wegen ihrer Gleichgültigkeit und ihres mangelnden Ehrgeizes für ihn eine allzu leichte Gegnerin gewesen war, versagte er sich fortan alles Spielen. Der Jähzorn verwickelte ihn immer wieder in Gewissenskonflikte: »Von meiner Kindheit her stehen viele Erinnerungen vor mir, die mich demütigen und in diesem Kampfe wachsam erhalten.« Noch der »Urwalddoktor« in Lambaréné wurde zuweilen vom Jähzorn übermannt, wenn die afrikanischen Helfer beim Ausbau seines Tropenspitals mit der ihm selbst anerzogenen preußischen Arbeitsmoral nicht Schritt halten konnten oder wollten.

»MEINE ERSTE ERINNERUNG IST DER TEUFEL«

Als Pfarrerssohn wuchs Schweitzer sehr früh in die christliche Tradition mit ihren Riten hinein. Auf kindliche und innige Weise erschloss er sich allmählich den Glauben, stellte er Fragen an die biblischen Geschichten, die der Vater erzählte oder ihm auf seinen Wunsch zum Lesen gab. »Zu den Geschichten, die mich am meisten beschäftigten, gehörte die von den Weisen aus dem Morgenland. Was haben die Eltern Jesu mit dem Golde und den Kostbarkeiten gemacht, die sie von diesen Männern bekamen?«, fragte er sich. »Wie konnten sie nachher wieder arm sein?«

Schon der Dreijährige durfte regelmäßig am Gottesdienst teilnehmen: »Ich freute mich die ganze Woche darauf. Noch fühle ich auf meinen Lippen die Zwirnhandschuhe unserer Magd, die mir die Hand auf den Mund legte, wenn ich gähnte oder zu laut mitsang.« Es waren die ersten Erinnerungen überhaupt, die Schweitzer hatte. Sie haben sich in sein Gedächtnis tief eingebrannt, was deutlich macht, welch bewegendes Erlebnis der Gottesdienst für ihn war. Von dort nahm »ich den Sinn für das Feierliche und Bedürfnis nach Stille und Sammlung mit ins Leben«, schreibt Schweitzer. Zugleich wurde dort der Keim für christliche Liberalität gelegt, denn die Günsbacher Kirche diente Protestanten wie Katholiken.

Schweitzer schildert auch vermeintliche Begegnungen mit dem Teufel: »Jeden Sonntag nun erlebe ich es, dass aus blitzendem Rahmen oben seitwärts von der Orgel herunter ein zottiges Antlitz sich hin und her wendend in die Kirche herunterschaute. Es war sichtbar, solange die Orgel spielte und der Gesang dauerte, verschwand, sobald mein Vater am Altar betete, kam wieder, sowie wieder gespielt und gesungen wurde, verschwand wieder, sobald mein Vater predigte, um nachher zu Gesang und Orgelspiel noch einmal zu erscheinen. ›Dies ist der Teufel, der in die Kirche hereinschaut‹, sagte ich mir. ›Wenn dein Vater mit dem Worte Gottes anfängt, muss er sich davonmachen.‹ Diese allsonntäglich erlebte Theologie gab den bestimmenden Ton in meiner kindlichen Frömmigkeit an.« Jahre später lichtete sich für ihn das Geheimnis: Ihm wurde gewahr, »dass das zottige Antlitz … dem Vater Iltis, dem Organisten, angehörte und in dem Spiegel erschien, der an der Orgel befestigt war, um den Organisten schauen zu lassen, wann mein Vater an den Altar oder auf die Kanzel trat.«

Als sich Schweitzer nach Mülhausen auf die höhere Schule begab, war der Glaube bereits tief in ihm verwurzelt. Er war ein fleißiger Konfirmand. Im Unterricht des Pfarrers Wennagel waren so manche Fragen, die sein Gemüt bewegten, nicht zugelassen: »Er wollte uns begreiflich machen, dass vor dem Glauben alles Nachdenken verstummen müsse. Ich aber war überzeugt, und ich bin es noch, dass die Wahrheit der Grundgedanken des Christentums sich gerade im Nachdenken zu bewähren habe. Das Denken, sagte ich mir, ist uns gegeben, dass wir darin alle, auch die erhabensten Gedanken der Religion begreifen.« Diese Auffassung von der im Christentum aufgehobenen Wahrheit ist es denn auch, die Schweitzer später als Theologe und Pfarrer vertrat. Als Vikar erteilte er selbst

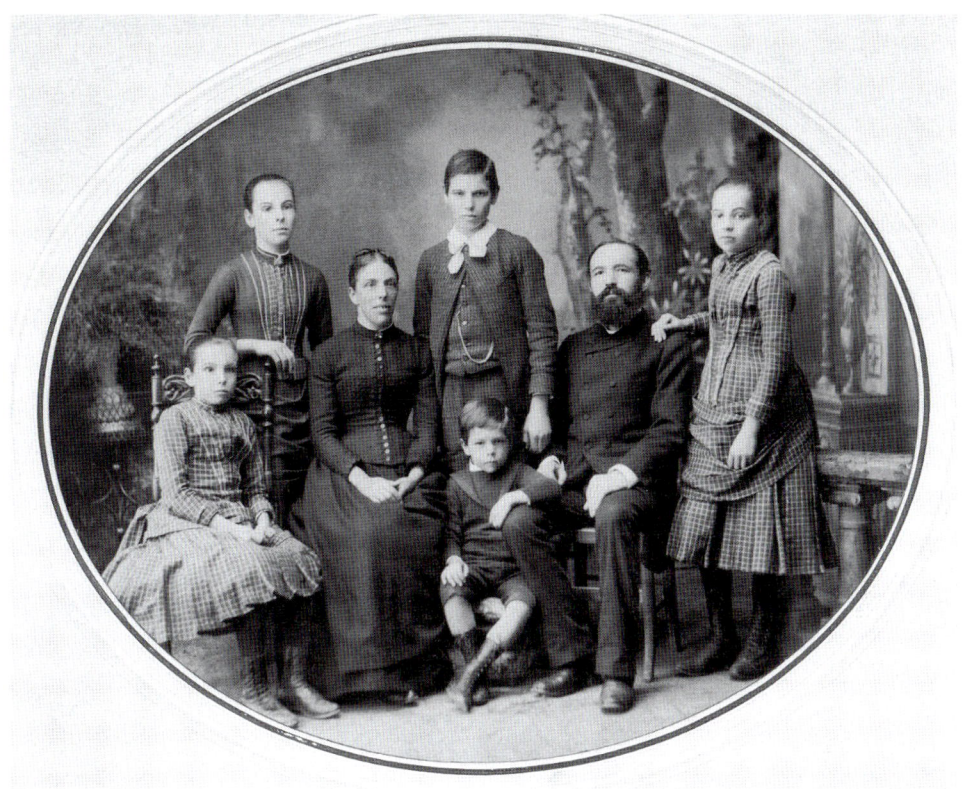

Albert mit seinen Eltern und Geschwistern im Jahr 1887

über viele Jahre Konfirmandenunterricht. Er ermunterte seine Schüler, an ihn heranzutragen, was sie beschäftigte, und widmete einen Teil der Stunde regelmäßig ihren Fragen.

In Mülhausen fehlte ihm neben den Predigten des Vaters auch das Günsbacher Gotteshaus mit dem katholischen Chor. Die Kirche war für ihn »viel mehr als ein Raum, in dem man eine Predigt anhört«: »Sie ist ein Ort der Andacht. An sich, als Raum, muss sie zur Andacht anhalten.« Später verbrachte Schweitzer ungezählte Stunden und Tage in »einsamer Versenkung« in Kirchen, um an der Orgel zu spielen, und wurde somit gewissermaßen zum Kirchenbewohner.

Seinen ersten Musikunterricht erhielt der fünfjährige Albert vom Vater auf einem alten Tafelklavier, das noch vom Großvater stammte. »Er besaß keine große Technik, aber improvisierte sehr schön«, erinnerte sich Schweitzer an das musikalische Vermögen seines Vaters. Mit sieben Jahren trug Albert zur großen Überraschung seiner Klassenlehrerin auf dem Harmonium Choräle vor und variierte die Melodien durch selbst erfundene Harmonien. Sie selbst schlug den Choral auch nach der Demonstration seiner Begabung auf dem Instrument Note für Note nur mit einem Finger an. Wohl war die Lehrerin sehr freundlich geworden und hatte verhalten gelächelt. »Da ging mir auf, dass ich etwas konnte, was sie nicht konnte, und ich schämte mich, ihr mein Können, das ich für etwas ganz Selbstverständliches angesehen hatte, vorgemacht zu haben.«

Mit acht Jahren war Schweitzer groß genug, um die Pedaltasten der Orgel bedienen zu können, und begann mit dem Orgelspielen. »Die Leidenschaft für die Orgel hatte ich von meinem Großvater Schillinger geerbt, der sich viel mit Orgel und Orgelbau beschäftigte und, wie mir meine Mutter berichtete, ausgezeichnet improvisiert haben soll.« Nicht nur die Leidenschaft zum Improvisieren, sondern auch das Interesse für alte Orgeln scheint ihm der Großvater vererbt zu haben. Später perfektionierte Schweitzer zudem die Kunst des Orgelbaus.

Bereits mit neun Jahren beherrschte Albert das Orgelspiel so gut, dass er gelegentlich auf würdige Weise den Organisten, »Vater Iltis«, beim Gottesdienst in der Günsbacher Kirche vertreten durfte. Noch vor seiner Konfirmation nahm er Musikunterricht bei Eugen Münch, dem Organisten der reformierten St.-Stephanus-Kirche in Mülhausen. »Ihm verdanke ich«, schreibt Schweitzer anerkennend und bewundernd viele Jahre später, dass »ich frühzeitig mit den Kirchenwerken des Thomaskantors [Bach] bekannt wurde«. Allerdings hatte er Münch anfangs mit seinem »hölzernen Spiel« erzürnt, weil er in den von der Tante auferlegten Übungsstunden vom Blatte spielte und improvisierte, statt die aufgegebenen Stücke zu studieren, und sich scheute, vor dem Lehrer mit Empfindung zu spielen: »Ich brachte es nicht über mich, ihm preiszugeben, was ich in einem schönen Musikstück erlebte.« Münch soll gesagt haben: »Eigentlich bist du nicht wert, dass man dir schöne Musik zu spielen gibt.« Wenn einer kein Gefühl habe, so könne er ihm auch keines geben. Das wollte Schweitzer nicht auf sich sitzen lassen. Innerhalb einer Woche übte er das von Münch missmutig aufgetragene Stück von Mendelssohn-Bartholdy ein. Sein Ehrgeiz war entfacht: »Ich probierte sogar, wozu man mich bisher nie gebracht hatte, die besten Fingersätze aus und schrieb sie auf. In der nächsten Stunde, als ich die Fingerübungen und die Etüde glücklich hinter mir hatte, gab ich mir einen Ruck und spielte das Lied ohne Worte so, wie ich's im Herzen spürte.« Münch war mehr als zufrieden. Der Schüler hatte sich die Anerkennung seines privaten Musiklehrers endgültig erspielt. Fortan durfte Schweitzer Musik von Beethoven und Bach interpretieren. Viel später, im Alter von sechzehn Jahren, erlaubte ihm Münch schließlich, ihn in Gottesdiensten an der Orgel zu vertreten.

»MONSIEUR« ODER BAUERNSOHN?

Auf die Schule hatte sich Albert nicht gefreut. Er war ein Träumer und ahnte, dass die Zeit der »herrlichen Freiheit« nun vorüber sei. »Als mein Vater mir an einem schönen Oktobertage zum ersten Male die Schiefertafel unter den Arm gab und mich zur Lehrerin führte, weinte ich den ganzen Weg lang.« Die Traurigkeit sollte sich sehr bald legen. »Zeitlebens« war er froh, in der Dorfschule begonnen zu haben, wo er sich »im Lernen mit den Dorfknaben messen und dabei feststellen musste, dass sie mindestens so viel im Kopf hatten« als er. »Der Dünkel, den so viele Knaben haben, die gleich auf das Gymnasium kommen und dort miteinander meinen, die Kinder der Gebildeten hätten von sich aus mehr los als die Buben, die in geflickten Hosen und Holzschuhen gehen, ist mir immer ferngeblieben. Noch heute, wenn ich meinen ehemaligen Schulkameraden im Dorf oder auf dem Felde begegne, ist mir alsbald gegenwärtig, in was ich nicht an sie heranreichte. Der konnte besser Kopfrechnen; der machte weniger Fehler im Diktat; der wusste immer alle Geschichtszahlen; der war der Erste in Geographie. … Noch heute sind sie für mich das, worin sie mir damals überlegen waren.«

Es war für den Pfarrerssohn kein Leichtes, von den Mitschülern als einer der Ihren akzeptiert bzw. freundlich behandelt zu werden. Einmal kam es auf dem Heimweg nach der Schule zu einer Rauferei mit einem Jungen, der als stärker galt. Der Bezwungene warf ihm an den Kopf: »Ja, wenn ich alle Woche zweimal Fleischsuppe zu essen bekäme wie du, da wäre ich auch so stark wie du!« Dieses »Schlüsselerlebnis« veranlasste Schweitzer dazu, möglichst sämtliche Begünstigungen, die er als »Pfarrerssöhnle« den Dorfknaben gegenüber hatte, nach außen zu verstecken oder ganz darauf zu verzichten. »Der Klassenkamerad hatte nämlich »mit böser Deutlichkeit ausgesprochen, was ich bei anderen Gelegenheiten schon zu fühlen bekommen hatte. … Ich war für sie, der es besser hatte als sie, das … Herrenbüble. Ich litt darunter, denn ich wollte nichts anderes sein und es nicht besser haben als sie.« Er wollte keine Fleischsuppe mehr essen. Auch weigerte er sich, seinen neuen Wintermantel anzuziehen, weil kein Dorfknabe einen solchen Luxus genießen konnte. »Als der Schneider mir ihn anprobierte und gar noch sagte: ›Potztausend, Albert, jetzt bist du bald ein Monsieur!‹, verbiss ich mit Mühe die Tränen.« Großes

Theater gab es beim Kauf einer Kopfbedeckung. Eine Matrosenmütze war für ihn »unannehmbar, denn kein Dorfknabe« trug so eine Mütze. Nach einigem Aufruhr brachte man ihm einen Ladenhüter, eine braune Kappe, die man über die Ohren herunterklappen konnte. »Freudestrahlend setzte ich sie auf, während meine arme Mutter ein paar schöne Bemerkungen und höhnische Blicke für ihren Tölpel einheimste.« Was daran Selbststilisierung sein mag, kann vernachlässigt werden. Zweifellos trieb schon den ganz jungen Schweitzer ein elementares Gerechtigkeitsgefühl, eine stolze Ader und die charakterliche Bescheidenheit an. Der Drang zur Unauffälligkeit, bei dem Schüler aus dem Bedürfnis nach Konformität entstanden, zeigte sich bei dem Erwachsenen als tief verinnerlichte Genügsamkeit. Einmal wurde er gefragt, warum er – inzwischen Friedensnobelpreisträger – immer noch mit der dritten Wagenklasse fahre. Schweitzer soll geantwortet haben: »Weil man die vierte Klasse abgeschafft hat.«

SITTLICHE EMPFINDSAMKEIT FÜR DAS ALLGEMEINE LEID

Unter dem Elend, das er in der Welt sah, hat Schweitzer gelitten, solange er zurückblicken kann. So bekennt er, wie viele Kinder, die äußerlich froh und sorglos scheinen, unbefangene jugendliche Lebensfreude eigentlich nie gekannt zu haben. »Der Gedanke, dass ich eine so einzigartig glückliche Jugend erleben durfte«, schreibt er zu späterer Zeit, »beschäftigte mich fort und fort. Er erdrückte mich geradezu. Immer deutlicher trat die Frage vor mich, ob ich dieses Glück denn als etwas Selbstverständliches hinnehmen dürfe.«

Sein Mitleid galt insbesondere Tieren, die von Menschenhand grausam behandelt und geschunden wurden. Als er mit ansehen musste, wie ein altes, hinkendes Pferd unter Schlägen zum Schlachthaus gezerrt wurde, nahm ihn dies wochenlang mit. Schon als Kind trug er demnach die Gewissheit im Herzen, dass auch die Kreaturen Geschöpfe Gottes seien und ihnen mit derselben Nächstenliebe begegnet werden sollte wie den Menschen. »Ganz unfassbar erschien mir – dies war schon, ehe ich in die Schule ging –, dass ich in meinem Abendgebete nur für die Menschen beten sollte. Darum, wenn meine Mutter mit mir gebetet und mir den Gutenachtkuss gegeben hatte, betete ich heimlich noch ein von mir selbst verfasstes Zusatzgebet für alle lebendigen Wesen. Es lautete: ›Lieber Gott. Schütze und segne alles, was Odem hat, bewahre es vor allem Übel und lass es ruhig schlafen!‹«

Schweitzers spätere Forderung, sämtliche Kreaturen, also auch die Tiere, in den Kreis der Barmherzigen aufzunehmen, um zur »Ehrfurcht vor dem Leben« zu gelangen, geht gewiss auch auf folgendes Erlebnis zurück: Sein Kumpel Heinrich Bräsch schlug ihm an einem Sonntagmorgen während der Passionszeit vor, im Weinberg mit selbstgebastelten Schleudern nach Vögeln zu schießen. Der siebenjährige Albert fand die Idee schrecklich, wagte aber nicht zu widersprechen, aus Angst, er könnte ausgelacht werden. In der Nähe eines kahlen Baumes, »auf dem die Vögel, ohne sich vor uns zu fürchten, lieblich in den Morgen hinaussangen …, legte mein Begleiter einen Kiesel in das Leder seiner Schleuder und spannte dieselbe. Seinem gebieterischen Blick gehorchend, tat ich unter furchtbaren Gewissensbissen dasselbe, mir fest gelobend, danebenzuschießen. In demselben Augenblicke fingen die Kirchenglocken an, in den Sonnenschein und in den Gesang der Vögel hineinzuläuten. Es war ein ›Zeichen-Läuten‹, das dem Hauptläuten eine halbe Stunde voranging. Für mich war es eine Stimme aus dem Himmel. Ich tat die Schleuder weg, scheuchte die Vögel auf, dass sie wegflogen und vor der Schleuder meines Begleiters sicher waren, und floh nach Hause. Und immer wieder, wenn die Glocken der Passionszeit in Sonnenschein und kahle Bäume hinausklingen, denke ich ergriffen und dankbar daran, wie sie mir damals das Gebot: ›Du sollst nicht töten‹ ins Herz geläutet haben.«

Seither hat sich Schweitzer, wie er schreibt, »von der Menschenfurcht« befreit und ließ sich nicht mehr von der »Scheu vor dem Ausgelachtwerden durch die Kameraden« leiten.

IM RAUSCH DES »TIERBÄNDIGERS«

»Die Art, wie das Gebot, dass wir nicht töten und quälen sollen«, an ihm arbeitete, bezeichnete Schweitzer als »das große Erlebnis« seiner Kindheit und Jugend, neben dem alle anderen verblassten. Dieses Resümee ist wohl nicht nur nachträglicher Deutung geschuldet. In seinen Erinnerungen schildert er, wie schwer es ihm mitunter fiel, seine eigene kindliche Grausamkeit zu zügeln. Wenn der Postbote in Uniform kam, auf die der Hund regelmäßig ansprang, trieb der junge Schweitzer das »bellende und zähnefletschende« Tier mit einer Gerte in eine Ecke. Zuweilen versetzte er ihm auch Hiebe mit der Gerte. In dem mimetischen Stolz, ein Tierbändiger zu sein, verlor er die Distanz zu seiner imaginierten Rolle. »Aber das stolze Gefühl hielt nicht an. Wenn wir nachher wieder als Freunde beieinander saßen, klagte ich mich an, dass ich ihn geschlagen hatte. Ich wusste, dass ich ihn vom Briefträger auch abhalten könnte, wenn ich ihn beim Halsband fasste und streichelte. Wenn die fatale Stunde aber wieder kam, erlag ich wiederum dem Rausch, Tierbändiger zu sein…«

Schonungslos, aber gutmütig im Umgang mit sich selbst von seinen Verfehlungen erzählend, vermag er zu demonstrieren, wie in einem Menschen sittliches Empfinden gedeihen und kultiviert werden kann. Mitnichten ist die »Ethik der Ehrfurcht vor dem Leben« als Werk eines Engels vom Himmel gefallen. Ihr Autor hat als Kind sogar ein müdes Pferd zum Trab angepeitscht, weil es mit der Peitsche in der Hand den Stolz in sich anschwellen spürte. Erst allmählich ließ das nachträgliche schlechte Gewissen über im Affekt begangene Taten das Schopenhauer'sche Mitleid mit der Kreatur reifen, das jeder zukünftigen Handlung vorgelagert war. Allmählich kam er zu der »unerschütterlichen Überzeugung, dass wir Tod und Leid über ein anderes Wesen nur bringen dürfen, wenn eine unentrinnbare Notwendigkeit dafür vorliegt, und dass wir alle das Grausige empfinden müssen, das darin liegt, dass wir aus Gedankenlosigkeit leiden machen und töten. Immer stärker hat mich diese Überzeugung beherrscht. Immer mehr wurde mir gewiss, dass wir im Grunde alle so denken und es nur nicht zu bekennen und zu bestätigen wagen, weil wir fürchten, von den anderen als ›sentimental‹ belächelt zu werden, und auch weil wir uns abstumpfen lassen. Ich aber gelobte mir, mich niemals abstumpfen zu lassen und den Vorwurf der Sentimentalität niemals zu fürchten.«

DAS STRENGE REGIMENT DES GROSSONKELS – DIE GYMNASIALZEIT

Im Herbst 1884 wechselte der neunjährige Schweitzer für ein Jahr auf die Realschule in Münster. Auf den drei Kilometern, die er morgens und abends möglichst allein zurücklegte, konnte er seinen »Gedanken nachhängen« und die Jahreszeiten intensiv erleben. Wandern wurde ihm in dieser Zeit zu einem Grundbedürfnis. Und er kam zu der Einsicht, »das Schöne rein beschaulich zu genießen, ohne es zu Kunst zu verarbeiten«, weil die Versuche, seine Begeisterung für die Natur in Versen auszudrücken oder einen Berg zu zeichnen, ohnehin missrieten. Sein künstlerisches Talent erwies sich künftig beim Improvisieren an der Orgel.

Als er 1884 nach Mülhausen im Oberelsass umziehen musste,

weil er das Gymnasium besuchen sollte, weinte er stundenlang: »mir war, als risse man mich von der Natur los«. In Mülhausen wurde Schweitzer von seinem Großonkel Louis und dessen Frau Sophie aufgenommen. Der Halbbruder seines Großvaters Ludwig Schweitzer und ehemalige Direktor der Mülhausener Volksschulen stellte als sein Taufpate für Kost und Logis nichts in Rechnung. Obwohl Albert als Pfarrerssohn eine Freistelle bekam, hätten die Eltern ihn sonst kaum aufs Gymnasium schicken können, denn die große Familie musste allein vom bescheidenen Gehalt des Vaters leben. Welche Wohltat ihm im Haus dieses kinderlosen Ehepaars zuteil wurde, hat Albert erst im Nachhinein erkannt. »Anfangs empfand ich nur die Strenge der Zucht, in die ich kam.« Schweitzers Alltag wurde bis ins Kleinste geregelt und aufs Pauken orientiert: »Nach dem Mittagessen musste ich Klavier üben, bis es Zeit war, wieder in die Schule zu gehen. Waren abends die Schulaufgaben gemacht, so musste ich wieder ans Klavier. ›Du weißt nicht, wozu dir die Musik einst im Leben gut sein wird‹, pflegte die Tante zu sagen, wenn sie mich ans Klavier jagen musste. Freilich konnte sie nicht ahnen, dass die Musik mir einst mit dazu helfen würde, die Mittel zur Gründung eines Spitals im Urwald zusammenzubringen. Nur die Sonntagnachmittage waren eigentlich der Erholung gewidmet. An diesen machten wir einen Spaziergang. Nachher durfte ich bis zehn Uhr abends meine Lesewut befriedigen.«

Damals wurde seine grenzenlose Lesesucht entfacht. Hatte er ein Buch angefangen, musste er es zunächst in einem Zuge bis zum Ende »durchfliegen«. Fesselte ihn die Lektüre, las er es zwei oder drei Male hintereinander und Satz für Satz. Auf diese Weise wurde Schweitzer ein vielbelesener Mann.

Das Studierzimmer seines Vaters war für Schweitzer kein inspirierender Ort, sondern in der Kindheit gar der »unheimlichste«: »Der Büchergeruch, der darin herrschte, nahm mir den Atem. Und dass mein Vater immer am Tisch saß und studierte und schrieb, dünkte mir etwas furchtbar Unnatürliches. Ich verstand nicht, wie er das aushalten könne, und gelobte mir, nie so ein studierender und schreibender Mensch zu werden.« Dieses Gelöbnis hat schon der Student Schweitzer gebrochen, obwohl sein »Ekel vor Studierstuben und Briefeschreiben« lange anhielt, unter anderem, weil er im väterlichen Zimmer zwischen Weihnachten und Neujahr mit den Geschwistern nach strengen Regeln Dankesbriefe abfassen musste. Eine solche Tortur sollte Kindern, die er später selbst mit Weihnachtsgaben bedachte, erspart bleiben – sie durften ihm nach den Feiertagen keine Dankesschreiben schicken. Seine eigene umfängliche Korrespondenz sowie seine Schriften zeigen, dass er alles Formelhafte ablegte und zu einem prägnanten, fesselnden Stil fand.

»VORBILD DER PFLICHTERFÜLLUNG«

Schlechte Noten, die Schweitzers Eignung für das Gymnasium anfangs in Frage stellten, bereiteten seinen Eltern viel Kummer. Doktor Wehmann, ein neuer Klassenlehrer, der stets »auf das Sorgfältigste vorbereitet« zum Unterricht kam, erwies sich als ein »Vorbild der Pflichterfüllung« und vermochte ihn zum »richtigen Arbeiten« zu erziehen. »Diese miterlebte Selbstdisziplin wirkte auf mich. Ich hätte mich geschämt, diesem Lehrer zu missfallen.« In kurzer Zeit schloss Schweitzer in Wehmanns Stunden zu den besseren Schülern auf. Sein Interesse galt neben der Geschichte, für die er sich begabt fühlte, hauptsächlich den Naturwissenschaften, doch mit der Zeit reizte es ihn, dasjenige zu bewältigen, wozu er »keine besondere Anlage hatte«. Die im Gymnasium gewonnene Erfahrung, »dass tiefes und bis ins Kleinste gehendes Pflichtbewusstsein« vollbringt, »was keine Reden und keine Strafen ausrichten können«, hat Schweitzers Umgang mit seinen Mitmenschen stark beeinflusst.

Wilhelm Deecke, der Direktor des Gymnasiums, sollte Schweitzer ebenfalls inspirieren, weil er nicht nur Wissen vermittelte, sondern die Schüler »auch zu Menschen erziehen« wollte. Der Philologe aus Lübeck machte sie in den höheren Klassen mit der antiken Philosophie vertraut, weckte als begeisterter Anhänger Schopenhauers bei Schweitzer aber auch Interesse für neuere Denker. Schopenhauers »Welt als Wille und Vorstellung« erhielt später in seiner eigenen Kulturphilosophie einen zentralen Stellenwert.

DER »STÖRENFRIED JEGLICHER UNTERHALTUNG«

Während der Pubertät, im Alter zwischen vierzehn und sechzehn Jahren, wurde aus dem introvertierten Jungen schließlich ein redseliger Mensch, der aber, wie Schweitzer zugab, »durch einen Drang zum Diskutieren unausstehlich« wurde. »Die Überzeugung, dass der Fortschritt der Menschheit nur dadurch möglich wird, dass das Vernunftgemäße an die Stelle der Meinungen und der Gedankenlosigkeit tritt, hatte von mir Besitz ergriffen und äußerte sich vorerst in stürmischer und unangenehmer Weise.« Nach dieser Phase der »üblen Gärung« lernte er, belanglose Plaudereien zu ertragen, ohne unhöflich zu werden. »Aber wie oft bäume ich mich innerlich auf! Was leide ich darunter, dass wir Menschen so viel Zeit des Zusammenseins unnütz miteinander zubringen, statt uns in ernster Weise über ernste Dinge zu besprechen und uns einander als strebende, leidende, hoffende und glaubende Menschen zu erkennen zu geben!«

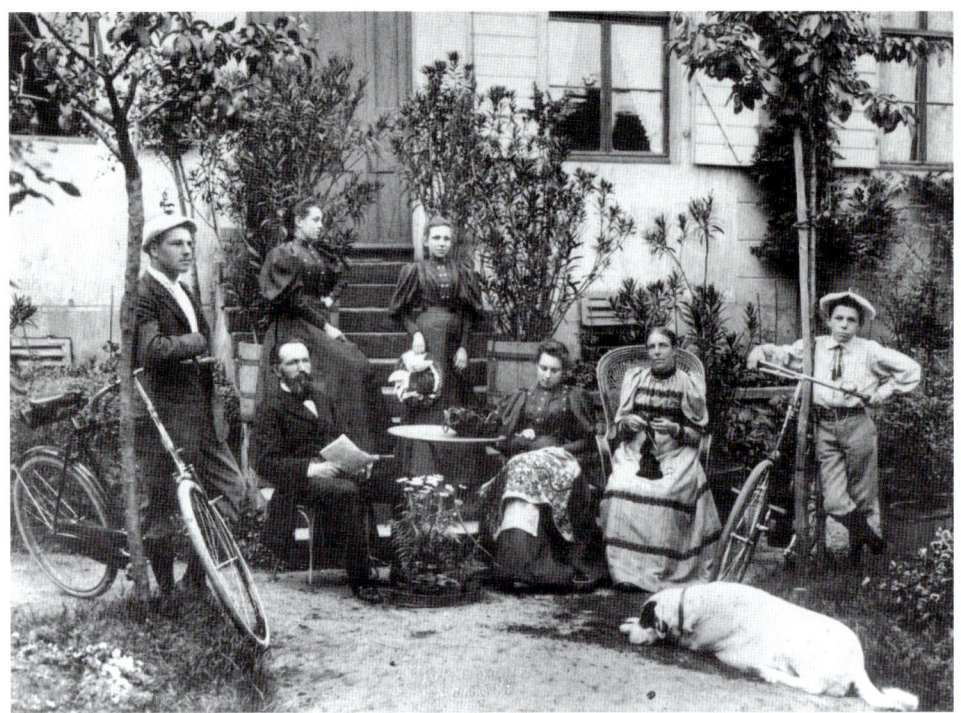

Die Familie Schweitzer im Jahr 1893 im Pfarrgarten zu Günsbach. Links Albert Schweitzer

ABITUR UND ABSCHIED

Im Juni 1893 bestand Schweitzer das Abitur mit einem recht mittelmäßigen Gesamturteil. Dass er unter seinen Leistungen blieb, so Schweitzer, habe an seinen Hosen gelegen. Da er selbst keine schwarze besaß, die zu seinem Gehrock passte, bat er den Onkel, das Examen in dessen Hosen bestehen zu dürfen. Als Schweitzer in die Schule kam, brach unter seinen Klassenkameraden ein fortlaufendes Gelächter aus, denn die Hosen saßen keineswegs und waren trotz Verlängerung der Träger mit Schnürsenkeln zu kurz. Der Oberschulrat, der die Prüfungen beaufsichtigte, war von solch unfeierlichem Benehmen nicht angetan und prüfte Schweitzer in beinahe allen Fächern selbst. »Er setzte mir hart zu. Vom Direktor mit freundlichen

Blicken ermutigt, behauptete ich mich, so gut ich konnte. Aber gar manche Antwort musste ich dem Gestrengen schuldig bleiben und manches Schütteln des Kopfes hinnehmen.« Allein in Geschichte konnte Schweitzer ihn mit seinem Wissen erfreuen. »Nach zehn Minuten war er wie umgewandelt. … Am Ende examinierte er mich nicht mehr, sondern unterhielt sich mit mir über den Unterschied zwischen Kolonisationsunternehmungen der Griechen und denen der Römer.« Die Geschichtsprüfung bestand er mit Kompliment.

Nun galt es sich von Onkel und Tante zu verabschieden. »Ich freute mich auf die Studentenzeit. Kühn nahm ich mir vor, Theologie, Philosophie und Musik miteinander zu betreiben. Meine gute Gesundheit, die mir die erforderliche Nachtarbeit erlaubte, machte es mir möglich, diesen Vorsatz durchzuführen. Aber es war doch viel schwieriger, als ich gedacht hatte.«

VITA CONTEMPLATIVA – DIE VIER SÄULEN EINER SICH ENT-WICKELNDEN ETHIK AUS EHRFURCHT

Als ein Unbekannter und Namenloser kommt Jesus zu uns, wie er am Gestade des Sees an jene Männer, die nicht wussten, wer er war, herantrat. Er sagt dasselbe Wort: Du aber folge mir nach! Und stellt uns vor die Aufgabe, die er in unserer Zeit lösen muss. Er gebietet.

Albert Schweitzer

STRASSBURGER STUDIENJAHRE

Im Wintersemester 1893 nahm Schweitzer das Studium der Theologie und Philosophie an der Kaiser-Wilhelm-Universi tät in Straßburg auf, zusätzlich besuchte er Vorlesungen zur Musiktheorie. Die 1872 neugegründete Bildungseinrichtung sollte die Eingliederung des annektierten Elsass in den deutschen Kulturraum fördern, betrieb jedoch keine simple »Germanisierungspolitik« und galt bald als modernste Universität des Deutschen Reiches. Vom Humboldt'schen Bildungsideal geleitet, entwickelten die jungen ambitionierten Lehrkräfte eine rege Forschungstätigkeit; Wissenschaft und Lehre waren für sie nur als Einheit zu denken. Schweitzer schwärmte: »Durch keine Tradition gehemmt, suchten Lehrer und Studierende miteinander das Ideal einer neuzeitlichen Hochschule zu verwirklichen. Bejahrte Professoren gab es fast keine in dem Lehrkörper. Ein frischer, jugendlicher Zug ging durch das Ganze.« Beflügelt durch die »Möglichkeit selbständiger wissenschaftlicher Arbeit«, sollte er sich bereits mit seinen ersten akademischen Studien dem Grundthema seiner theologischen Lebensleistung nähern – der Leben-Jesu-Forschung.

1. THEOLOGIE

An der Theologischen Fakultät ging es außerordentlich freigeistig zu. Dort hatte sich mit dem Neutestamentler Heinrich Julius Holtzmann und dem Alttestamentler Karl Budde eine liberale Auslegung des Christentums etabliert. Buddes Vorlesungen waren Schweitzer auf Grund der einfachen und vollendeten Darstellung wissenschaftlicher Ergebnisse »ein künstlerischer Genuss«. Neben dem Neuen Testament, speziell den Evangelien, befasste er sich mit Kirchengeschichte, Dogmatik und Ethik sowie Praktischer Theologie. Im ersten Semester hörte er bei Holtzmann ein Kolleg über die Synoptiker, die ersten drei Evangelien, sowie Philosophiegeschichte bei Theobald Ziegler und Wilhelm Windelband, den er wohl am meisten von allen schätzen lernte. Da er am Gymnasium kaum Hebräisch gelernt hatte, musste er sich intensiv auf das *Hebraicum* [das Vorexamen in Hebräisch] vorbereiten, was ihm den Studienanfang etwas verleidete. Er bestand die Prüfung »mit Mühe und Not«. Wie er in seinen Erinnerungen schreibt, eignete er sich später gediegene Kenntnisse in dieser Sprache an. Das Streben, auch das ihm »nicht Liegende zu bewältigen«, verdichtete sich immer mehr zu einem Charakterzug.

Im Militärjahr, es begann für ihn am 1. April 1894, setzte Schweitzer das Studium fort, wenn auch etwas reduziert. Dank der Güte seines Hauptmanns konnte er »bei gewöhnlichem Dienstbetrieb fast regelmäßig um 11 Uhr auf der Universität« sein, um Windelbands Vorlesung zu hören. Die Bewerber für ein Stipendium wurden zu Beginn des Wintersemesters in drei

Fächern geprüft, wer gerade den Militärdienst ableistete, brauchte nur in einem anzutreten. Schweitzer wählte als Thema die ersten drei Evangelien. Den ganzen Sommer über beschäftigte er sich mit Holtzmanns Kommentar zu den Synoptikern. Als die Truppe im Herbst 1894 zum Manöver ins Unterelsass ausrückte, packte er sogar die griechische Ausgabe des Neuen Testaments in seinen Tornister, schließlich wollte er die Prüfung bei seinem Lehrer in Ehren bestehen. Die Strapazen des militärischen Drills steckte Schweitzer offenbar lässig weg. »… da ich damals so robust war, dass ich keine Müdigkeit kannte, kam ich an den Abenden und an den Ruhetagen auch wirklich zum Arbeiten«, schreibt er.

LEBEN-JESU-FORSCHUNG

Nach Holtzmanns Auslegung waren dem historischen Jesus – anders als zu dessen Zeit in der jüdischen Mystik üblich – Endzeiterwartungen völlig fremd, vielmehr habe er seit seiner religiösen Bewusstwerdung ein göttliches Reich auf Erden verwirklichen wollen. Diese These stützte sich auf die Annahme, das Markus-Evangelium sei die älteste und für das Verständnis von Jesu Persönlichkeit und Lebensgeschichte maßgebliche Quelle. Die Evangelien nach Matthäus und Lukas folgten dem Aufriss des Markus-Textes.

Schweitzer wurde an dergleichen Rekonstruktion »irre« und zog aus den Evangelien ganz andere Schlüsse: In dem festen Glauben, das überirdische Reich werde in Bälde anbrechen, sei Jesus seinen Mitmenschen keineswegs mit messianischem Selbstverständnis gegenübergetreten. Durch den Bericht im Matthäus-Evangelium über die Aussendung der zwölf Jünger sah er sich in dieser Annahme bestätigt: »In der Rede, mit der er sie entlässt, kündigt ihnen Jesus an, dass sie alsbald große Verfolgung erleiden werden. Es geschah ihnen aber nichts. Er

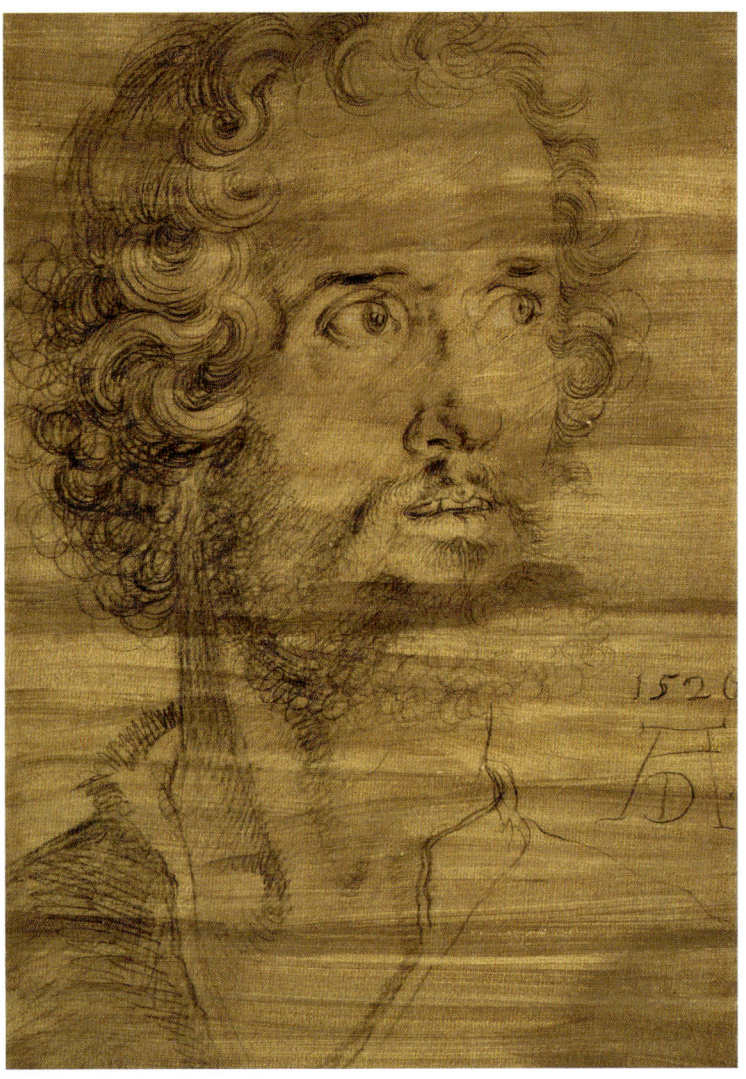

Kopf des Evangelisten Markus, Albrecht Dürer, 1526, Zeichnung

verkündet ihnen auch, dass die Erscheinung des Menschen-
sohnes statthaben werde, ehe sie mit den Städten Israels zu
Ende sein würden, was doch nur heißen kann, dass unter-
dessen das überirdische Reich anbrechen werde. Er erwartet sie
also gar nicht mehr zurück.« Warum, so fragte sich Schweitzer,

prophezeite Jesus für die unmittelbare Zukunft Dinge, die sich gar nicht erfüllten?

Die Widersprüche, die sich ihm im Matthäus-Evangelium auftaten, wurden von Holtzmann und anderen Kommentatoren damit erklärt, »dass es sich nicht um eine historische Rede Jesu, sondern um eine später, nach seinem Tode, vorgenommene Zusammenstellung von ›Sprüchen Jesu‹ handle«. Ihn überzeugte diese These nicht: »Spätere wären doch nicht draufgekommen, ihm Worte in den Mund zu legen, die sich nachher nicht erfüllten.« Jesus musste sich also getäuscht haben, als er annahm, der Beginn des Reiches Gottes auf Erden stehe unmittelbar bevor. Wie aber kam Jesus überhaupt zu einer solchen Erwartung? Was spielte sich in seinem Innern ab, als offensichtlich wurde, dass er sich geirrt hatte? Für Schweitzer stand fest, »dass Jesus nicht ein von ihm und den Gläubigen in der natürlichen Welt zu gründendes und zu verwirklichendes Reich verkündet habe, sondern eines, das mit dem baldigen Anbruch der übernatürlichen Weltzeit zu erwarten sei«. Demzufolge sei auch nicht davon auszugehen, dass Jesus sich selbst als den Messias begriffen habe. Auch die Gläubigen hätten ihn nicht für den Erlöser gehalten. Die Frage des Täufers Johannes an Jesus in Matthäus 11, ob er der »Kommen-Sollende« sei, legte Schweitzer daher ebenfalls anders als die anerkannten Gelehrten aus. Nach dem spätjüdischen messianischen Dogma gehe dem Erscheinen des Messias »das Kommen des Vorläufers, des wiedererstandenen Elia«, voraus, auf den Jesus den Ausdruck des »Kommen-Sollenden« anwende. »Also schloss ich, hat der Täufer in seiner Anfrage den Ausdruck in derselben Bedeutung gebraucht. Er sandte seine Jünger an Jesum nicht mit der Frage, ob er der Messias sei, sondern er wollte, so merkwürdig uns dies auch vorkommen mag, von ihm erfahren, ob er der erwartete Vorläufer des Messias, der Elia, sei.« Nicht um den Glauben des Täufers zu prüfen, habe Jesus auf dessen Frage nur eine ausweichende Antwort gegeben. »Viel einfacher ist anzunehmen, dass Jesus das Ja und das Nein vermeidet, weil er noch nicht öffentlich kundwerden lassen will, für wen er sich hält. ... Hätte er irgendwie als der Messias gegolten, so hätte der Täufer seine Frage in diesem Sinne formuliert.«

Damit hatte Schweitzer die Basis für eine eigenständige Auslegung des sogenannten »Messianitätsgeheimnisses« geschaffen. Ihm wäre es vermessen erschienen, Holtzmann in der anstehenden Prüfung seine Zweifel vorzutragen. In den folgenden Studienjahren befasste er sich, »oft unter Vernachlässigung der übrigen Fächer«, weiter mit der »Evangelienfrage und den Problemen des Lebens Jesu«. Immer mehr war er davon überzeugt, »dass der Schlüssel der zu lösenden Rätsel in der Erklärung der Reden Jesu bei der Aussendung der Jünger und der Anfrage des gefangenen Täufers sowie in seinem Verhalten nach der Rückkehr der Jünger zu suchen sei«.

DIE LEHRE VOM ABENDMAHL

In der Examensarbeit zum Thema »Schleiermachers Abendmahlslehre verglichen mit dem Neuen Testament« stellte Schweitzer fest, der Philosoph habe in seiner *Glaubenslehre* darauf hingewiesen, dass Jesus der Überlieferung bei Matthäus und Markus zufolge seine Jünger nicht dazu aufforderte, das Abendmahl zu wiederholen, »und wir uns ... möglicherweise mit dem Gedanken vertraut machen müssen, dass die Wiederholung der Feier in der urchristlichen Gemeinde auf die Jünger und nicht auf Jesum selber zurückgehe«. Dieser »in glänzender Dialektik hingeworfene, aber in seiner möglichen historischen Tragweite nicht weiter verfolgte Gedanke« regte Schweitzer an, sich in seiner theologischen Dissertation mit der Lehre vom anbrechenden übernatürlichen Reich Gottes tiefer auseinanderzusetzen. Unweigerlich drängte sich ihm die Frage auf,

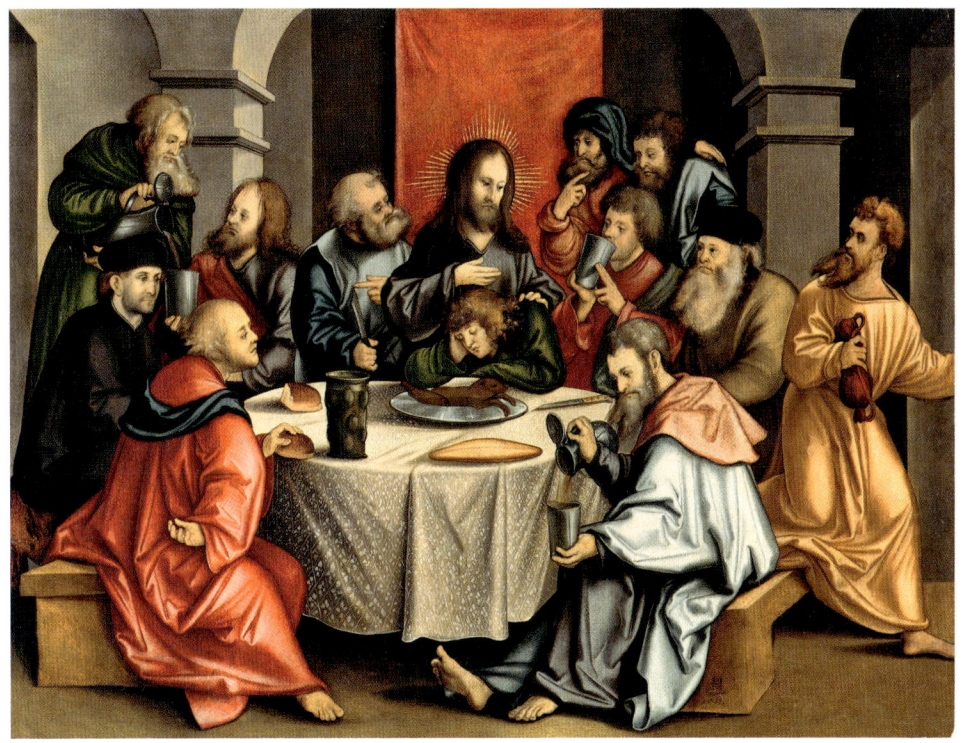

»Das Abendmahl«, Hans Leonard Schäufelein, 1511, Gemälde

»ob die Bedeutung, die jenes Mahl für Jesus und seine Jünger hatte, nicht mit der Erwartung des in dem baldigst kommenden Reiche Gottes zu feiernden messianischen Mahles in Zusammenhang gestanden habe«.

Im Mai 1898 legte er das erste theologische Staatsexamen ab, das zweite folgte im Jahr 1900. Auf Betreiben Holtzmanns erhielt er ein Stipendium für sechs Jahre. Im Gegenzug hatte er den Grad der *licentia doctorandi*, die Lehrbefugnis und Doktorwürde in Theologie, zu erlangen. Jährlich erhielt er aus diesem Stipendium stattliche 1200 Mark.

»KONSEQUENTE ESCHATOLOGIE«

Nun machte er sich mit bemerkenswerter Kühnheit daran, das von Holtzmann etablierte Paradigma in der *Leben-Jesu-Forschung* systematisch zu verwerfen. In der Dissertation kam er zu dem Fazit: »Wie Jesus das Reich Gottes nicht als etwas bereits Beginnendes, sondern als etwas rein Zukünftiges verkündet, so hat er auch von sich nicht die Meinung, bereits der Messias zu sein, sondern ist nur überzeugt, dass er beim Anbrechen des messianischen Reiches, wenn die Erwählten in die ihnen bestimmte übernatürliche Daseinsweise eingehen werden, als der Messias offenbar werden wird. Dieses Wissen um seine zukünftige Würde bleibt sein Geheimnis. Vor dem Volk tritt er einfach als Verkünder des nahen Gottesreiches auf.« Holtzmann erwies sich als souveräner Förderer seines Schülers, obwohl Schweitzer seine eigene Arbeit grundsätzlich in Frage stellte. Er verteidigte nicht nur die 1901 an der Fakultät eingereichte Habilitationsschrift *Das Messianitäts- und Leidensgeheimnis* gegen die Einwände skeptischer Kollegen, sondern räumte dem Kontrahenten 1905 auch die Möglichkeit ein, Vorlesungen zu halten. In einer Replik auf die Publikation *Von Reimarus zu Wrede*, in der Schweitzer Schlüsse aus seinen Studien über die Geschichte der Leben-Jesu-Forschung zog, bezeichnete er allerdings dessen »konsequente Eschatologie« als eine »in die Luft gebaute Konstruktion«.

ERSTE SÄULE EINER ETHIK AUS EHRFURCHT

Aufschlussreich ist, warum sich – wenn die Anzeichen für endzeitliches Denken bei dem historischen Jesus so »eindeutig« sind – eine gegensätzliche Auffassung in der neutestamentlichen Forschung so lange behaupten konnte. Schweitzers Studie macht bewusst, dass das jeweils vorherrschende Jesus-

Bild eine für die Gegenwart nützliche Funktion hat, in der ein Herrschafts- oder Legitimationsinteresse zum Ausdruck kommt.

Es war durchaus ein anti-judaistischer Geist, der etwa seit Mitte des 19. Jahrhunderts die Leben-Jesu-Forschung auf Abwege gebracht hatte. Die Vorstellung, »dass Jesus die uns so fremdartig berührenden messianischen Vorstellungen des Spätjudentums geteilt haben solle«, erscheine, so Schweitzer, offensichtlich derart unfasslich und anstößig, dass die Leben-Jesu-Forschung »es lieber unternimmt, die Glaubwürdigkeit der beiden ältesten Evangelien in etwas anzuzweifeln und einen Teil der von ihnen berichteten Jesusworte, ihres befremdlichen Inhaltes wegen, als unrecht anzusehen«.

Die Wahrheit sei jedoch »unter allen Umständen … wertvoller als die Nichtwahrheit. Dies muss auch von der geschichtlichen Wahrheit gelten.« Die Religion habe keinen Grund, der Auseinandersetzung mit der historischen Wahrheit aus dem Weg zu gehen, auch wenn diese der Frömmigkeit befremdlich vorkomme. Dass geschichtliche Wahrheit dem Zeitgeist unterworfen ist und »die religiöse Wahrheit Wandlungen durchmacht«, war für Schweitzer evident. Ihrem eigentlichen geistigen und ethischen Wesen nach bleibe die religiöse Wahrheit des Christentums jedoch »dieselbe durch die Jahrhunderte hindurch. Wandelbar ist nur die äußere Gestalt, die sie in Weltanschauungsvorstellungen annimmt.«

Was ist so bedeutsam an dem von ihm forcierten Paradigmenwechsel in der Leben-Jesu-Forschung? Schweitzer bewegte die Frage, was der historische Jesus der Gegenwart zu sagen habe. Dazu musste er die »dogmatischen Verkrustungen von 1800 Jahren« abtragen, wie der Schweitzer-Biograph Harald Steffahn treffend bemerkt. Vor allem musste er gegen eine seit Luther stilisierte Jesus-Figur angehen, die das Christentum zur Innerlichkeit angehalten hatte. Für Schweitzer ist der historische Jesus kein »Christus der Erlöser«, sondern ein Gebieter und »Prediger der Tat«: »Die Tat Jesu besteht darin, dass seine natürliche und tiefe Sittlichkeit von der spätjüdischen Eschatologie Besitz ergreift und so dem Hoffen und Wollen einer ethischen Weltvollendung in dem Vorstellungsmaterial jener Zeit Ausdruck gibt.« Der historische Jesus wird von Schweitzer für den Humanismus in Anschlag gebracht, der Erlösergedanke damit konsequent säkularisiert. Nur wer die Nachfolge Jesu im Sinne ethischen Handelns antritt, wird durch ihn erlöst: »Als ein Unbekannter und Namenloser kommt Jesus zu uns, wie er am Gestade des Sees an jene Männer, die nicht wussten, wer er war, herantrat. Er sagt dasselbe Wort: Du aber folge mir nach! Und stellt uns vor die Aufgabe, die er in unserer Zeit lösen muss. Er gebietet.« Diese »konsequente Eschatologie« in säkularisierter und auf das Primat der Praxis ausgerichteter Form ist die erste Säule seiner sich entwickelnden Ethik aus Ehrfurcht.

Die auf die ethische Tat orientierte Erlösung ist eine »ethische Religion der Liebe«, die letztlich sogar ohne den »Glauben an eine ihr entsprechende, die Welt leitende Gottespersönlichkeit« auskommen kann, wie Schweitzer 1962 in einem Brief erklärt hat. Diese Ansicht war bereits in dem jungen Prediger herangereift, der im Jahresrückblick 1905 seiner späteren Ehefrau Helene mitteilt: »(Ich) wurde nun des einen immer froh, dass ich ein freier Mensch bin und alles sagen darf, was ich in Religion denke, und den Menschen etwas bieten kann, wenig, aber doch etwas, das Leben ist, ein Lichtlein, woran der andere seines anzünden kann …« Er wusste, dass die Freundin mit seiner liberalen Auslegung des Christentums übereinstimmt: »Du und ich, wir müssen unsere Religion zeitlebens in uns verschließen und geheim halten, denn was für uns Gott und Unsterblichkeit sind, das können die anderen nur als Atheismus und Negation der Seele verstehen. Es ist für uns genug zum Leben und zum Sterben …, in unserer Armut sind wir reich, und einst wird die ganze Welt so arm werden, um wieder reich zu werden, nachdem sie die erborgten und hypotheken-belasteten Güter verloren hat, die jetzt zur Ausstattung der Religion gehören. Ich hatte früher Angst, dir etwas genommen zu haben; jetzt nicht mehr, gar keine Angst mehr, in nichts um dich … gar keine mehr.«

»PAULUS IST DER SCHUTZHEILIGE DES DENKENS IM CHRISTENTUM«

Denken und Glauben gehen bei Schweitzer Hand in Hand. »Von mir selber weiß ich, dass ich durch Denken religiös und christlich blieb«, schreibt Schweitzer. Die Religion werde unzeitgemäß, wenn sie sich nicht vermöge des Denkens erneuere und stets auf den neuesten Stand bringe. Dies wäre nicht nötig, wenn Jesus »die religiöse Wahrheit in einer von aller Zeitlichkeit losgelösten und von allen Generationen der Menschheit einfach zu übernehmenden Fassung verkündigt hätte«. Dem sei aber nicht so. »Wir haben uns in die Tatsache zu finden«, so Schweitzer, »dass Jesu Religion der Liebe in der Weltanschauung der Weltenderwartung auftritt. In den Vorstellungen, in denen er sie verkündete, können wir sie nicht zu der unsrigen machen, sondern müssen sie uns in diejenigen unserer neuzeitlichen Weltanschauung ubertragen.« Eine solche Übertragung der »historischen Wahrheit« in die Gegenwart erfordere Denkanstrengungen im Glauben: »Lebendige Wahrheit kann das Christentum den aufeinander folgenden Geschlechtern nur werden, wenn in ihnen ständig Denker auftreten, die im Geiste Jesu den Glauben an ihn in den Gedanken der Weltanschauung ihrer Zeit zur Erkenntnis werden lassen.«

Als Gewährsmann für die Vereinbarkeit von Vernunft und Glauben im Christentum zieht Schweitzer den Apostel Paulus heran: »Für alle Zeiten hat Paulus das Recht des Denkens im Christentum sichergestellt. Über den überlieferungsgemäß

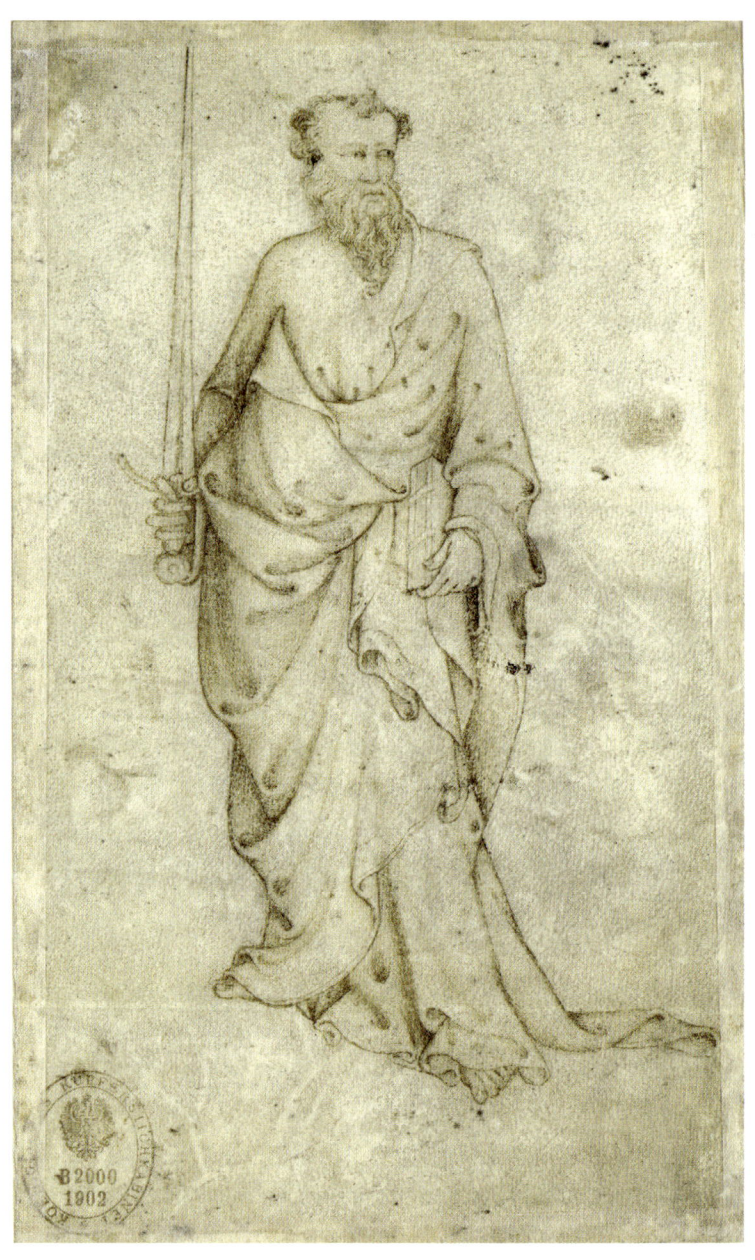

Der Heilige Paulus mit dem Schwert, Gentile da Fabriano, 1400

»Paulus ist der Schutzheilige ...«

geltenden Glauben erhebt er die aus dem Geiste Christi kommende Erkenntnis. Eine uneingeschränkte und ungebrochene Ehrfurcht vor der Wahrheit lebt in ihm. Nur die durch die Liebe gebotene, nicht durch eine Lehrautorität auferlegte Unfreiheit lässt er gelten.« Paulus war derjenige, so Schweitzer, der die frühchristliche Religion in ihrem späteschatologischen Stadium vor ihrer Unglaubwürdigkeit bewahrt hat. Nachdem die Endzeit nicht wie erwartet eingetreten war, musste die Eschatologie modifiziert werden. Das Reich Gottes verwirkliche sich nach Paulus nunmehr sukzessiv durch den Menschen, der Gutes tut. In seinem Gutsein tritt der Mensch, der Gutes tut, die Nachfolge Jesu an. »Einer trage des anderen Last. So werdet ihr das Gesetz Christi erfüllen«, hatte Paulus im Galaterbrief formuliert. Und das »Gesetz Jesu« ist eben nichts anderes als das Liebesgebot.

Je länger sich Schweitzer mit der Person Jesu befasste, umso intensiver suchte er einen innerreligiösen Dialog. Auch in der Philosophie – in der Auseinandersetzung mit Kants Religionsphilosophie etwa – wollte er sein Jesusbild gegen das damals vorherrschende etablieren. In seiner Deutung ist der durch Luther geprägte Vorrang des Glaubens zurückgenommen, stattdessen liegt das Gewicht auf der Kongruenz von Gesinnung und Tat. Er wollte, dass der einzelne Mensch sich zur Schöpfung verhält, und forderte mehr Wahrhaftigkeit im Leben. Über einen Individualschluss kam er allerdings nicht hinaus, gelangte nicht bis zu Marx, der seine Religionskritik 1844 in einen neuen kategorischen Imperativ münden ließ, nämlich »alle Verhältnisse umzuwerfen, in denen der Mensch ein erniedrigtes, ein geknechtetes, ein verlassenes, ein verächtliches Wesen ist«. Im theologischen Kontext kann Thomas Müntzer als ein Vorläufer von Marx verstanden werden, wie insbesondere Ernst Bloch herausarbeiten sollte.

DIE PREDIGTEN

Anfang Dezember 1899 wurde Schweitzer Vikar an St. Nicolai in Straßburg. »Ich empfand es als etwas Wunderbares«, schreibt er, »allsonntäglich zu gesammelten Menschen von den letzten Fragen des Daseins reden zu dürfen.« Dabei gab er sich als lebensnaher und menschlich warmer Gottesdiener, der sich viel von des Vaters Art zu predigen abgeschaut hatte.

Unmittelbar vor der Abfahrt nach Lambaréné 1913 sagte er in einer Morgenpredigt zu den Mitgliedern seiner Gemeinde, Pfarrer hätten die Aufgabe, die Gemeinde zu lehren, die Bibel zu verstehen und sie liebzugewinnen. Glaube sei zentrale Lebenshilfe, Glaubenskenntnis führe zu Lebenserkenntnis und Lebenskenntnis zu besserer Lebensbewältigung. Jeder Mensch fragt nach sich und seiner Aufgabe in der Welt. Er fragt sich, wozu er eigentlich da ist, was er im Leben will und was er hoffen darf. (Im Anschluss an Immanuel Kants berühmte Frage »Was ist der Mensch?«)

Das Evangelium mit seiner Erwartung des Reiches Gottes, verkündet von dem wunderbaren, überzeugenden Menschen Jesus aus Nazareth, hilft, Leben zu bestehen. Und in allem Leid eine Sinnperspektive zu behalten. Schweitzer hatte stets eine große Freude am Predigen und zugleich Angst, Dinge zu sagen, die er nicht genügend vertieft hätte, oder gar eine Predigt zu halten, die nicht gelebt ist – vom Prediger selbst. Das hat ihm bisweilen den Vorwurf eingebracht, er moralisiere das Evangelium, käme zu einer neuen Art Werkgerechtigkeit. Doch ihn zeichnete die besondere Fähigkeit aus, in kurzen Sätzen zu sprechen und die Schrift in kürzerer Zeit auszulegen, als dies evangelischen Pfarrern gemeinhin gelingt. Glücklich war er, wenn er Zuhörenden und Mitdenkenden das Dramatische, ja Kämpferische der Worte Jesu erfahrbar machen und das Verheißungsvolle darin spürbar werden lassen konnte. Er vertrat eben keine schlichte Nachfolgeethik, sondern wollte immer auch ein »Leben mit Jesus« führen, von ihm bestimmt sein, von seiner Lehre im Innersten und nicht nur in Worten ergriffen sein.

Gegenüber der reformierten Tradition hielt er daran fest, dass der Kirchenraum nicht auch noch nüchtern sein dürfe, weil der protestantische Gottesdienst an sich schon recht nüchtern sei. Wenn der Blick der Gemeindemitglieder überall auf Mauern pralle, könne gar keine Andacht aufkommen! Der Blick in die schönen gotischen Räume, aber auch der Blick in die Natur und in die Alltagswelt öffnet den Menschen die Seele (nicht nur die Augen!) für das Wunder der Schöpfung. Bereits in Günsbach hat er geschrieben: »Das Auge bedarf stimmungsvoller Ferne, in der das äußerliche Schauen zum innerlichen sich wandelt.«

Natürlich hat Schweitzer am Anfang des 20. Jahrhunderts unter weitverbreiteter Gleichgültigkeit und Interesselosigkeit der großen Menge der Menschen gegenüber dem Glauben gelitten. Offen hat er bekannt, dass es nicht sehr erquickend sei, in einer solchen zweifelnden und gleichgültigen Zeit Pfarrer zu sein. Aber wenn die Verkündigung des Evangeliums darin bestünde, Zweifel auszureden und »rechte Lehren« zu verteidigen, so wäre doch das Predigen das traurigste und erfolgloseste Amt. Seine Kernbotschaft lautet: »Bleibt nicht stehen, sondern geht auf Jesus zu. Sein Evangelium, diese frohe Botschaft, darf man freudig und gewiss verkündigen und annehmen. Das führt zu einer Kräftigung, und beim Sich-Sammeln erfolgt ein Sich-Erheben des Geistes mit anderen Menschen. So bleibt der Geist nicht matt und müd, und seine inneren Lebenskräfte werden gestärkt.«

Obwohl Schweitzer eine ziemlich hohe Stimme hatte, konnte er auch tausende Hörer in seinen Bann ziehen. So schreibt der Philosoph Karl Löwith nach einer Rede, die Schweitzer 1932 gehalten hatte: »Dieser unvergleichliche Mensch, Christ, Arzt, Mystiker und Gelehrte, hielt an der Münchener Universität drei Vorträge, deren Sprache und Inhalt so effektlos wie eindringlich war. Ich habe nie wieder einen Redner gehört, der bloß durch die stille Macht seiner schlichten Persönlichkeit, schon an einigen wenigen, leise gesprochenen Sätzen, eine mehr als tausendköpfige Zuhörerschaft so völlig zum Hörer gewann. Was von ihm ausging, war … der Ernst des Friedens und der Zauber der Mäßigkeit.«

Stets hat Schweitzer seine Predigten intensiv vorbereitet und den Text meist aufgeschrieben, dann aber frei gesprochen, eben von dem, was ihn jeweils besonders bewegte. Er hat sich in seinen Predigten selbst gezeigt und dabei seine kraftvolle Persönlichkeit offengelegt. So kann er in einem Brief an Helene Bresslau von sich sagen: »Meine letzten Predigten haben mich erschöpft – ich habe, wenn man das kann, zu viel von meinem Herzen hineingelegt.« Ihm ging es nie nur um das Reflektieren, sondern auch darum, wie das Gesagte praktisch werden könne. Und so predigt er über den Mut zum Anpacken der Zukunft und über die Kraft, welche von einer Hoffnung ausgeht, die ihn selber überkommt, wenn er die Evangelientexte oder den Apostel Paulus liest, die Texte meditiert, sie in die Zeit und an den Ort überträgt, wo er selber zu sprechen hat.

Wie nah Schweitzer stets bei den Menschen war, sei demonstriert an einer Morgenpredigt vom 3. November 1918, in der er ihre alltäglichen Sorgen zur Sprache bringt: »Sorgen um Volk und Land, Sorgen um unsere Lieben draußen, die stündlich in Gefahr sind, Sorgen um Nahrung, Kleidung, Heizung, Unterkunft, Sorgen um Gewerbe und Arbeit, Sorgen um die dunkle Zukunft, besonders bei uns, wo sich alle Verhältnisse in den nächsten Wochen von Grund aus ändern können. Ein Chaos von Sorgen, wie wir es uns früher nie hätten vorstellen können.«

In der Predigt zum Totengedächtnis nach dem Ersten Weltkrieg am 24. November 1918 in St. Nicolai legt er einen Text aus der Offenbarung aus: »Und Gott wird abwischen alle Tränen von ihren Augen, und der Tod wird nicht mehr sein, noch Leid, noch Geschrei, noch Schmerz wird mehr sein; denn das erste ist vergangen.« Er wagt es, über die Schuld sprechen, die *alle* am Krieg Beteiligten auf sich geladen haben, und ruft zu umfassender Besinnung auf. Und das zu Zeiten, da sich die Besiegten ihre Wunden leckten, im Sinnlosen des Sterbens und Hinmordens von Millionen Menschen noch immer einen Sinn suchten und die Gewinner alle Schuld auf die Verlierer abzuwälzen trachteten. Er wendet sich all jenen zu, die einen Menschen in dieser Urkatastrophe des 20. Jahrhunderts verloren haben, vor allem den Kriegswitwen, den Müttern, Schwestern und Kindern der sogenannten »Gefallenen«. Den Gefallenen »müssen wir, Menschen aller Völker, … etwas geloben«: Zunächst »das Selbstverständlichste und Einfachste: dass wir ihrer nicht vergessen werden«, sodann: »Dass ihr Tod nicht nutzlos gewesen. Sie haben sich dahingegeben, in allen Ländern, um jeder sein Volk vor den Greueln des Krieges zu bewahren und ihm die Freiheit zu erhalten. Und jedes Volk muss seinen Toten dafür danken. In den Ländern, denen der Sieg beschieden war, wird die Bedeutung ihres Todes mit dem Jubel, der über die Gräber dahinbraust, ausgesprochen. In denen, die unterlagen, gedenkt man ihrer schmerzbewegt.«

Schweitzer denkt von den Leidenden her, nicht von den Kriegsparteien, die sich mordend (befehlsgemäß oder nationalistisch verblendet oder schicksalsergeben-gehorsam) gegenüberstanden, erfolgreiches Töten mit Orden belobigten, Desertion mit dem Tode bestraften. Die zu jener Zeit schwer auszusprechende Frage nach der Schuld spart er nicht aus: »Um unserer Schuld willen sind sie dahingegeben. Zu leicht dachte man in allen Völkern vom Wohl und Wehe des einzelnen Menschen. Zu gering beurteilte man das Menschenleben, diesen geheimnisvollen, unersetzlichen Wert. Zu leichtsinnig sprach man vom Krieg und dem Elend, das er bringt. Man war gewohnt, auf äußere Erfolge so und soviel Menschenleben in Rechnung zu setzen und verherrlichte und besang diese Unmenschlichkeit. Wir müssen nun eine neue Gesinnung aufkommen lassen, die ernst macht mit dem Gebot ›Du sollst nicht töten‹.«

Man müsse nun auch über Tötungsbefehle oder Notwehr in Kriegen neu nachdenken. Ehrfurcht vor Menschenleid und Menschenleben, vor dem Kleinsten und Unscheinbarsten, sei das eherne Gesetz, das hinfort die Welt regiere. »Und nicht wollen wir damit neue Phrasen an die Stelle der alten setzen oder meinen, dass mit tönenden Reden und Erklärungen der Politiker in dieser Sache etwas getan sei, sondern wissen, dass es nur die tiefinnerliche Gesinnung, von Mensch zu Mensch sich mitzuteilen, ist, die in der Welt Solches vermögen wird.«

Schweitzer spricht von Opfern, vom Dunkeln, das diese Opfer bedeuten, und von dem Riss für den Glaubenden, der zu verstehen versucht, dass Gott es zuließ, dass Millionen unschuldig litten und starben. Aber jetzt ginge es darum, das Rauschen des Reiches Gottes in den Lüften zu hören und Schritte dahin zu tun, damit es nicht mehr Leid und Geschrei und Schmerz gibt und die alte Welt des Todes vergeht und die Welt des Trostes und des Lebens komme. Alle, die das Grauen überlebt haben, schauen ihn an und haben etwas Geheimnisvolles in ihren Zügen und sind so etwas wie der Anfang einer neuen geläuterten Menschheit.

»Ist es ein Anfang, auf den etwas folgt, oder ein Anfang, der bald verkümmert, wenn die Gedankenlosigkeit des gewohnten Alltags wieder ihre Rechte begehrt oder gebotene Zerstreuung die Sinne ablenkt? Gott bewahre uns davor! Von uns, den aus den Tode Überlebenden, hängt es ab, ob die Gefallenen für die Entwicklung der Menschheit zum Reiche Gottes vergebens gefallen sind, oder ob Frucht aus ihrem Leiden und Sterben kommt. Was wir versäumen, kann auf Jahrhunderte kein Geschlecht der Welt nachholen.«

Wir fassen das am Anfang des 21. Jahrhunderts in die Worte, man müsse »Lehren aus dem Geschehenen« ziehen. Wer mochte damals ahnen, dass schon zwanzig Jahre danach ein neuer, diesmal ganz allein von Deutschland ausgehender Raubkrieg folgen würde?

2. PHILOSOPHIE

Bevor Schweitzer Prediger wurde, konzentrierte er sich auf das Studium der Philosophie und besuchte Vorlesungen bei Wilhelm Windelband, einem Vertreter des Neukantianismus, und Theobald Ziegler, der aus der theologischen Richtung kam. Beide haben sich »in ausgezeichneter Weise« gegenseitig ergänzt: »Windelbands Stärke war die alte Philosophie. Seine Seminarübungen über Plato und Aristoteles sind eigentlich meine schönsten Erinnerungen aus der Studienzeit. Ziegler beherrschte besonders Ethik und Religionsphilosophie. Für letztere kamen ihm die Kenntnisse zustatten, die er als ehemaliger Theologe – er war aus dem Tübinger Stift hervorgegangen – besaß.« Ziegler schrieb gerade an seinem Werk *Die geistigen und socialen Strömungen des 19. Jahrhunderts*, das für Schweitzer eine der wesentlichen Heranführungen an das »Epigonentum« der Geisteskultur des 19. Jahrhunderts war. Er war es auch, der ihm sein Promotionsthema in Philosophie vorschlug: Die Religionsphilosophie Kants.

Ende Oktober 1898 reiste Schweitzer nach Paris, um an der Sorbonne Vorlesungen in Philosophie zu hören und zugleich an seiner Doktorarbeit zu arbeiten. Allerdings hat ihn der Lehrbetrieb an der altehrwürdigen Pariser Universität wenig inspiriert. Da es hier keine vier- oder fünfstündigen zusammenfassenden Vorlesungen gab, wie er es von Straßburg her gewohnt war, und die Professoren über ganz spezielle oder auf die Examensprogramme bezogene Themen referierten, hielt er sich den Kollegs meist fern. Stattdessen beschäftigte er sich unter

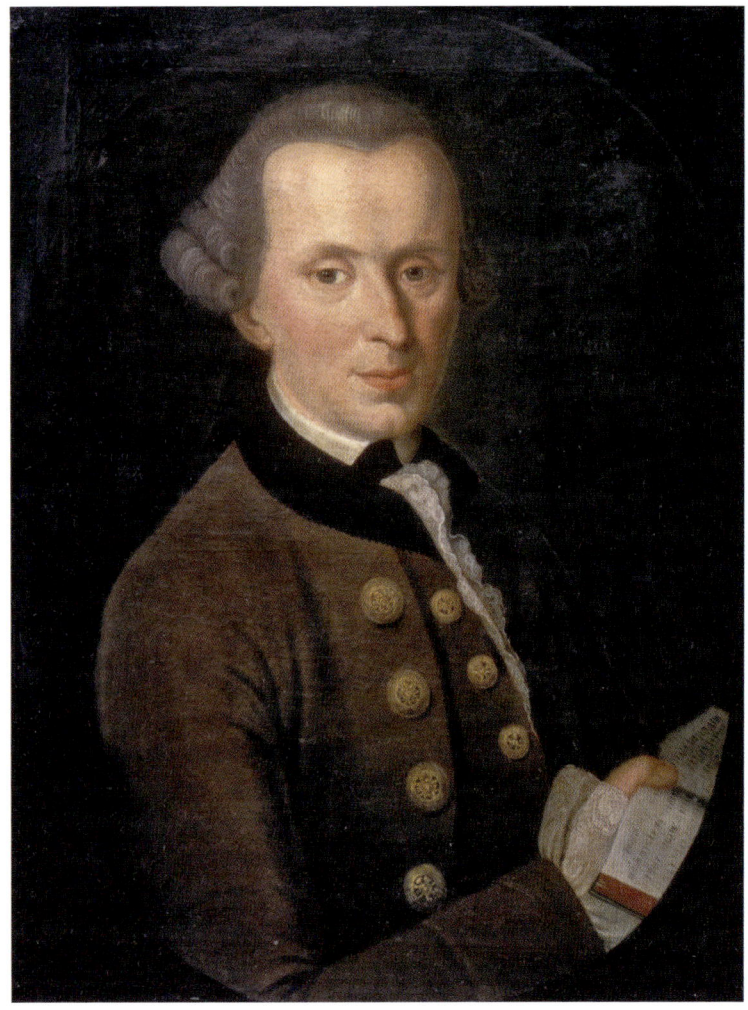

»Immanuel Kant«, Johann Gottlieb Becker, 1775, Gemälde

Anleitung von Charles-Marie Widor, dem Organisten an Saint-Sulpice in Paris, mit Übungen an der Orgel und am Klavier, bevor er sich zum Studium der Werke Kants in seine Studentenbude zurückzog.

»Die Doktorarbeit hatte weder unter der Kunst noch unter der Geselligkeit zu leiden«, schreibt er, »da mir meine gute Gesundheit ausgiebige Nachtarbeit gestattete.« Auch heute noch genießt die Studie unter Philosophen und Religionswissenschaft-lern hohe Anerkennung. Ohne die Sekundärliteratur zur Kennt-nis genommen zu haben, legte Schweitzer den Antagonismus von Postulaten einer säkularisierten Vernunft und einer religiö-sen Ethik bei Kant offen: »Eine kritische und eine ethische Re-ligionsphilosophie gehen bei Kant nebeneinanderher. Er sucht sie miteinander auszugleichen und ineinander zu arbeiten. In der transzendentalen Dialektik der ›Kritik der reinen Vernunft‹ glaubt er sie ohne Schwierigkeit vereinigen zu können. Aber der dazu entworfene Plan erweist sich als undurchführbar, weil Kant nicht bei dem Begriffe des Sittengesetzes, wie ihn die trans-zendentale Dialektik der ›Kritik der reinen Vernunft‹ vor-aussetzt, verbleibt, sondern ihn stetig vertieft. Die vertiefte Auf-fassung des Sittengesetzes stellt aber religiöse Forderungen auf, die über das, was der kritische Idealismus nach Kant'scher Auf-fassung zugestehen kann, hinausgehen. Zugleich verliert die Re-ligionsphilosophie des vertieften Sittengesetzes das Interesse an Forderungen, die für den kritischen Idealismus an erster Stelle stehen. Bedeutungsvoll ist in dieser Hinsicht, dass in den von der tiefen Ethik beherrschten religiösen Gedankengängen Kants das Postulat der Unsterblichkeit keine Rolle spielt.«

Der »kritische Idealismus« drängt nach logischer Reinheit und Widerspruchsfreiheit der Gedanken. Je tiefer Kant in die Materie einsteige, so Schweitzer, desto inkonsequenter müsse er mit den Postulaten des »kritischen Idealismus« verfahren und metaphysische, religiös-ethische Forderungen für das Sit-tengesetz akzeptieren.

ZWEITE SÄULE EINER ETHIK AUS EHRFURCHT

Warum interessierte sich Schweitzer speziell für dieses Problem in Kants Werk? Weil es ihn von der Seite der Religion her selbst beschäftigte. Er ist gläubiger Christ und zugleich ein Anhänger des Rationalismus, er sei »eben nicht Theologe, sondern der Philosophie, dem ›Denken‹ ergeben«, betonte er in einem Brief an Gustav von Lüpke. Paulus ist für ihn der »Schutzheilige des Denkens im Christentum«. Glauben und Denken sollen nicht im Widerspruch stehen, das »Denken« solle den Glauben festigen, nicht schwächen, wenngleich die säkularisierte Philosophie den Nachweis erbringe, dass eine »ethische Religion der Liebe« auch ohne eine »leitende Gottespersönlichkeit« auskommen könne.

Kants Sittengesetz fasst Schweitzer als die säkularisierte Ethik (Humanismus) des Evangeliums (Bergpredigt) auf und damit als den in ethisches Handeln überführten und in der Nachfolgerschaft von Jesus und Paulus stehenden Erlösergedanken. Der auf diese Weise mit der Religion in Übereinkunft gebrachte »kritische Idealismus« Kants (Sittengesetz) ist für Schweitzer die zweite Säule einer sich entwickelnden Ethik aus Ehrfurcht.

Nach Abschluss der Promotionsschrift im März 1899 kehrte Schweitzer nach Straßburg zurück. Den Sommer verbrachte er in Berlin mit der Lektüre philosophischer Hauptwerke. Da er Zugang zur Berliner Gesellschaft fand, konnte er vom geistigkulturellen Leben mehr profitieren als in der Welthauptstadt Paris. An der »großartig organisierten Universität« hörte er u. a. Dogmengeschichte bei Adolf von Harnack, mit dem er bis zu dessen Tod im Jahr 1930 gelegentlich korrespondierte.

Die Ende Juli 1899 verteidigte Doktorarbeit (im Druck 325 Seiten) erschien noch im gleichen Jahr im Tübinger Verlag Mohr & Siebeck. Gegen den Rat von Theobald Ziegler habilitierte sich Schweitzer im Anschluss nicht als Privatdozent der Philosophie, da er als Prediger tätig sein wollte und dies bei einem gleichzeitigen Lehrauftrag für Philosophie nicht gern gesehen wurde.

3. MUSIK

So, wie er mit seinen ersten theologischen Arbeiten die liberale
Leben-Jesu-Forschung attackierte, so stellte Schweitzer von Beginn des Studiums an die Weichen für eine Revolutionierung
der Bachinterpretation. Die Grundlage dafür hatte der Unterricht seines Mülhausener Orgellehrers Eugen Münch gelegt,
der Schweitzer auch schon in Gottesdiensten und Konzerten
spielen ließ. Im Oktober 1893 konnte der Achtzehnjährige
dank der Freigebigkeit des älteren Bruders seines Vaters, der in
Paris als Kaufmann lebte, seine Ausbildung bei dem berühmten
Charles-Marie Widor vervollkommnen. In Straßburg hörte er
dann Vorlesungen zur Musiktheorie bei Gustav Jacobsthal,
einem Schüler des Musikwissenschaftlers Heinrich Bellermann,
der ihm den reinen Kontrapunkt gründlich lehrte. Maßgeb-
licher für seinen Weg zu eigener Meisterschaft war allerdings
der Kontakt zu Eugen Münchs Bruder Ernst, dem Organisten
zu St. Wilhelm. Diese Straßburger Kirche galt damals als »eine
der bedeutendsten Pflegestätten des … aufkommenden Bach-
kults«. Ernst Münch gehörte zu den ersten, die gegen eine mo-
dernisierende Interpretation der Kantaten und Passionen op-
ponierten, auch bei Konzerten mit seinem kleinen Chor strebte
er »wirklich stilvolle Aufführungen« an. Schweitzer debattierte
mit ihm an vielen Abenden über Partituren und »die wahre Art
der Aufführung« Bach'scher Musik.

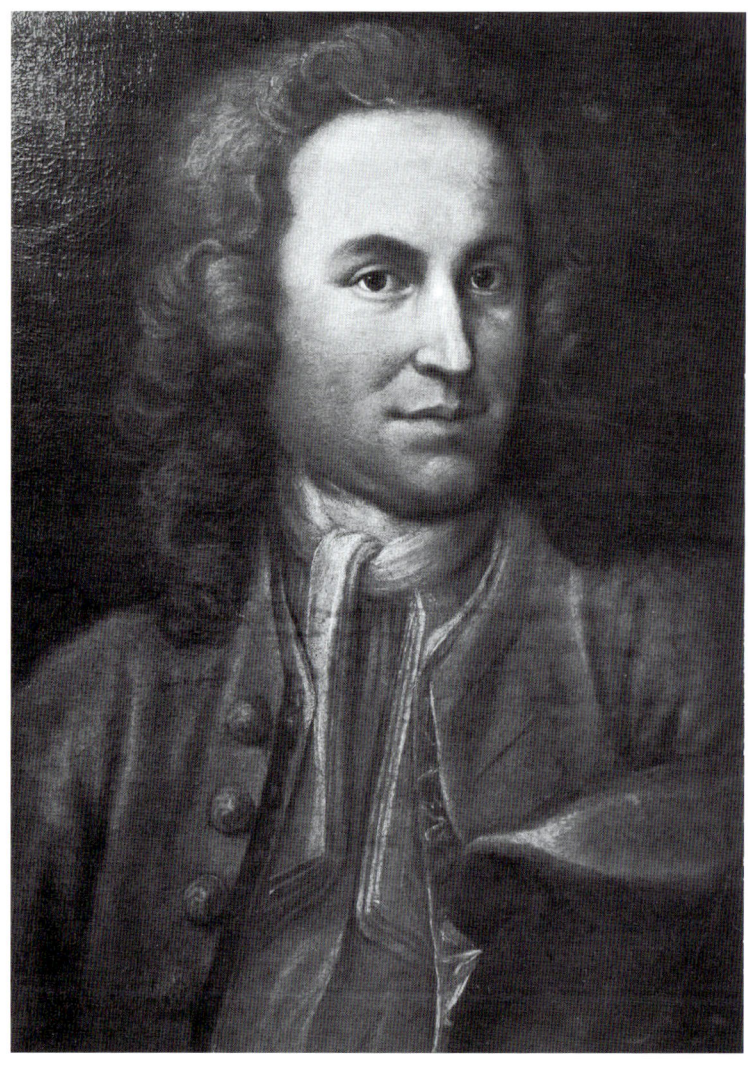

»Der junge Johann Sebastian Bach«, Johann Ernst Rentsch der Ältere, Gemälde

»Was mir Bach ist? Er gibt mir den Glauben, dass in der Kunst wie im Leben das wahrhaft Wahre nicht ignoriert und nicht unterdrückt werden kann, auch keiner Menschenhilfe bedarf, sondern sich durch seine eigene Kraft durchsetzt, wenn seine Zeit gekommen ist. Dieses Glaubens bedürfen wir, um zu leben.«

Albert Schweitzer

CHARLES WIDOR

Widor unterrichte Schweitzer 1889/99 kostenlos und machte ihn mit interessanten Leuten bekannt. Seither verband beide eine tiefe schöpferische Freundschaft, die bis zum Tod des Maestro im Jahr 1937 währte. In seinen Erinnerungen schreibt Schweitzer: »Widor leitete mich an, meine Technik zu vertiefen und vollendete Plastik des Spiels zu erstreben, zugleich ging mir bei ihm die Bedeutung des Architektonischen in der Musik auf.« Widor verdankte dem »Schüler« nicht minder das eigene Bachverständnis revolutionierende Einsichten: »Ich schlug die Stücke, die mir am meisten Kopfzerbrechen gemacht hatten, vor ihm auf; er übertrug mir die Dichtungen aus dem Gedächtnis ins Französische. Die Rätsel lösten sich. Während der folgenden Nachmittage gingen wir sämtliche Choralvorspiele durch. Indem Schweitzer … eines nach dem andern erklärte, lernte ich einen Bach kennen, von dessen Vorhandensein ich vorher nur eine dunkle Ahnung gehabt hatte.«

Zugleich nahm Schweitzer in Paris Unterricht bei dem Pianisten Isidore Phillip und bei Marie Jaëll-Trautmann. Die ehemalige Schülerin von Franz Liszt, eine Elsässerin, beschäftigte sich seit ihrem Abschied vom Konzertleben mit physiologischen Untersuchungen zum Klavieranschlag. Die so »vieles Richtige enthaltende Theorie von der ›empfindend und wissend werdenden Hand‹ trieb Marie Jaëll auf die Spitze, indem sie behauptete, bei richtiger Kultur der Hand könnten unmusikalische Menschen musikalisch werden«, wie Schweitzer schreibt. Er diente ihr als »Versuchstier«. Unter Anleitung »dieser genialen Frau« hat er seine Hand völlig umgestaltet und wurde durch zweckmäßiges, wenig zeitraubendes Üben immer mehr Herr seiner Finger.

DER BACHFORSCHER

Jedes Frühjahr und manchen Herbst der Folgejahre verbrachte Schweitzer bei Widor. Als dieser über die wenig zu Bach hinführende Literatur klagte, bot Schweitzer an, in den Herbstferien 1902 für die Schüler des Pariser Konservatoriums einen Aufsatz über das Wesen der Bach'schen Kunst zu schreiben. Diese Arbeit sollte ihn über mehrere Jahre, fast ausnahmslos in den Nächten, beschäftigen: »Eigentlich war es ein verwegenes Unternehmen, dass ich mich daranmachte, ein Buch über Bach zu schreiben! Obgleich ich in Musikgeschichte und Musiktheorie auf Grund ausgedehnter Lektüre nicht ohne Kenntnisse war, war ich doch kein Musikwissenschaftler von Fach.« Schweitzer verfasste »keine historische, sondern eine ästhetisch-praktische Studie«, in der er als Musiker anderen Musikern Bachs Kompositionen deutete und detaillierte Angaben zur Wiedergabe machte. Widor habe mit Recht betont, erzählte Gustave Bret, sein Stellvertreter in Paris, aus der Erinnerung, »dass ein solches Werk nur von einem Mann verfasst werden konnte, der kein Theoretiker war und sich nicht im Abstrakten verlor, sondern ein Künstler, ausgestattet mit dem Wissen eines Theologen und der Erfahrung des Fachmanns, der persönlich mit den Schwierigkeiten ringen musste, welche das Werk und die Auslegung von Bach verursachen. Diese Voraussetzungen waren in wunderbarer Weise in Albert Schweitzer vereinigt.« Schweitzer schrieb für eine französische Öffentlichkeit, die weitaus weniger Kenntnisse über Bachs Musik besaß als die deutsche. Da das Buch auch in Deutschland »als eine Bereicherung der Bachforschung Anerkennung« fand, nahm er im Sommer 1906 eine deutsche Ausgabe in Angriff. Um etwas Befriedigendes zustande zu bringen, versenkte er sich aufs Neue in den Stoff. Der Band von 844 Seiten, der französische hatte nur 455, konnte erst im Frühjahr 1908 erscheinen, weil Schweitzer inzwischen ein Medizinstudium aufgenommen hatte.

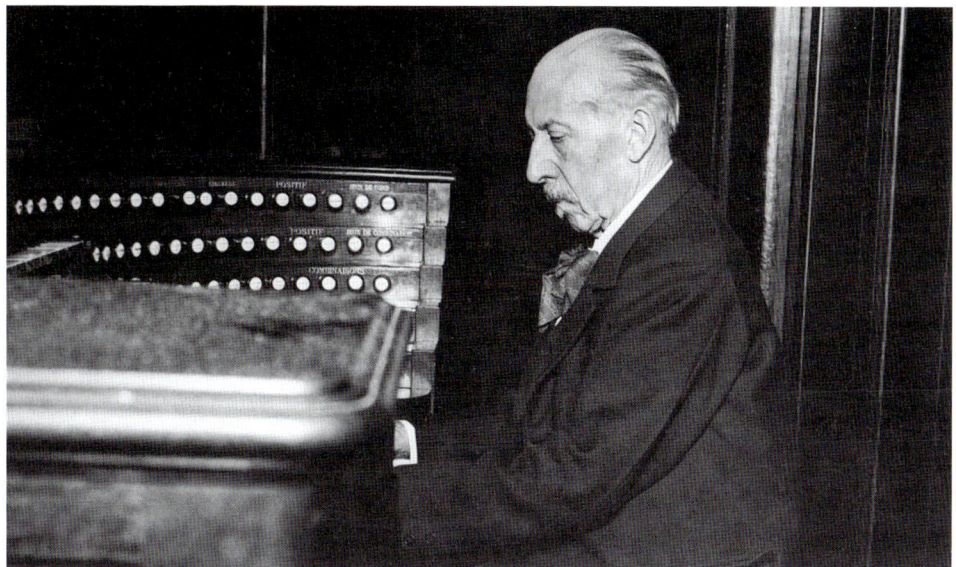

Der französische Organist und Komponist Charles-Marie Widor

BACHS »TONSPRACHE«:
»KLANG GEWORDENE GOTIK«

Für Schweitzer bringt Musik allgemein dichterische und bildliche Gedanken zum Ausdruck und will in der schöpferischen
Phantasie des Hörers jene Gefühlserlebnisse und Visionen lebendig werden lassen, aus denen sie entstanden ist. Er verteidigte Bach gegen die »Gralswächter der reinen Musik«, welche das Ideal der klassischen Musik in einer von »dichterischen
und moralischen Absichten« freien Musik zu erkennen glaub-
ten, die »nur darauf bedacht sei, schöne Tonlinien sich in der
vollendetsten Weise ausleben zu lassen«. Bachs Fugen galten
jenen dogmatischen Liebhabern als Prototyp der reinen Musik. Eine solche Deutung verhindere, so Schweitzer, eine ange-
messene Wiedergabe seiner Werke, denn der musikalische Satz
Bachs sei »nur der in Tönen gehärtete Wortsatz«. Dieser Komponist wolle »alles, was in den Worten des Textes liegt, das

Gefühlsmäßige wie das Bildliche«, mit größtmöglicher Lebendigkeit und Deutlichkeit im Material der Töne wiedergeben. »Vor allem geht er darauf aus, das Bildliche in Tonlinien zu zeichnen. Er ist noch mehr Tonmaler als Tondichter.« Plastisch beschreibt Schweitzer, welche Assoziationen Bach verarbeitet: »Redet der Text von Nebeln, die auf und nieder wogen, von Winden, die einherbrausen, von Wellen des Sees, die sich heben und senken, von Blättern, die vom Baume sinken, von Sterbeglocken, die läuten, von dem zuversichtlichen Glauben, der in festen Schritten einherschreitet, und dem schwachen, der in unsicheren einherwankt, von Stolzen, die erniedrigt werden, vom Satan, der sich aufbäumt, und von Engeln, die sich auf den Wolken des Himmels wiegen: so sieht und hört man dies alles in seiner Musik.« Die stetig wiederkehrenden rhythmischen Motive seien von einem humanistischen Geist beseelt: »Motive der friedvollen Glückseligkeit, der lebhaften Freude, des heftigen Schmerzes, des erhabenen Schmerzes.«

Diese inhaltlichen Vorstellungen seien bei Bach der Ausgangspunkt für die Entfaltung »vollendeter Tonlinien-Architektur«. Schweitzer deutet dessen Musik als »Klang gewordene Gotik«. »Das Größte an dieser urlebendigen, wunderbar plastischen, einzigartig formvollendeten Kunst ist der Geist, der von ihr ausgeht. Eine Seele, die sich aus der Unruhe der Welt nach Frieden sehnt und Frieden schon gekostet hat, lässt darin andere an ihrem Erlebnis teilhaben.«

DRITTE SÄULE EINER ETHIK AUS EHRFURCHT

Die Ethik der Nächstenliebe hat in Bachs Musik ein Gehäuse gefunden, ein Zuhause wie Gott in der Kirche. »Was [an Bachs Wohltemperierten Klavier] so ergreift, ist … die Weltanschauung, die sich darin widerspiegelt. Man genießt nicht, man erbaut sich daran. Freude, Schmerz, Weinen, Klagen, Lachen: alles

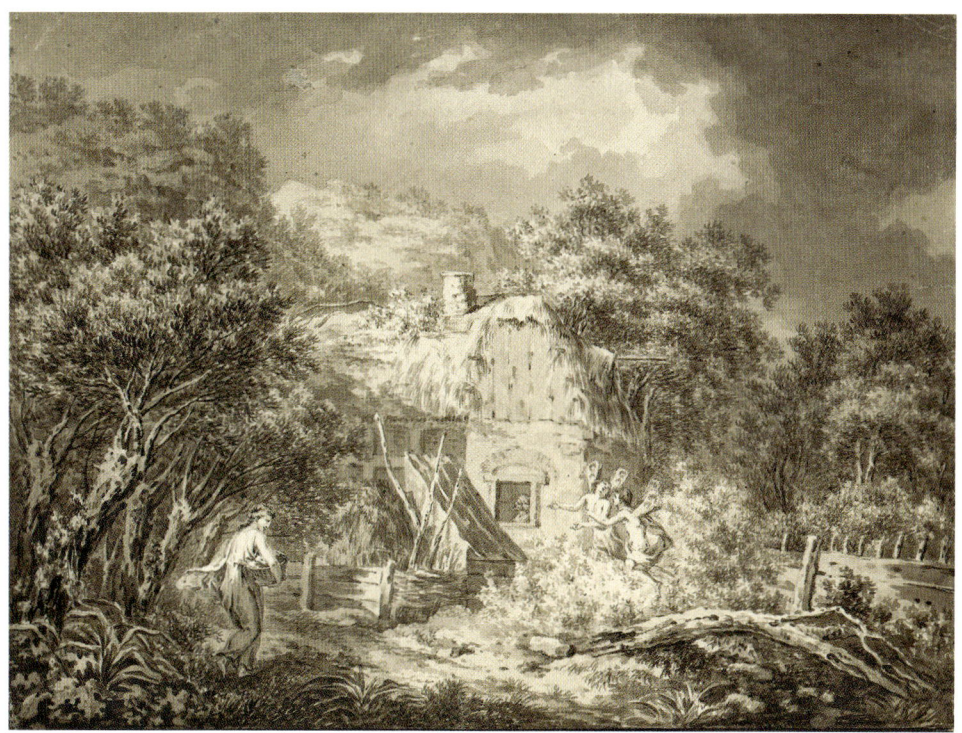

»Die Zephyre«, Johann Sebastian Bach, Bleistift, Pinsel in Blau, laviert

ertönt einem daraus entgegen, aber so, dass man durch die
Töne, die solches ausdrücken, aus der Welt der Unruhe zur Welt
des Friedens eingeht und die Wirklichkeit sieht, als ob man am
Gebirgssee säße und Berge und Wälder und Wolken in einer
stillen, unergründlich tiefen Flut beschaute.« Bach derart gebührend wahrzunehmen bedeutet allerdings, »dass wir gesam-
melte und innerliche Menschen werden, um fähig zu sein, etwas
von dem tiefen Geist« seiner Musik lebendig werden zu lassen«. Der letztliche Zweck des ethischen Humanismus findet
sich also auch in der Bach'schen Musik: die »Menschwerdung
des Menschen«, wie es Karl Marx nannte. Damit war Bach für
Schweitzer die dritte Säule einer sich entwickelnden Ethik aus
Ehrfurcht.

Bach wollte zur Reflexion und zugleich zum Glauben anregen, er verstand seine Kunst als Religion. Für Schweitzer ist die Bach'sche Musik das paulinische Bindeglied zwischen Denken und Glauben: eine rationale Musik, die zugleich ein musikalisches Erleben der Religion ermöglicht. »Jede wahre und tief empfundene Musik, ob profan oder kirchlich, wandelt auf jenen Höhen, wo Kunst und Religion sich jederzeit begegnen können«, schreibt er. Und bei Bach begegnen sie sich in Perfektion: »Festzuhalten ist, dass Bach, wie alles ganz Erhabene in der Religion, nicht der Kirche, sondern der religiösen Menschheit gehört und dass jeder Raum Kirche wird, in welchem seine geistlichen Werke mit Sammlung und Andacht aufgeführt und angehört werden.«

DIE »RICHTIGE WIEDERGABE« BACHS

Bach übertreffe alle großen Tonschöpfer darin, die Gefühlserlebnisse und Visionen lebendig werden zu lassen, aus denen die Musik entstanden sei. Um zu wirken, müsse die Bach'sche Kunst »in lebendiger und vollendeter Plastik vor dem Hörer erstehen«. Dazu bedürfe es keiner Bildung, »sondern nur des unverbildeten Sinnes für das Wahre«. Dieses »nur« umfasst sehr viel in einer modernen und entfremdeten Welt, in der Bachs Musik durch den Zeitgeist entstellt wird. Es sei ein »Vergehen gegen den Stil der Bach'schen Musik«, wenn sie, wie am Anfang des 20. Jahrhunderts meist praktiziert, »mit Massenorchester und Massenchören« inszeniert werde. Bach habe Orchester und Chor einander gleichgestellt. Wenn es üblich geworden sei, den Chor gegenüber dem Orchester bis auf das Fünffache an Stimmen aufzuwerten, gerate die Musik aus dem Gleichgewicht und wirke zu bombastisch. Darum forderte Schweitzer die gebotene Bescheidenheit der Inszenierung zurück: »Das wunderbare Stimmgewebe muss durchsichtig blei-

ben.« Darüber hinaus kritisierte er, dass Bach oft zu schnell gespielt werde: »Eine Musik, die ein visuelles Erfassen nebeneinander einhergehender Tonlinien voraussetzt, wird für den Hörer, dem ein rasches Tempo dies unmöglich macht, zum Chaos.«

DAS »EVANGELIUM DER WAHREN ORGEL«

Schweitzer war bestrebt, möglichst viele Orgeln kennenzuler-
nen. Im Herbst 1905 verfasste er als »Seitentrieb der Arbeit
über Bach« eine Studie über Orgelbau. Obwohl die gegen Ende
des 19. Jahrhunderts erbauten Orgeln als »Wunder fortge-
schrittener Technik gepriesen wurden«, vermochte er keinen
Gefallen an ihnen zu finden. Die moderne Orgel hatte einen zu
harten Klang; Schweitzer konnte »die einzelnen Stimmen nicht
auseinander halten« und vernahm ein »Chaos von Tönen«.
Seine Einschätzung, »dass die moderne Orgel in klanglicher
Hinsicht keinen Fortschritt, sondern einen Rückschritt bedeutete«, brachte ihm anfangs den Spott vieler Organisten und
Orgelbauer ein. Nach und nach fanden Fachleute allerdings
seine Erklärung für den schlechten Klang plausibel: »Der moderne Orgelbau konstruiert Pfeifen nach physikalischen Theo-
rien, wobei er oft Errungenschaften der frühen Meister preisgibt. Auch spart er an Material, um möglichst billig zu bauen.
So stehen in der heutigen Fabrikorgel vielfach Pfeifen, die nicht
klingen, weil sie einen zu geringen Durchmesser und zu dünne
Wandungen haben oder aus anderem Material gearbeitet sind
als aus bestem Holz oder aus bestem Zinn.« Die alten Orgeln
brächten »einen runden, weichen, vollen Ton« hervor, ihr
Klang umflute den Hörer, während die moderne Orgel hart
und trocken klinge. Aus den neuen Orgeln poltere der Klang
heraus, weil sie elektrisch betrieben werden und weil man mit
hohem Druck Wind durch die Pfeifen jage, statt sie so behutsam wie ein Blasinstrument zu bedienen. Schweitzer verteidigte

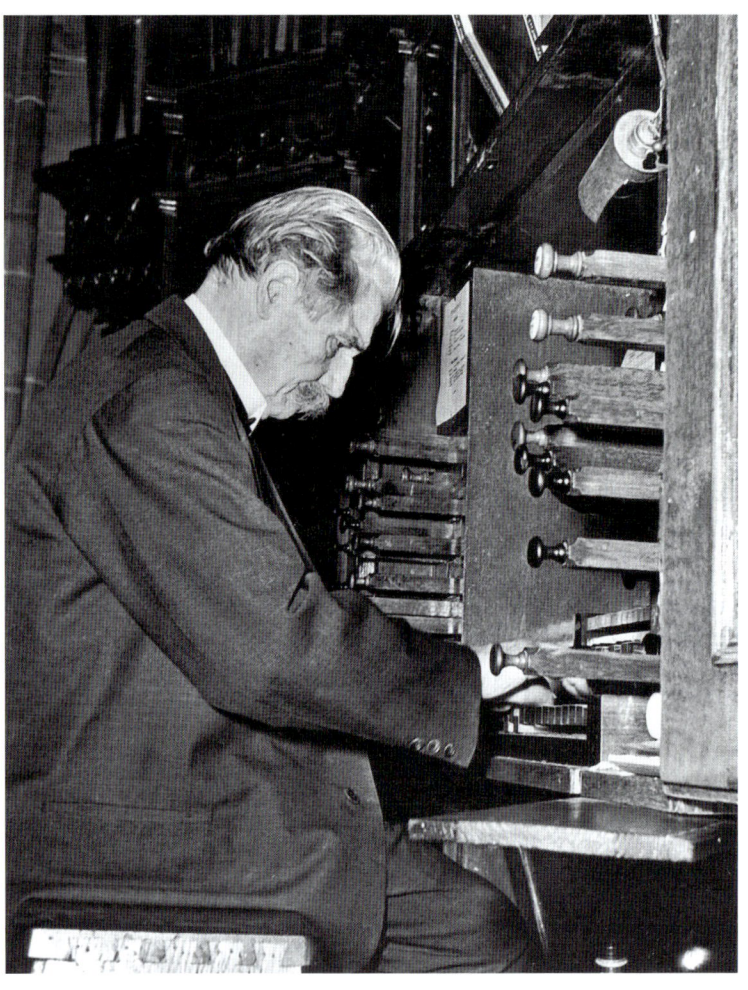

Albert Schweitzer an der Orgel in Günsbach

Für Stefan Zweig, der Schweitzer 1930 in Günsbach aufsuchte, war es ein »unvergleichliches Erlebnis«, als er ihn »allein in der leeren nachtschwarzen Kirche seinen geliebten Johann Sebastian Bach« spielen hörte: »Ich habe ihn, diesen Meister, der alle Virtuosen beschämt, schon früher mit tausend anderen zugleich in München in einem Orgelkonzert spielen gehört; es geschah vielleicht im technischen Sinne nicht minder vollendet. Aber doch, nie habe ich die metaphysische Gewalt Johann Sebastian Bachs so stark empfunden wie hier in einer protestantischen Kirche, erweckt durch einen wahrhaft religiösen Menschen und von ihm mit der äußersten Hingabe gestaltet. Wie träumend und doch zugleich mit wissender Präzision gehen die Finger über die weißen Tasten im Dunkeln, und gleichzeitig hebt sich wie eine menschliche, übermenschliche Stimme aus dem bewegten riesigen Brustkorb des Orgelholzes der gestaltete Klang.«

Das »Evangelium der wahren Orgel«

mit der alten Orgel das Instrument, das vollendete Humanität in einem religiösen Kontext hörbar machte. Die Orgel war für ihn ein heiliges Instrument: »Durch ihren gleichmäßig und dauernd anhaltbaren Ton hat die Orgel etwas von der Art des Ewigen an sich. Auch in dem profanen Raum kann sie nicht zum profanen Instrument werden.«

Und sie war in der Kirche am richtigen Platz. »Die Orgel verlangt ein Gewölbe aus Stein, in dem die Menschenansammlung nicht Füllung des Raumes bedeutet.« Sollte er in einem Konzertsaal spielen, wählte er Stücke aus, durch deren Wiedergabe der Saal die Atmosphäre einer Kirche annahm. »Am liebsten lasse ich, in der Kirche wie in dem Konzertsaal, durch Heranziehung eines Chors das Konzert zu einer Art von Gottesdienst werden, in welchem der Chor auf die Choralvorspiele der Orgel durch den gesungenen Choral respondiert.«

Seine wichtigsten Orgelkonzerte gab Schweitzer in Straßburg, Paris und Barcelona. Wenn er in einer Kirche musizieren sollte, deren Orgel er noch nicht kannte, ließ er sich ein Stück vorspielen, um den Klang zu hören. Die Vorbereitungen dauerten stets mehrere Stunden. Seine Autorität als Orgelspieler irritierte viele Experten, so Harald Steffahn: »Da kam ein Mann aus dem Busch, hatte tagsüber Wellblechhütten errichtet, eingeklemmte Brüche operiert, sogar noch wissenschaftliche Arbeit betrieben, und füllte nun die Kirchen mit Menschen und Orgelklang, und seinem jeweiligen Kommen in diese und jene Stadt, um zu spielen, eilten freudige Auftaktartikel in der Lokalpresse als Botenläufer voraus. Wie erreichte er das?« Sie wussten nicht, dass Schweitzer die »Urwaldeinsamkeit« eine einzigartige Möglichkeit bot, sein Spiel zu vertiefen. Er hat in Lambaréné und während der Schiffsreisen die Kompositionen bis in die letzten Details durchgearbeitet und auswendig gelernt. Selbst im Gefangenenlager Garaison setzte er die Übungen an einem selbst zusammengezimmerten Tisch fort. Steffahn schreibt weiter:

»Wie die Wüste immer wieder einsamen Denkern religiöse Erleuchtung gebracht hat, so haben hier Wasser und Urwald die Stücke Bachs unter den Händen seines ›demütigen Dieners‹ einfacher und reifer, beseelter und verinnerlichter erklingen lassen. Schweitzer meditierte mit Bach.«

DER ENTSCHLUSS, »URWALDARZT« ZU WERDEN

Albert Schweitzer fühlte sich seit 1896 durch Berichte von Missionaren über das »körperliche Elend der Eingeborenen des Urwaldes« zu einer neuen Lebensaufgabe berufen. »Das Gleichnis vom reichen Mann und vom armen Lazarus schien mir auf uns geredet zu sein. Wir sind der reiche Mann, weil wir durch die Fortschritte der Medizin im Besitze vieler Kenntnisse und Mittel gegen Krankheit und Schmerz sind. Die unermesslichen Vorteile dieses Reichtums nehmen wir als etwas Selbstverständliches hin. Draußen in den Kolonien aber sitzt der arme Lazarus, das Volk der Farbigen, das der Krankheit und dem Schmerz ebenso wie wir, ja noch mehr als wir unterworfen ist und keine Mittel besitzt, um ihnen zu begegnen.«

Weniger bekannt ist, dass er zu seiner Missionstätigkeit auch durch den Elsässer Johann Friedrich Oberlin (1740–1826) inspiriert wurde. Oberlin promovierte nach einem Theologiestudium 1763 zum Doktor der Philosophie. Drei Jahre später übernahm er die Pfarrstelle in der evangelischen Gemeinde Waldersbach, die zu den ärmsten und unterentwickeltsten Ortschaften im vogesischen Steintal gehörte. Oberlin setzte sich für die Einheimischen ein und verbesserte ihre wirtschaftliche Lage, indem er die Bauern von modernen Anbaumethoden überzeugte und dazu anleitete, Straßen und Brücken zu bauen. »Ich weiß nicht«, sagt Theodor Heuss 1951 anlässlich der Verleihung des Friedenspreises des deutschen Buchhandels, »wie weit auf Sie, als Sie jung waren, lieber Schweitzer, das Beispiel eines elsässischen Landsmannes von Ihnen, Oberlin, gewirkt hat, dessen arme Lazarusse nicht im Ogowetal saßen, sondern im Steintal der kargen, hohen Vogesen. An ihn, der ohne den Hintergrund des zeitgenössischen Rationalismus nach meinem Gefühl nicht zu denken ist und der zugleich … das noch nicht dargestellte Ineinander von Aufklärung und Mystik in sich darbot, an ihn habe ich, Sie vor den Augen, oft im Vergleich denken müssen und dann auch gespürt, wie sehr in Ihrem Wesen, wenn ich es richtig deute, die kräftigende Nahrung des 18. Jahrhunderts noch wirksam ist.« Der Bundespräsident lag ganz richtig. Schweitzer hatte nicht von ungefähr ein Bild von Oberlin in seinem Arbeitszimmer hängen.

Das Interesse für die Mission ging bei Schweitzer nach eigenen Angaben bis in die Kindheit zurück. Jeden ersten Sonntag im Monat erzählte sein Vater in den Nachmittagsgottesdiensten vom Leben und Wirken der Missionare. Als er einmal aus Eugène Casalis' Berichten aus Südafrika vorlas, war Albert sehr beeindruckt.

Auch Frédéric-Auguste Bartholdis Skulptur eines Schwarzen, die zum Denkmal des Admirals Bruat auf dem Marsfeld in Colmar gehörte, ließ die Gedanken des Jungen in die Ferne schweifen. Der Bildhauer hatte auch die Freiheitsstatue geschaffen, die zehn Jahre nach der Unabhängigkeitserklärung als Geschenk der französischen Regierung an die Vereinigten Staaten von Amerika in New York errichtet wurde. Für Schweitzer gehört jener »Neger« zu dem Eindrucksvollsten, was Bartholdis »Meißel geschaffen hat«: »eine herkuleische Gestalt mit einem sinnenden, traurigen Ausdruck im Gesicht. Dieser Neger beschäftigte mich sehr. Sooft wir nach Colmar kamen, suchte ich Gelegenheit, ihn zu beschauen. Sein Antlitz sprach mir von dem Elend des dunklen Erdteils. Noch heute pilgere ich zu ihm hin, wenn ich in Colmar bin.«

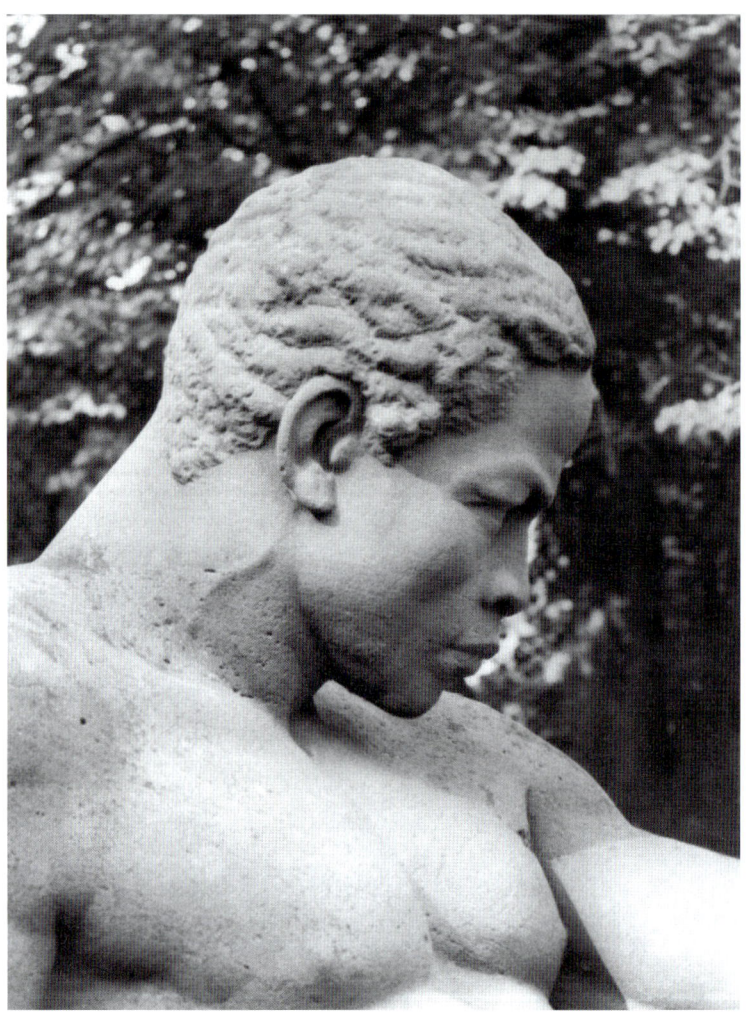

Bruat-Denkmal von Frédéric-Auguste Bartholdi in Colmar, Kopf vom Afrikaner

Die Entscheidung sei gefallen, als er einundzwanzig Jahre alt war. »Damals als Student in den Pfingstferien, beschloss ich, bis zum dreißigsten Jahre dem Predigeramt, der Wissenschaft und der Musik zu leben. Dann, wenn ich in Wissenschaft und Kunst geleistet hätte, was ich darin vorhatte, wollte ich einen Weg des unmittelbaren Dienens als Mensch betreten.«

4. HUMANE MEDIZIN

Als Dreißigjähriger begann er trotz der Vorbehalte seiner Eltern, Freunde und Kollegen in Straßburg ein Medizinstudium. Sein Arbeitspensum war immens, denn er hielt weiter Vorlesungen an der Theologischen Fakultät, predigte in St. Nicolai, unternahm Konzertreisen, schrieb und publizierte. Er gab die anderen Ämter erst auf, als er sich im Frühjahr 1912 in Paris auf die Tropenmedizin spezialisierte.

Das Medizinstudium war der Schlüssel für die Umsetzung seiner philosophischen, theologischen und ethischen Grundüberzeugungen in die Praxis. »Endlich war es mir vergönnt, mich mit dem Stoffe zu befassen, dem meine Neigung schon auf dem Gymnasium gegolten hatte. Endlich durfte ich mir die Kenntnisse erwerben, deren ich bedurfte, um in der Philosophie den Boden der Wirklichkeit unter den Füßen zu haben.« Die medizinische Doktorarbeit stand im engsten Zusammenhang mit seinen Interessengebieten in Philosophie und Theologie. Er hatte darin »das, was von ärztlicher Seite über bei Jesus anzunehmende Geisteskrankheit veröffentlicht worden war, darzustellen und nachzuprüfen«. Für Schweitzer stand selbstverständlich fest, dass die Versuche, Jesus eine derartige Krankheit zu attestieren, nicht stichhaltig waren: »die einzigen psychiatrisch eventuell zu diskutierenden und als historisch anzunehmenden Merkmale – die hohe Selbsteinschätzung [als ›Auserwählter‹] und etwa noch Halluzinationen bei der Taufe – reichten bei weitem nicht hin, um eine Geisteskrankheit nachzuweisen. Die Erwartung des Weltendes und des messianischen Reiches hat nichts mit einer Wahnidee gemein, da sie einer dem Judentum jener Zeit verbreiteten und in seinen religiösen Schriften enthaltenen Weltanschauung angehörte.«

VIERTE SÄULE EINER ETHIK AUS EHRFURCHT

Der historische Jesus, in dessen Nachfolge sich Schweitzer stellte, konnte die Leidenden kraft ihres Glaubens heilen. In der modernen, säkularisierten und entzauberten Welt reichte die autosuggestiv heilende Kraft des Glaubens nicht mehr aus, um Wunder zu bewirken. Die Fähigkeiten des modernen Arztes waren gefragt. Die moderne Medizin war schließlich die vierte Säule seiner Ethik aus Ehrfurcht, die sich mit dem religiösen Glauben verband. Schweitzer suchte die »Naturkinder« Afrikas auf, weil sie zum einen besonderes Leid erfuhren und zum anderen in einer noch wenig entzauberten Welt lebten, in der sich die Kraft des Glaubens mit der modernen Schulmedizin zu einer religiös motivierten humanen Medizin optimal verbinden konnte. Mit jeder Heilung, die er vornahm, konnte er den Glauben an Jesus Christus verbreiten. Der dreifache Doktor hatte am Ende seines Medizinstudiums das 35. Lebensjahr erreicht. Nun hatte er sich die praktischen Grundlagen erworben, um sich aus der *vita contemplativa* ins tätige Leben, in die *vita activa*, zu begeben.

ETHIK AUS EHRFURCHT

Der Geist gebietet uns, anders zu sein als die Welt.

Albert Schweitzer

»DIE BRUDERSCHAFT DER VOM SCHMERZ GEZEICHNETEN«

»Ehrfurcht vor dem Leben«. Hinter dieser Kurzformel lässt sich die lange Gedankenkette, die Schweitzer beim Abfassen seines philosophischen Hauptwerkes im Sinn hatte, nur oberflächlich erkennen. Das praktische Fundament seiner ethischen Auffassung fasste er am Schluss seines Berichts *Zwischen Wasser und Urwald* in dem Appell an die »Bruderschaft der vom Schmerz Gezeichneten« zusammen: Wer vom Schmerz erlöst wurde, müsse mithelfen, anderen Erlösung zu bringen. Mit der Feststellung, das »Naturkind« fühle den Schmerz wie jeder andere Mensch auch, widersprach Schweitzer rassistischen Annahmen, die damals zum Weltbild vieler Europäer gehörten. Er fragte angesichts des »draußen überall« großen Elends: »Haben wir ein Recht, die Augen davor zu schließen und es zu ignorieren, weil die europäischen Zeitungen nicht davon sprechen?« Diese Frage hat ihre Berechtigung nicht verloren. Soweit alltägliche Gefahren oder Krankheiten keinen tödlichen Ausgang erwarten lassen, braucht hierzulande niemand Angst vor ihnen haben, denn eine medizinische Grundversorgung ist gewährleistet. Bei einem Verkehrsunfall in Europa ist ein Krankenwagen mit Notarzt innerhalb weniger Minuten zur Stelle. »Aber man stelle sich vor, was es heißt, dass draußen Millionen und Millionen ohne Hoffnung auf Hilfe leiden. Täglich erdulden Tausende und Tausende Grausiges an Schmerz, was ärztliche Kunst von ihnen wenden könnte. Täglich herrscht in vielen, vielen fernen Hütten Verzweiflung, die wir bannen könnten. Es wage doch jeder, nur die letzten zehn Jahre in seiner Familie auszudenken, wenn sie ohne Ärzte hätten verlebt

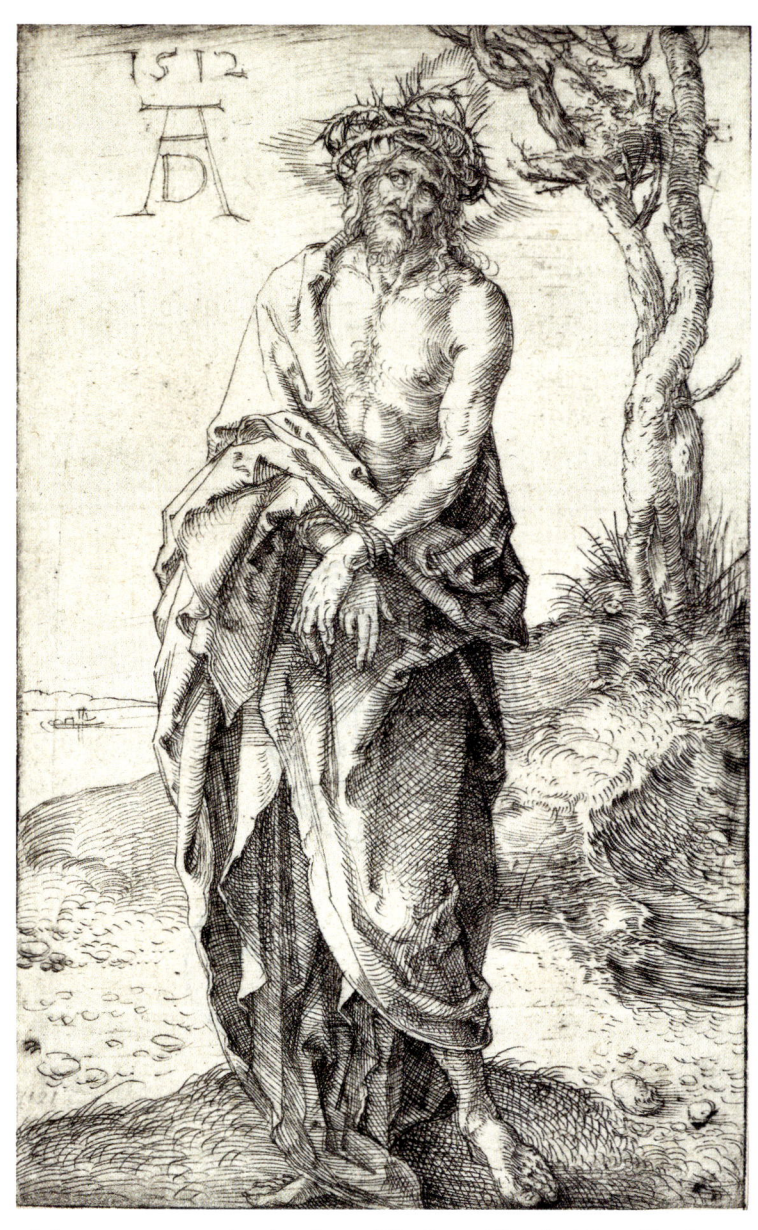

»Schmerzensmann mit gebundenen Händen«, Albrecht Dürer, Kupfer-stich/Kaltnadelradierung

werden sollen! Wir müssen aus dem Schlafe aufwachen und unsere Verantwortung sehen.« Da auf der westlichen Welt große Schuld laste, sei nicht nur Barmherzigkeit gegenüber dem afrikanischen Kontinent gefordert, sondern es gehe darum, Sühne zu leisten: »Für jeden, der Leid verbreitete, muss einer hinausgehen, der Hilfe bringt. Und wenn wir alles leisten, was in unseren Kräften steht, so haben wir nicht ein Tausendstel der Schuld gesühnt. Dies ist das Fundament, auf dem sich die Erwägungen aller ›Liebeswerke‹ draußen erbauen müssen.«

Schweitzer möchte »einen neuen Geist der Humanität ins Leben rufen«. Dessen Träger sollen all jene sein, »die an sich erfuhren, was Angst und körperliches Weh sind«. Wer aus persönlicher Not befreit wurde, »muss … mithelfen, dem Schmerz und der Angst zu begegnen, soweit Menschenmacht etwas über sie vermag, und andern Erlösung zu bringen, wie ihm Erlösung ward«. So würde eine starke Armee der Barmherzigen entstehen, deren Idee mit »unerbittlicher Logik« die Welt erobere. Konkret beschreibt er, wie die Pflicht zur Barmherzigkeit sich äußern solle: »Wer durch ärztliche Hilfe aus schwerer Krankheit gerettet wurde, muss mithelfen, dass die, die sonst keinen Arzt hätten, einen Helfer bekommen, wie er einen hatte.« Oder: »Wer durch eine Operation vom Tode oder der Qual bewahrt wurde, muss mithelfen, dass da, wo jetzt Tod und Qual noch ungehemmt herrschen, der barmherzige Betäubungsstoff und das helfende Messer ihr Werk beginnen können.« Eine Kultur des Mitgefühls, weltweit, hat Schweitzer im Sinn, ganz ähnlich wie Gandhi.

»PFLICHT ZUR HINGABE VON LEBEN AN LEBEN«

Träger des neuen Geistes ist für ihn das, was wir heute Zivilgesellschaft nennen – Menschen, die durch die Erfahrung des Leids wissen, wie zerbrechlich, fragil und schutzbedürftig alles Leben ist. In ihrem Auftrag sollen Ärzte »hinausgehen, um unter den Elenden in der Ferne zu vollbringen, was im Namen der Menschlichkeitskultur vollbracht werden muss«.

Die Staaten als solche spricht Schweitzer nicht von der Pflicht zur Sühne frei, aber ohne tätige Liebe der Einzelnen und die Übernahme persönlicher Verantwortung bleibt politisches Handeln der Staaten kraftlos. Darum fordert Schweitzer, dass wir alle uns ein soziales Ehrenamt schaffen: »Jeder von uns, welches auch seine Stellung und sein Beruf sein mögen, muss ohne Unterlass darauf bedacht sein, in seinem Verhalten wahres Menschentum zu bewähren. ... Ehrfurcht vor dem Leben verlangt, dass wir alle irgendwie und in irgendetwas für Menschen Mensch sind. Denen, die sich im Beruf nicht als Menschen an Menschen ausgeben können und sonst nichts haben, um es dahinzugeben, mutet sie zu, etwas von ihrer Zeit und Muße, auch wenn sie ihnen kärglich zugemessen sind, zu opfern.« Menschliche Verantwortung und Liebe zeigt sich, so Schweitzer, in den kleinsten Bemühungen, anderen zu helfen: »Tut die Augen auf und sucht, wo ein Mensch ein bisschen Zeit, ein bisschen Freundlichkeit, ein bisschen Teilnahme, ein bisschen Gesellschaft, ein bisschen Arbeit eines Menschen braucht. Vielleicht ist es ein Einsamer, oder ein Verbitterter, oder ein Kranker, oder ein Ungeschickter, dem du etwas sein kannst. Vielleicht ist es ein Greis oder ein Kind.« Im Kleinen liegt das Große.

Wenn jeder oder zumindest viele sich sozial engagierten, so würde sich die Armee der Helfenden ins Phantastische erweitern. Sie bestünde nicht mehr nur aus der »Bruderschaft der vom Schmerz Gezeichneten«, sondern wäre um jene erweitert, die sich aus Empathie und Sympathie solidarisieren: um diejenigen, die den Schmerz teilen, obwohl er nicht zwingend ihr eigener ist. Denn das Herz erobere die Welt, wenn wir nur rechtens denken: »Das Wesentliche ist, dass wir bessere und tiefere Menschen werden.«

Die Pflicht des Einzelnen zur »Lebenshingabe« ist für Schweitzer kaum hintergehbar. Er schreibt unmissverständlich: »Nur derjenige, der jeder Tätigkeit einen Wert abgewinnen kann, und der sich jeder mit vollem Pflichtbewusstsein hingibt, hat das innerliche Recht dazu, sich ein außerordentliches Tun statt des ihm natürlich Zufallenden zum Ziel zu setzen. Nur derjenige, der sein Vorhaben als etwas Selbstverständliches, nicht als etwas Außergewöhnliches empfindet, und der kein Heldentum, sondern nur in nüchternem Enthusiasmus übernommene Pflicht kennt, besitzt die Fähigkeit, ein geistiger Abenteurer zu sein, wie sie die Welt nötig hat.« Ein ganz persönliches Recht auf Glück – oder sogar Faulheit –, ein hedonistisches *persuit of happiness*, welches nicht sofort mit einem schlechten Gewissen einhergeht, erkennt Schweitzer nicht an: »Was du an Gesundheit, an Gaben, an Leistungsfähigkeit, an Erfolg, an schöner Kindheit, an harmonischen häuslichen Verhältnissen mehr empfangen hast als andere, darfst du nicht als selbstverständlich hinnehmen. Du musst einen Preis dafür entrichten. Außergewöhnliche Hingabe von Leben an Leben hast du zu leisten.« Verantwortung erwächst aus Dankbarkeit.

Schweitzers imperative Ethik duldet also eigentlich keinen Widerspruch. Ein gewisses Unbehagen allerdings bleibt, denn erfüllen Menschen nur eine Pflicht, wenn sie anderen Gutes tun? Der Kantianer Friedrich Schiller entgegnet solch uneingeschränkter Pflichtethik ironisch: »Gerne hülfe ich den Freunden. Jedoch tue ich es aus Neigung, nicht aus Pflichtgefühl. Und so wurmt es mich oft, dass ich nicht tugendhaft sei.« Die *Neigung* zur Nächstenliebe ist unverbindlicher als ein formales, aus der Vernunft abgeleitetes Sitten*gesetz*. Schweitzer ist nicht davon überzeugt, dass die Neigung, anderen Menschen zu helfen, dem Menschen von Natur aus eingeschrieben ist. Ethisches Handeln solle sich allerdings nicht allein aus einem Sollen oder Müssen ableiten. Vielmehr sei die äußerlich durch die Pflicht hervorgerufene Motivation in Einklang zum innerlichen Wollen zu bringen, Kontemplation und Aktivität bilden nach Schweitzer eine dialektische Einheit, woraus ein wahrhaft ethisches Handeln erwächst.

DIE AUSWEITUNG DER BRUDERSCHAFT

In der Schrift *Die Lehre der Ehrfurcht vor dem Leben*, in der Schweitzer 1962 seine Grundideen zusammenfasst, ist »Bruderschaft« ein Schlüsselwort, das er synonym zum Begriff der Solidarität verwendet. Es geht ihm zunächst darum, die Solidarität auf alle Menschen auszudehnen als Voraussetzung dafür, alles Leben, also auch die Tier- und Pflanzenwelt, in *einer* Ethik zu erfassen. Schweitzer verdeutlicht die Erweiterung des Bezugsrahmens vor allem anhand der Entwicklung der Weltreligionen. Damit entrinnt er einem anthropozentrischem Denken, aus dem Herrschaftsverhalten gegenüber aller anderen Kreatur erwächst. »Frieden mit der Natur« hat Klaus Meyer-Abich eine Abhandlung genannt, die das Prinzip der Rücksichtnahme aller auf alles zum höchsten Ziel erklärt.

Die Solidarität unter »Eingeborenen« und »primitiven Völkern« in Afrika beschränkt sich nach den Erfahrungen Schweitzers »auf seine Blutsverwandten im weiteren Sinne, das heißt, auf die Mitglieder seines Stammes, die für ihn die Familie im Großen repräsentieren«. Im Tropenhospital zu Lambaréné hat Schweitzer die engen Grenzen von Stammessolidarität erlebt: »Wenn ich einem nicht bettlägerigen Patienten aus dieser Gruppe kleine Dienste für einen Kranken auftrage, der das Bett hüten muss, wird er es nur tun, wenn dieser des gleichen Stammes ist wie er. Ist dies nicht der Fall, wird er mir treuherzig antworten: ›Dieser ist nicht Bruder von mir.‹ Weder durch Belohnung noch durch Drohung wird er sich bewogen fühlen, diesem Fremden einen Dienst zu leisten.« Wie kann es also überhaupt zu einer Ausweitung der Bruderschaft kommen? Und wodurch kann der Mensch im anderen Menschen seinesgleichen erkennen, auch wenn er nicht mit ihm blutsverwandt ist oder aus demselben Stamm kommt? Die Beantwortung dieser Fragen ist für Schweitzer höchst bedeutsam, da Menschen anderer Stammeszugehörigkeit als Barbaren, als Nicht-Menschen bezeichnet wurden. Wer sich die Menschheitsgeschichte vor Augen führt, wird in allen Kulturen solche Grundmuster finden. Wo der Mensch sich nicht aus verhaltensbiologischen Gesetzen willentlich löst, fällt er in archaische Grundmuster zurück. Die Haut der Zivilisation ist dünn, und keine Kultur hat Anlass zum Dünkel gegenüber anderen. Der Artikel 1 unseres Grundgesetzes ist so grundlegend wie fragil. Erst allmählich komme es durch einfühlsames Nachdenken zu einer Ausdehnung von Verantwortlichkeiten, zur Ausweitung der Bruderschaft, so Schweitzer. Ganz ähnlich argumentiert Leo Tolstoi in seinem Buch *Mein Glaube* in Bezug auf das Gebot der Feindesliebe, die eigentlich Fremdenliebe ist, weil dem Fremden gleiches Menschsein zukommt wie der eigenen Gruppe, dem eigenen Stamm, Volk usw.

Das erscheint anderen Denkern als viel zu realitätsfremd. Für die Wirkmächtigkeit eines Gedankens genüge es schließlich nicht, dass er zur Wirklichkeit dränge. Das hat schon Karl Marx an der Hegel'schen Philosophie kritisiert. Die Zeit muss für einen solchen Gedanken reif sein, oder wie Marx es formuliert hat: Die Wirklichkeit muss ebenso zum Gedanken drängen. Erst dann kann der Gedanke die Wirklichkeit verändern. Die »Ethik der Ehrfurcht vor dem Leben« formt sich kultur- und religionsgeschichtlich. Sie bedarf einer veränderten Einstellung des Einzelnen, die ohne einen politisch-rechtlichen Rahmen nicht allgemein wirksam werden kann.

ANFÄNGE EINER »VERTIEFTEN ETHIK«

Schweitzer findet in den ersten Hochkulturen, in China, Indien, in Israel, im Iran und im antiken Griechenland, Anzeichen einer höher entwickelten Anschauung, die den Kreis der solidarischen Bruderschaft erweitert. Sie entwickelten sich mit je spezifischen Ausprägungen unabhängig voneinander bei den israelitischen Propheten Amos, Hosea und Jesaja im siebten Jahrhundert v. Chr., zur gleichen Zeit im Iran bei Zarathustra, in Indien im Brahmanismus, Buddhismus und Hinduismus, im fünften und vierten Jahrhundert vor der christlichen Zeitrechnung in China bei Laotse, Konfutse, Mengtse und Tschuangtse. Karl Jaspers nannte das die »Achsenzeit« der Menschheitskultur, und Hans Küng baut darauf sein Konzept des »Weltethos« auf, das auf der sogenannten »goldenen Regel« beruht.

Die chinesischen Denker, so Schweitzer, preisen das »Wohlwollen den Menschen gegenüber als die Grundtugenden«. Die israelitischen Propheten hätten den »fundamentalen Grundsatz der Ethik« geprägt, »dass der Mensch jedem menschlichen Wesen verpflichtet ist«. Dies ist die Antwort auf die Frage nach dem »höchsten Gebot«, das schließlich von Jesus als das der Nächstenliebe benannt wird. Das Humanitätsideal, die Bruderschaft zwischen den Menschen, setze sich den jeweiligen kulturellen Bedingungen entsprechend durch als die Voraussetzung einer vertieften Ethik.

Ähnliche Auffassungen von der »Bruderschaft aller menschlichen Wesen« finden sich, so Schweitzer, bei indischen Denkern. Allerdings gelinge es ihnen »nicht, die in Indien durch das Vorhandensein verschiedener Kasten geschaffenen Schranken zwischen den Menschen zu beseitigen«. Vergleichbares gelte für Zarathustra, dessen Idee von Brüderlichkeit nicht universal werden könne, »weil er einen Unterschied zwischen denen, die an Ahura Mazda, den Gott des Lichts und des Guten, glauben, und denen, die es nicht tun, aufrechterhalten muss«. Zarathustra fordere, Ungläubige als Feinde zu behandeln. Der Feind ist Nicht-Mensch, wird also bekämpft und getötet. Ihm wird jedenfalls keine aus Bruderschaft erwachsene Solidarität oder Nächstenliebe zuteil. Der Manichäismus mit seiner Gut-Böse-Dichotomie ist ein bis heute wirksames Denkmuster, das sich strukturell etwa bei muslimischen Fundamentalisten und amerikanischen Neokonservativen wie George W. Bush gleicht.

Hinter Verengung oder Ausweitung des Menschenbegriffs und dem Kreis der Bruderschaft standen von Anbeginn auch starke ökonomische Gründe. Die Ungläubigen waren Nomaden geblieben, die räuberisch durchs Land zogen. Der Gott des Lichts und des Guten wurde jedoch nur von jenen Stämmen angebetet, die im Ostiran sesshaft geworden waren und als Bauern ihre Äcker zu bestellen begannen. Das war unter zivilisatorischen Gesichtspunkten ein Fortschritt, den die Sesshaften verteidigten. Die Bekämpfung der Nomaden als Ungläubige wurde durch die religiöse Anschauung legitimiert. Als »Nicht-Menschen« konnten sie aus dem Kreis der Bruderschaft ausgeschlossen werden, denn Mensch war nach ihrer Definition nur, wer sesshaft geworden war. Jener Konflikt steht auch hinter dem Brudermord Kains, des Städtebauers, an Abel, dem nomadischen Schafhirten.

Schweitzer erkennt in der Philosophie des antiken Griechenland ähnliche Mechanismen: »Platon wie auch Aristoteles und mit ihnen die anderen griechischen Philosophen der klassischen Epoche haben ein Verhältnis nur zu den freien griechischen Menschen, denen die Sorge um ihren Lebensunterhalt fremd ist. Wer nicht zu dieser Aristokratie zählt, gilt ihnen als ein Menschenwesen minderer Qualität, für das man sich nicht weiter zu interessieren hat.« Mit den Stoikern und Epikuräern bricht eine zweite Epoche des Denkens in der griechischen Antike an, in der die Idee der Gleichheit aller Menschen sich gegen die Definitionsmacht der Aristokratie über den Begriff des Menschen durchsetzt. Schweitzer erblickt in dem Stoiker Panätius aus dem zweiten Jahrhundert v. Chr. den Propheten des Humanismus in der griechisch-römischen Antike. Allerdings wird der humanistische Gedanke nicht mehrheitsfähig, nicht volkstümlich. Er kann nicht die plebejischen Herzen ergreifen, bleibt eine kontemplative philosophische Spielwiese aristokratischer Kreise. »Doch ist die Tatsache, dass die Philosophie die Humanitätsgesinnung als eine von der Vernunft eingegebene Anschauung proklamiert, von großer Bedeutung für die Zukunft«, schreibt Schweitzer. Erst die griechischen Denker in den ersten zwei Jahrhunderten des Frühchristentums, Stoiker und Epikuräer wie Seneca (4 v. Chr. bis 65 n. Chr.) oder Marc Aurel (121–180 n. Chr.), erkennen die Gleichheit aller Menschen und die Menschenliebe als die »Tugend aller Tugenden« an.

Die verschiedenen kulturellen Entwicklungen zeigen in aller Härte und Deutlichkeit, dass Fortschritt sich nicht durch die bloße Behauptung des Guten in der Welt oder ethische Postulate mit »gutem Willen« erreichen lässt. Mechanismen sind in der Welt oder entstehen auf jeder Zivilisationsstufe von neuem, die Fremdheit zwischen den Menschen erzeugen und sie gegeneinander aufbringen. Schweitzer ist sich dessen bewusst: »Allerdings hat die Erkenntnis, dass das menschliche Wesen als solches ein Recht auf unser Interesse habe, nie die völlige Autorität, auf die sie Anspruch hat, erlangt. Bis in unsere Tage hinein wird sie von Unterschieden der Rasse, der Religion und der Nationalität beeinträchtigt. Die Fremdheit, die dadurch zwischen Menschen geschaffen wird, haben wir noch nicht überwunden.« Vielfach hat Schweitzer das Doppelgebet der Liebe (Matthäus 22, 35–40), die »goldene Regel« (Matthäus 7, 12) und das Gebot der Feindesliebe (Matthäus 5, 43 ff.) in einfachen, praktisch einleuchtenden Predigten ausgelegt.

NATÜRLICHE ETHIK UND LEBENSVERNEINENDE WELTANSCHAUUNG

Die Höherentwicklung einer Kultur ist offenbar kein Schutz vor Unmenschlichkeit. Auch in der modernen Welt schaffen die Menschen Gefahren für das friedliche Miteinander mit bisher unbekanntem Ausmaß. Nach Ansicht von Schweitzer beeinflussen die Weltanschauungen die jeweils vorherrschende Ethik. Er unterscheidet zwischen Weltanschauungen, die eine positive oder eine negative Haltung zur Welt einnehmen. Weltanschauungen mit positiven Grundhaltungen messen der Welt und dem Leben eine Bedeutung bei. Solche, die geringschätzig gegenüber Leben und Welt eingestellt sind, »empfehlen Teilnahmslosigkeit an allem, was sie betrifft. Die Weltbejahung stimmt mit unserem natürlichen Empfinden überein. Sie hält uns an, uns in dieser Welt heimisch zu fühlen und in ihr zu wirken. Die Weltverneinung ist unnatürlich. Sie mutet uns zu, in der Welt, der wir doch angehören, als Fremdlinge zu leben und einer Tätigkeit in ihr keinen Sinn zuzuerkennen.«

Ethik sei ihrem Wesen nach weltbejahend. »Sie will im Sinne des Guten tätig und wirksam sein.« Ist sie von einer lebensbejahenden Weltanschauung umgeben, dann kann sie positiv auf die Welt einwirken. Eine negative Einstellung zur Welt finde sich allerdings in vielen Kulturkreisen in der Geschichte und in der Gegenwart. Nihilistisches Denken ist auch eine Form von Selbstschutz. In einer nihilistischen Umgebung stumpft Ethik ab. Eine Kultur, die zur Tatenlosigkeit anhält, auch wenn sie damit die Menschen gegen das Böse immunisiert, ist für Schweitzer unvollständig und im Grunde unethisch. Denn das Böse ist in der Welt, auch wenn sich Menschen gegenüber dem Bösen passiv verhalten. Handeln ist für Schweizter das oberste Gebot einer natürlichen Ethik, auch wenn Handeln ein Wagnis enthält. Das Gute besteht in der Tat. In der Praxis muss sich der gute Gedanke erweisen: Das Gute gibt es nicht abstrakt, sondern immer nur konkret; es *erweist* sich als das Gute.

ETHIK IM INDISCHEN KULTURKREIS

Bei den chinesischen und israelitischen Denkern sowie bei Zarathustra und auch bei den europäischen Denkern zur Zeit der Renaissance erkennt Schweitzer eine grundsätzlich weltbejahende Haltung. In den Kulturen Indiens, aber auch in der antiken und mittelalterlichen Welt des Christentums sei dagegen Weltverneinung gelehrt worden: »Für die indischen Denker ergibt sich die negative Einstellung zur Welt aus ihrer Überzeugung, dass das wahre Sein immateriell, unveränderlich und ewig ist, während das Wesen der materiellen Welt künstlich, trügerisch und vergänglich ist. Die Welt, die wir uns real vorstellen, ist für sie nur ein in Zeit und Raum erscheinendes Abbild des immateriellen Seins. Ihrer Meinung nach ist der Mensch im Irrtum befangen, wenn er dieses Trugbild und die Rolle, die er in ihm spielt, ernst nimmt.« Mehr noch: Ungläubig oder wenigstens närrisch ist, wer die Realität für so real nimmt, dass er sich affektvoll oder mit Leib und Leben für ihre Verbesserung einsetzt. Im Glauben ist dagegen derjenige, welcher die reale Welt tatenlos als einen Schein erkennt: ein Schauspiel der Götter, in das einzugreifen deren heilige Kreise stört. Das geziemt sich nicht für einen Gläubigen. Einziger Ausweg ist daher Nicht-Aktivität. Das Gebot der Tatenlosigkeit, wie es indische Kulturen vorsehen, könne allerdings, so Schweitzer, durchaus einen ethischen Charakter besitzen: »In der Teilnahmslosigkeit an den Dingen dieser Welt ist der Mensch frei von dem Egoismus, den materielle Interessen in ihm wachrufen. Mehr noch: die Nichtaktivität steht in Verbindung mit der Idee der Gewaltlosigkeit. Sie bewahrt den Menschen vor der Gefahr, durch Gewalttätigkeiten anderen Übel anzutun.« Mehr nicht, aber auch nicht weniger.

Der Brahmanismus, die Vorform des Hinduismus, ist in Indien der Ausgangspunkt, von dem aus sich eine noch höhere ethische Anschauung entwickeln muss, so Schweitzer. Er verurteile zwar Gewalt in jeglicher Form, aber diese Ethik bleibe unvollständig. Sie fordere nämlich nur die »Enthaltung vom Übel, nicht eine dem Guten geweihte Tätigkeit, die von einer natürlichen Vorstellung des Guten eingegeben ist«. Auch Buddha könne den Rahmen der vermeintlich tugendhaften Tatenlosigkeit nicht verlassen. Er sei innerhalb des indischen Kulturkreises ein Störenfried, der nun in Erscheinung tritt und »sich gegen die Kälte der brahmanischen Lehre erhebt und Mitleid predigt«. Der leidende Mensch erfahre im erstarkenden Buddhismus zwar ein metaphysisch aufgewärmtes Mitleid von seinen Glaubensgenossen, aber nicht die wärmende, tätige Hand aus Fleisch und Blut, die den Leidenden aus dem Staub hebt und hilft.

»Im Namen der Ethik führt die Weltbejahung jahrhundertelang in Indien einen geheimen Kampf gegen den Grundsatz der Nicht-Aktivität«, schreibt Schweitzer. Der Hinduismus, den er als eine religiöse Bewegung gegen die Orthodoxie des Brahmanismus interpretiert, vermochte es schließlich, innerhalb der vorherrschenden negativen Weltanschauung den Grundsatz allen ethischen Handelns zu etablieren. Es kam allmählich zu einer Balance im Kräfteverhältnis zwischen der negativen und der positiven Weltanschauung. Das Ergebnis sei in dem großen Lehrgedicht der Bhagavad-Gita festgehalten, welches Teil des indischen Epos Mahabharata geworden ist und einen Kompromiss darstelle. In ihm arrangiere sich weltbejahender Impuls mit der vorherrschenden Weltanschauung des Brahmanismus. Die Bhagavad-Gita »urteilt, dass die materielle Welt nur eine scheinbare Realität ist und unser Interesse nicht beanspruchen darf. Demnach ist die Welt nichts weiter als ein Schauspiel, das sich Gott selber bereitet. Das Natürlichste ist, dass der Mensch sich als Zuschauer dieses Schauspiels verhält.« Er dürfe Mitspieler sein und müsse sich an die Regeln halten. Der Gläubige sei jedoch angehalten, die »richtige Vorstellung« von der Welt als Bühne für ein Schauspiel Gottes zu haben, und dürfe ihre Existenzweise nicht hinterfragen, sondern hätte sich seinem Schicksal zu fügen. »Wenn er in der einzigen Absicht tätig ist, in dem Schauspiel, das Gott sich selber veranstaltet, mitzuwirken, ist er auf dem rechten Wege.« Anders jedoch, sobald seine Aktivität über bloße Mitwirkung hinausreicht: »Wenn er aber in naiver Weise sich für die Tätigkeit entscheidet, die Welt für real hält und in ihr etwas ausrichten will, ist er im Irrtum befangen. Sein Tun ist Torheit.« Ein solcher Kompromiss ist für Schweitzer faul. Es könne sich in diesem Umfeld noch keine Ethik entwickeln, die auf die wirkliche Verbesserung der Welt aus ist. Darum urteilt Schweitzer: »Die Bhagavad-Gita tut nichts weiter, als der tätigen Ethik ein Scheindasein in der Weltanschauung der Weltverneinung zu ermöglichen.«

CHRISTLICHE ETHIK

Schweitzer vergleicht die indischen Religionen und Weltanschauungen mit der christlichen Weltanschauung. Auch diese bekenne sich während der Antike bis ins ausgehende Mittelalter zur Weltentsagung, verlange aber – im Unterschied zum Brahmanismus, Buddhismus und Hinduismus – keine

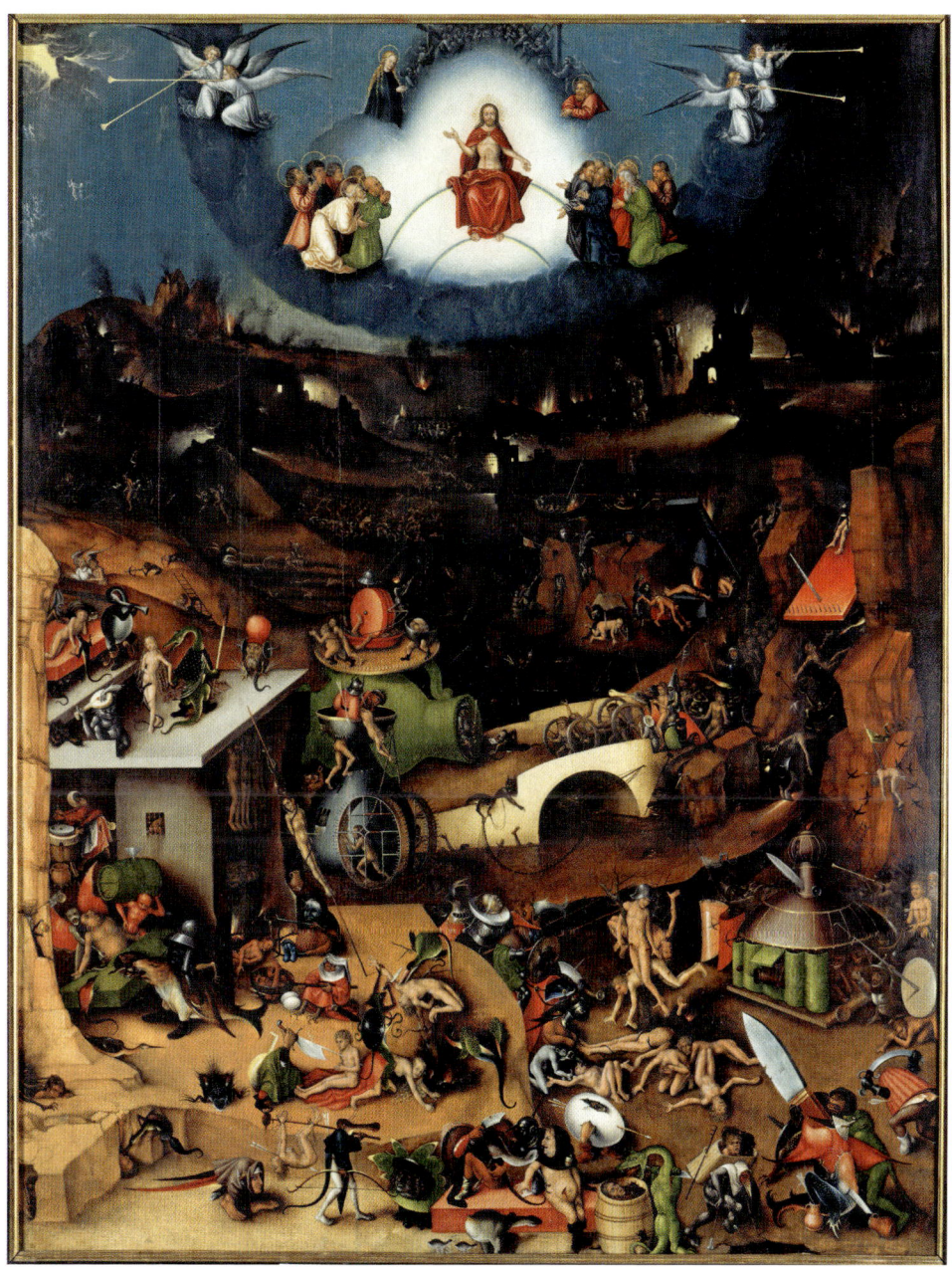

Flügelaltar mit dem Jüngsten Gericht, Lucas Cranach der Ältere, 1524, Gemälde

absolute oder scheinhafte Nicht-Aktivität. Der Ausgangspunkt für die Entwicklung einer »höheren Ethik« sei bei der christlichen Weltanschauung günstiger als im indischen Kulturkreis: Die christliche Weltanschauung »nimmt nicht an, dass die Welt, in der wir leben, ein Trugbild sei. Sie sieht sie an als eine unvollkommene Welt, der bestimmt ist, die Vollkommenheit zu erleben, wenn die Zeit des Reiches Gottes anbrechen wird.« Die Vorstellung von einem in absehbarer Zeit anbrechenden übernatürlichen Reich Gottes auf Erden rührt aus dem Denken der großen israelitischen Propheten. Sie überträgt sich auf die Person Jesus in die christliche Religion. »Jesus verkündet, wie Johannes der Täufer, dass die Verwandlung der materiellen Welt in die des Reiches Gottes nahe herbeigekommen sei. Er mahnt die Menschen, die Vollkommenheit, die für die Teilnahme an der neuen Existenz in einer neuen Welt gefordert wird, zu erstreben.« In Erwartung des jüngsten Gerichts werden die Gläubigen von Jesus angehalten, »den Dingen dieser Welt zu entsagen, um frei zu sein, sich der Idee des Guten hinzugeben«.

Das jüngste Gericht allerdings blieb aus. Das Reich Gottes ist nicht wie erwartet eingetreten, auch nach Jesu Kreuzigung und Auferweckung nicht, der die Sünden der Menschen auf sich genommen hat. Die neue Religion gerät in Erklärungsnöte gegenüber den Gläubigen. Will sie ihre Glaubwürdigkeit nicht verlieren, muss sie sich verändern. Also wird die Lehre vom Endschicksal der Welt (Eschatologie) oder konkret vom anbrechenden übernatürlichen Reich Gottes uminterpretiert, auch abgeschwächt. Schweitzer erkennt im Apostel Paulus den maßgeblichen Protagonisten dieser Veränderung.

DAS »DAMASKUSERLEBNIS« DES SAULUS

Bevor Paulus die Lehre Jesu zu verkünden beginnt, nennt sich der Sohn jüdischer Eltern, die das römische Bürgerrecht innehaben, Saulus. Er wächst in einer wohlhabenden Umgebung auf und erlernt wie sein Vater den Beruf des Zeltteppichwebers. Saulus gehört der jüdischen Glaubensrichtung der Pharisäer an und lässt sich in Jerusalem zum Theologen ausbilden. Er gilt als besonders gesetzestreu. Als er mit der zu seiner Zeit aufkommenden Bewegung der frühen Christen Bekanntschaft macht, die er für eine abweichlerische jüdische Sekte hält, wird er zu einem Glaubenseiferer, der die frühen Christen gnadenlos verfolgt.

Dann widerfährt Saulus, circa 32 Jahre nach Christi Geburt, sein sogenanntes Damaskuserlebnis. Nach Damaskus ist Saulus mit dem Auftrag gekommen, weitere Christenverfolgungen anzuführen. Vor Damaskus aber, so erzählt es die Apostelgeschichte in der Bibel, hat Saulus eine Begegnung mit dem auferstandenen Jesus, die in ihm eine radikale Wandlung hervorruft: Ein lichter Strahl aus dem Himmel trifft den Eiferer, der zu Boden fällt und eine Stimme hört: »Warum verfolgst du mich?« Und Saulus: »Herr, wer bist du?« Und der Herr: »Ich bin Jesus, den du verfolgst. Stehe auf und gehe in die Stadt; da wird man dir sagen, was du tun sollst.« Saulus ist von dem hellen Licht geblendet. Man bringt den Erblindeten nach Damaskus, wo ihn der Jünger Ananias mit Gottes Hilfe erst heilen und dann taufen sollte. Ananias ist voller Skepsis und Furcht. In der Apostelgeschichte ist der Einwand Ananias überliefert: »Herr, ich habe von vielen gehört über diesen Mann, wie viel Übles er deinen Heiligen getan hat zu Jerusalem; und hier hat er Vollmacht von den Hohenpriestern, zu binden alle, die deinen Namen anrufen.« Und Jesus sagt ihm: »Gehe hin; denn dieser ist mir ein auserwähltes Werkzeug, dass er meinen Namen trage vor Heiden und vor Könige und vor das Volk Israel.

Ich will ihm zeigen, wie viel er leiden muss um meines Namen willen.« Ananias geht also hin, heilt und tauft Saulus. Fortan ist Saulus ein Christ und nennt sich Knecht Christi. Seinen Namen ändert er um in Paulus. So jedenfalls geht die Geschichte ein in die Wirkungsgeschichte. Das Damaskuserlebnis ist nach eigenem Bekunden eine persönliche Offenbarung Jesu Christi, die ihn als Apostel legitimiert. Fortan predigt er in der Synagoge von Damaskus, bis er im Jahre 38 n. Chr. aus der Stadt fliehen muss, weil er selbst von Glaubenseiferern verfolgt wird. Nun reist Paulus durch Kleinasien, nach Griechenland und (als Gefangener) nach Rom, gründet Gemeinden, schreibt so persönliche wie theologisch substantielle Briefe, diskutiert mit den Gelehrten seiner Zeit auf dem Areopag, verkündet den gekreuzigten und auferweckten Herrn: Jesus ist der Christus, der Erlöser und Versöhner. Er wird zum entscheidenden Missionar Europas. Sein Glaube an die voraussetzungslose Gnade Gottes, die allen Völkern gilt, wird so maßstabsetzend, dass seine Briefe zum Kanon der Heiligen Schrift, dem sogenannten Neuen Testament, gehören sollten. Im Jahr 60 wird Paulus in Rom hingerichtet.

Für Albert Schweitzers ist die Figur des Apostel Paulus von herausragender Bedeutung. Paulus ist jener, der das Leid, das er anderen noch als Saulus zufügte, am eigenen Körper erfährt. Die Wandlung vom Saulus zum Paulus ist genau der Wendepunkt, an dem er in den Kreis der »Bruderschaft der vom Schmerz Gezeichneten« eintritt und in der Nachfolge Jesu Christi zu handeln beginnt. Jesus ist der Christus, der Kyrios! Schweitzer schreibt: »Jesu Ethik erlaubt die Aktivität, alles, was sie als gut und geboten ansieht, verwirklichen zu wollen.« Es ist noch mehr als bloß eine Erlaubnis. Es sei nun des Glaubens und der Liebe willen geboten, die Last des anderen zu tragen, mit den Weinenden zu weinen. Erforderlich sei »grenzenloses Tun des Guten«, fröhlich zu sein mit den Fröhlichen (Römer 12, 15).

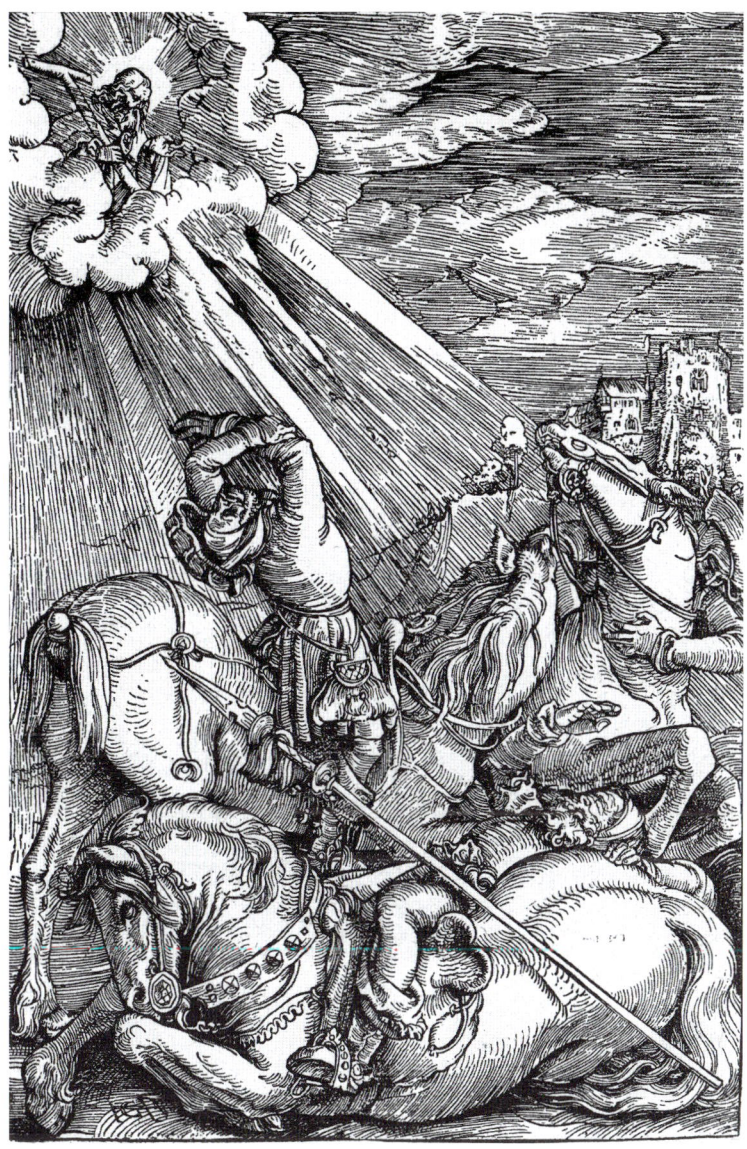

»Die Bekehrung des heiligen Paulus«, um 1515/17, Hans Baldung, gen. Grien, Holzschnitt

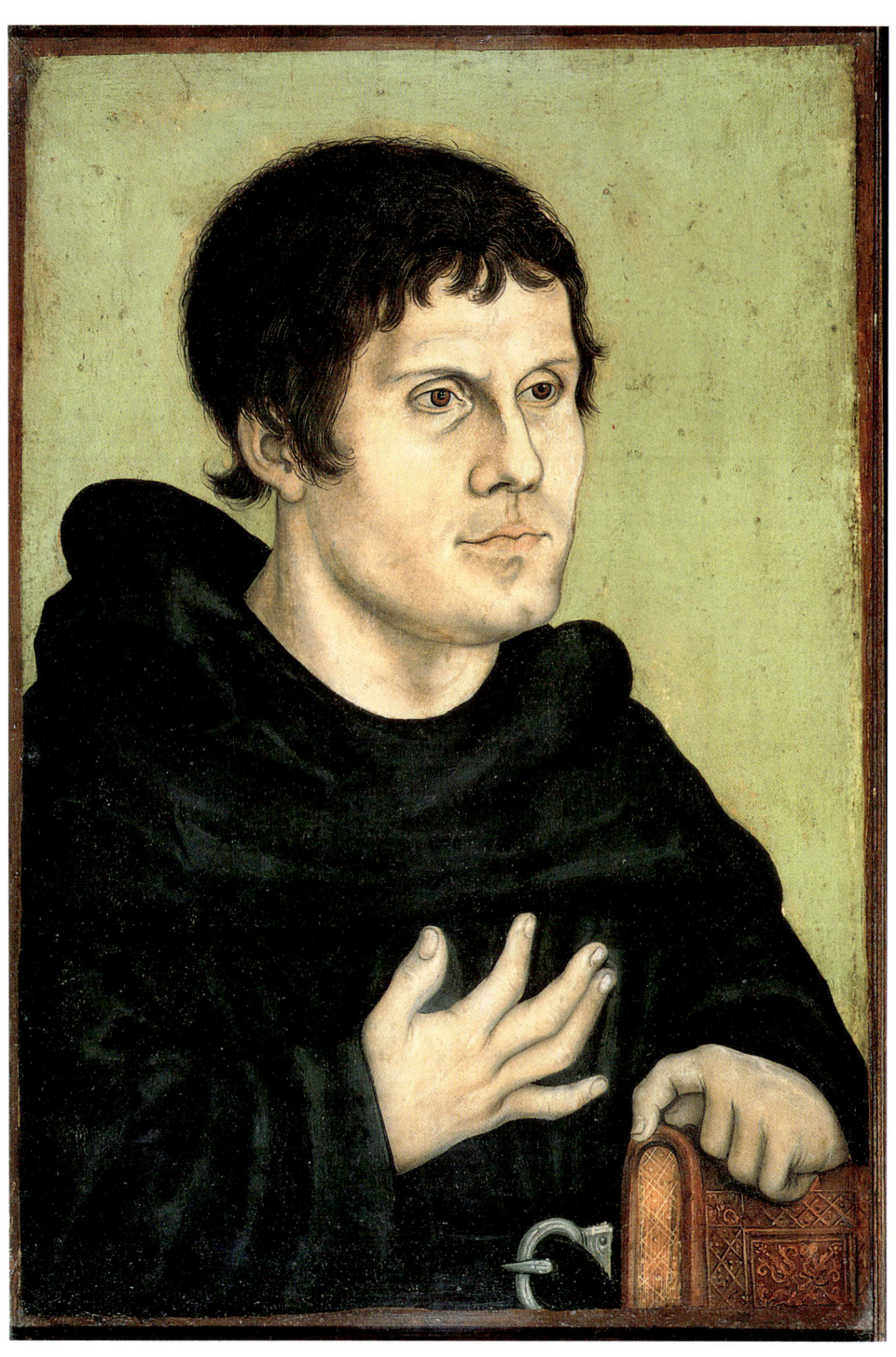

GEWANDELTE ESCHATOLOGIE IM FRÜHCHRISTENTUM

Die entscheidende Abschwächung der Lehre vom anbrechenden übernatürlichen Reich Gottes besteht darin, dass es nicht
mehr abrupt in die Welt tritt; die Gläubigen haben sich nicht
mehr bloß durch fromme Abstinenz gegenüber den Übeln in
der Welt auf das jüngste Gericht vorzubereiten. Einerseits geht
es um Distanz zu einer Welt, die vergeht, andererseits um ein
neues Leben »im Geiste«, um »eine neue Kreatur«, zu welcher
der Glaubende in der alten Welt wird. Distanz und Engagement bedingen einander. »In der antiken Welt, wie auch in der
des Mittelalters, befinden sich die Christen [nunmehr] in der
Lage, in der natürlichen Welt leben zu müssen, ohne durch die
Hoffnung des baldigen Kommens der übernatürlichen
aufrechterhalten zu werden.«

Die christliche Ethik konnte in der Zeitspanne von der Antike bis ins Mittelalter zu einer vollen Weltbejahung nicht gelangen. Die Erwartungen des Guten blieben auf das Jenseits
gerichtet, so Schweitzer. Der Grund hierfür liegt in der Augustin'schen Lehre von den zwei Reichen und einer bis ins ausgehende Mittelalter weitverbreiteten theologischen Dialektik
der Auffassung vom Menschen. Demnach ist der Mensch seinem natürlichen Wesen nach zugleich gut und böse. Gut und
Böse sind im menschlichen Wesen derart ineinander ver-
schränkt, dass nur ein wirklich reines Wesen des Guten imstande ist, das Gute vom Bösen im Menschen voneinander zu
scheiden. Will aber der Mensch in seiner Verschränkung von
gut und böse nun in der Welt das Gute verwirklichen, muss er
das Böse vom Guten trennen. Nach Augustinus ist er dazu
nicht fähig. Er ist vor die schwierige und im Grunde unlösbare

»Martin Luther«, Lucas Cranach der Ältere, 1520, Gemälde

Aufgabe gestellt, das Böse und Gute zu erkennen, zu unterscheiden und zu verwirklichen. Allein Gott sei dazu imstande, weshalb es nur ihm vorbehalten bleibe, das Reich Gottes zu verwirklichen. Der Mensch lebt im »Schon« der Gnade und im »Noch-Nicht« der Erfüllung.

So predigen die Theologen bis ins ausgehende Mittelalter fromme Enthaltsamkeit gegenüber einer die Welt verändernden Praxis nicht zuletzt, um Herrschaftsinteressen der Kirche auch für die Zukunft zu wahren. Dies vor allem zu einem Zeitpunkt, als die stark hierarchisierte Ständegesellschaft, in der jeder Mensch seinen festen Platz in einer angeblich gottgewollten feudalen Ordnung zugewiesen bekommen hat und gehorchen müsse, ins Wanken gerät. Gleichzeitig lebt die Vorstellung der unmittelbaren Erwartung des jüngsten Gerichts zur Jahrtausendwende und später bei Thomas Müntzer (1489–1525) wieder auf. Die Kirche und die Fürsten verfolgen die religiösen Utopisten mit ihren revolutionären Ideen, selbst die reformatorischen Bestrebungen Martin Luthers (1483–1546) werden als Ketzerei abgetan. Wer nicht einlenkt, wird mit dem Bann, auch mit dem Tode bedroht. Müntzer, der wohl am radikalsten gegen die kirchliche Ordnung vorgeht und auf revolutionärem Wege – vom Geist Gottes unmittelbar angetrieben – das Reich Gottes auf Erden zu verwirklichen trachtet, wird als Aufrührer nach der Schlacht bei Mühlhausen enthauptet. Luther kann sich einer Verhaftung wegen Ketzerei durch ein fürsorgliches Kidnapping entziehen.

LEBENSBEJAHENDES CHRISTENTUM IN DER RENAISSANCE- UND AUFKLÄRUNGSEPOCHE

In der Renaissance verlieren die Augustin'sche Zwei-Reiche-Lehre und die damit verbundene theologische Dialektik vom Menschen an Bedeutung. Die Naturrechtsphilosophen treten auf die Bühne der Welt. Nach Thomas Hobbes (1588–1679) ist der Mensch von Natur aus dem Menschen ein Wolf (*homo homini lupus*). Im sogenannten Naturzustand – ein Zustand, der keine staatliche Ordnung kennt – bleibe dem Menschen auf Grund seiner animalischen Natur nichts anderes übrig, als sich selbst gegen das Bedrohlich-Böse in der Welt zur Wehr zu setzen. Und böse ist alles, was die Selbsterhaltung gefährdet. Ein permanenter Krieg aller gegen alle (*bellum omnium contra omnes*) ist die unausweichliche Folge. Da Hobbes sich von der theologischen Dialektik verabschiedet, kann er eine folgenreiche Schlussfolgerung ziehen: Um den Naturzustand als Kollektiv zu überwinden, müssen die Menschen miteinander einen Gesellschafts- und Herrschaftsvertrag eingehen. Sie müssen sich von der noch im Mittelalter geprägten Enthaltsamkeit gegenüber der Welt und ihrer Verneinung lösen. Dadurch konstituieren sie einen starken Staat, der für Sicherheit und Ordnung, das heißt: die Einhaltung der bürgerlichen Rechte garantieren kann. Diesem starken Staat gibt Hobbes den Namen des biblischen Ungeheuers »Leviathan«.

Inspiriert durch die Renaissance, verjüngt sich der christliche Kulturkreis im 16. und 17. Jahrhundert. Neben Hobbes sind es Persönlichkeiten wie Erasmus von Rotterdam (1465–1536) und Hugo Grotius (1583–1645), die das Mittelalter im Denken überwinden, indem sie die Ethik des Spätstoizismus und Epikuräismus aus den ersten beiden Jahrhunderten n. Chr. aufgreifen. Durch die Anlehnung an die »tiefe Ethik« aus der Antike wandelt sich das christliche Weltbild im ausgehenden Mittelalter von Weltverneinung zu Weltbejahung. Noch in der Epoche der Aufklärung ist diese Veränderung zu spüren. Es kommt ein »enthusiastischer Tätigkeitsdrang« auf: »Miteinander kommen sie im 18. Jahrhundert darauf, sich mit der Welt zu beschäftigen. Dies führt sie dazu, dass sie sich gegen weitere Duldung von schreiender Ungerechtigkeit, Grausamkeit und unheilvollem Aberglauben auflehnen. Die Folterung wurde abgeschafft, dem Elend der Hexenprozesse wurde ein Ende gesetzt. Unmenschliche Gesetze mussten anderen, humaneren, Platz machen.« »Ein in der Geschichte der Menschheit einmaliges Reformwerk wurde in Angriff genommen und in der Begeisterung der Entdeckung, dass das Gebot der Liebe auch von der Vernunft gefordert wird, durchgeführt.« Für Jean-Jacques Rousseau (1712–1778) sind die Menschen im Gegensatz zu Thomas Hobbes im Wesentlichen schon von Natur aus gut. Die staatliche Ordnung sei das Übel, da sie schlecht eingerichtet ist und die natürlichen Eigenschaften des Menschen korrumpiere. Man müsse die gesellschaftliche und staatliche Ordnung überdenken: so umgestalten, dass den guten Eigenschaften des Menschen Geltung verschafft werden kann.

Bei Hobbes oder bei Rousseau tritt der Mensch als säkularer Gestalter in Erscheinung, schickt sich an als »wahrer Demiurg des Wirklichen«, wie Karl Marx sich ausdrückt, das Reich Gottes auf Erden zu realisieren. Diese Gemeinsamkeit verbindet Renaissance und Aufklärungsepoche. Eine bejahende Weltanschauung setzt sich während der Renaissance durch, bestimmt die Zeit bis in die Epoche der Aufklärung und kulminiert schließlich in den französischen Revolutionen. Schweitzer schreibt, das Christentum sei im Laufe der Neuzeit auf die Weltbejahung eingegangen: »Seine Ethik kannte nun neben dem Ideal der von Jesus geforderten Selbstvervollkommnung auch das andere, das neue und bessere materielle wie geistige Bedingungen für das Dasein der Menschen in der Welt zu schaffen gebot. Weil die Ethik des Christentums ihrer Aktivität nunmehr ein Ziel zu setzen weiß, blüht sie auf.« Eine abschließende Reife erlangt sie bei Karl Marx (1818–1883). In dessen elfter Feuerbachthese kulminiert durchaus auch die christlich-humanistisch geprägte Ethik des Handelns: »Die Philosophen haben die Welt nur verschieden *interpretiert*, es kömmt drauf an, sie zu *verändern*.« Schweitzer hat allerdings von Marx kaum Notiz genommen und bleibt von der Kraft der Idee des Guten und Lebensdienlichen überzeugt, ohne explizit Ökonomie- , Macht- und Systemfragen zu stellen.

ETHISCHE ANTRIEBE IM WESTLICHEN KULTURKREIS

Marx' Annahme, das gesellschaftliche Sein bestimme das Bewusstsein, kann Schweitzer nicht teilen. Das hieße ja, dass sämtliche ethischen Bemühungen, die gegen den vorherrschenden Zeitgeist opponieren, unwirksam wären. Für Schweitzer wurzelt der ethische Antrieb in der Natur des Menschen und seiner Fähigkeit zum Mitleid. Darin stimmt er mit dem schottischen Philosophen David Hume (1711–1776) überein, der die »Triebkräfte der Ethik« in der Fähigkeit des Menschen zur Empathie erkennt. Wie allerdings aus Mitleid Handeln wird, das bleibe, so Schweitzer, in Humes Ethik eine Erklärungslücke: »Sie ist nicht imstande, die Verpflichtungen zur Hingabe an andere festzulegen und abzugrenzen, um auf diese Weise das natürliche Besorgtsein um unser Ergehen mit dem um das der anderen in das rechte Verhältnis zu bringen.« Auf Grund dieser Unzulänglichkeit verknüpft Schweitzer die Ethik Humes mit der von Immanuel Kant (1724–1804), um seine eigene Ethik der Ehrfurcht vor dem Leben zu entwickeln.

An Kants Ethik schließt Schweitzer an: »Seine Lehre vom kategorischen Imperativ gesteht der Ethik zu, absolute Forderungen zu stellen. Unser Gewissen, urteilt er, tut uns kund, was gut und was böse ist. Ihm allein haben wir zu gehorchen. Das uns innewohnende Moralgesetz gibt uns die Gewissheit, dass wir nicht bloß an der Welt teilhaben, die uns in Zeit und Raum begegnet, sondern dass wir auch Bürger einer geistigen Welt sind.« Schweitzer möchte, dass diese christlich-liberale »tiefe Ethik« der aktivierenden Weltbejahung die gesamte Welt erfasst. Für ihn ist völlig einleuchtend, dass derjenige, der sich in den Dienst dieser Kultur stellt, sich deren Fortschritt und Vervollkommnung zur Aufgabe macht. Der Erste Weltkrieg hat zu einer fortschrittskritischen Kulturphilosophie geführt, die sich noch einmal nach dem Zweiten Weltkrieg zuspitzt.

DIE VERENGUNG DER BRUDERSCHAFT

Im ausgehenden 19. und vor allem im anbrechenden 20. Jahrhundert verlieren Inhalte der christlichen Kultur an Bedeutung. Ein dogmenfreier »Kulturprotestantismus« wird im wilhelminischen Deutschland eine der prägenden Kräfte. Nach der Aufklärungsepoche bleiben Mitmenschlichkeit und Solidarität durch den aufkommenden Nationalismus zunehmend nur noch Menschen gleicher Nationalität vorbehalten. Die Bruderschaft verengt sich auf Angehörige derselben Nation. Die zugleich fortschreitende Entzauberung der Welt – verbunden mit ausgeprägtem Atheismus – durch den Fortschritt von Wissenschaft und Technik begünstigt das Aufkommen von Fatalismus und Nihilismus, so Schweitzer: »Im Verlaufe des 19. und 20. Jahrhundert sieht sich das Denken, das sich allein von dem Suchen der Wahrheit leiten lässt, zu dem Eingeständnis genötigt, dass die Ethik nichts von einer wahrhaften Erkenntnis der Welt zu erwarten hat. Die Fortschritte des Wissens bestehen in einer immer genaueren Erkenntnis der Gesetze des Weltgeschehens. Sie ermöglichen uns, die in dem Universum vorhandenen Energien uns dienstbar zu machen. Aber sie nötigen uns zugleich, immer mehr der Hoffnung, den Sinn des Geschehens verstehen zu können, zu entsagen.«

»WIR EPIGONEN« – NIEDERGANG DER KULTUR

Als Schweitzer während des Ersten Weltkrieges an seiner Arzt-
tätigkeit in Lambaréné gehindert wird, widmet er sich aus der
Not heraus dem Niedergang kultureller Wertvorstellungen in
Europa. Das »Problem unserer Kultur« hatte ihn bereits in den
Straßburger Jahren beschäftigt. Sein Interesse daran steigerte
sich, als er im Sommer 1899 an einer abendlichen Unterhal-
tung im Hause des preußischen Verwaltungsbeamten Ernst
Curtius zugegen war und einem Gespräch über eine Sitzung
der Preußischen Akademie der Wissenschaften zuhörte. Einer
der Anwesenden sagte: »Ach was! Wir sind ja doch alle nur
Epigonen.« Das war das Stichwort, das Schweitzer zur Beschäftigung mit den »Problemen unserer Kultur« inspirierte.
»Es schlug wie ein Blitz neben mir ein«, schreibt Schweitzer,
»weil es dem Ausdruck gab, was ich selber empfand.« Durch
den Krieg war die Problematik aktueller denn je geworden. Am
zweiten Tag seiner Internierung nahm er die Kulturphilosophie
in Angriff.

Epigonen sind in der griechischen Mythologie jene Krieger,
die zehn Jahre nach dem fehlgeschlagenen Feldzug ihrer Väter
gegen Theben zogen und es zerstörten. Auf diesen frag-
würdigen Erfolg kam es Schweitzer allerdings nicht an. Ihm
ging es um den Eindruck, dass die Menschheit längst nicht
mehr auf der Höhe ihres geistigen und kulturellen Niveaus
sei und der Fortschritt im Niedergang begriffen sei. Es schien
ihm, als würde man hingegen überall annehmen, dass die
Fortschritte im Wissen unentwegt voranschreiten und die
Zivilisation sich auf immer höherem Niveau entwickle. Dass
vor allem im Bereich des Ethischen und Geistigen von un-
entwegtem Fortschritt ausgegangen werde, hielt er für eine
der größten und fatalsten Selbsttäuschungen der westlichen
Kultur. Nach Schweitzer habe man vergangene Generationen jedoch nicht überholt, man zehre lediglich von deren

Errungenschaften und falle sogar dahinter zurück. Renaissance und die Epoche der Aufklärung waren beendet. »Ich hatte den Eindruck, dass das Feuer der Ideale herunterbrannte, ohne dass man es bemerkte oder sich Sorgen darüber machte.« Nicht nur keine Sorgen mache man sich, sondern der Zeitgeist sei sogar zutiefst zynisch, fatalistisch und gleichgültig gegenüber der Unmenschlichkeit: »Bei soundsoviel Gelegenheiten musste ich feststellen, dass die öffentliche Meinung öffentlich kundgegebene Inhumanitätsgedanken nicht mit Entrüstung ablehnte, sondern hinnahm und inhumanes Vorgehen der Staaten und Völker als opportun guthieß. Auch für das Gerechte und Zweckmäßige schien mir nur noch ein lauer Eifer vorhanden zu sein.« Der Erste Weltkrieg ließ keinen Raum für einen solchen Eifer. Der Zeitgeist akzeptierte die realen Begebenheiten als die besten aller möglichen Welten, nur weil sie gegeben waren. Ideale wie Humanität oder Gerechtigkeit erwiesen sich dabei als zu schwach, um sich gegen die realen Mächte durchzusetzen. Zur Rechtfertigung griffen Konservative auf eine Hegel-Interpretation in ihrem Sinne zurück »Was wirklich ist, das ist vernünftig.« Das war fatal, denn: »Die für alle Gebiete ausgegebene Parole ›Realpolitik‹ bedeutete die Gutheißung eines kurzsichtigen Nationalismus und das Paktieren mit Mächten und Tendenzen, die man bisher als fortschrittsfeindlich bekämpft hatte.«

DER »GEIST DER GEISTIGEN UNSELBSTÄNDIGKEIT«

Albert Schweitzer hat seine Eindrücke im Epilog der 1931 erschienenen autobiographischen Schrift *Aus meinem Leben und Denken* verarbeitet. Dieser Text ist nicht im kulturpessimistischen Stile eines Oswald Spengler geschrieben, der in *Untergang des Abendlandes* die Verwerfungen des Ersten Weltkrieges reflektierte. Es ist auch keine *Dialektik der Aufklä-*

rung, wie sie Max Horkheimer und Theodor W. Adorno in Reaktion auf den Faschismus und den industriellen Massenmord an den Juden viele Jahre später im Exil verfassten. Vielmehr liest sich der Epilog wie eine Abrechnung mit dem Zeitgeist. Was alle drei Werke miteinander verbindet, ist der Versuch, den Verlauf der universalen Kulturgeschichte zu erklären.

Zunächst konstatiert Schweitzer eine Bedrohung des Geistes durch den Skeptizismus. Angesichts der geballten industriellen Potenziale, die vor allem in den Dienst der Zerstörung gestellt werden, ändert er sein ursprüngliches Ansinnen einer Warnung vor dem »geistigen Niedergang der Menschheit« und versucht stattdessen, aufbauende Potenziale aufzuspüren. Seine geistige Anstrengung mündet schließlich in dem Ertrag einer Ethik aus »Ehrfurcht vor dem Leben«.

Schweitzer stellt fest, dass der Zeitgeist »von Missachtung des Denkens erfüllt« ist. Missachtung des Denkens und Misstrauen gegen geistige Unabhängigkeit gehen für ihn Hand in Hand. Die organisierten staatlichen, sozialen und religiösen Gemeinschaften wollten den Einzelnen dahin bringen, »dass er seine Überzeugungen nicht aus eigenem Denken gewinnt, sondern sich diejenigen zu eigen macht, die sie für ihn bereithalten. Ein Mensch, der eigenes Denken hat und damit geistig ein Freier ist, ist ihnen etwas Unbequemes und Unheimliches. Er bietet nicht genügend Gewähr, dass er in der Organisation in der gewünschten Weise aufgeht.« Daher strebten die Institutionen »höchstmögliche Einheitlichkeit und Geschlossenheit« an. Einen ähnlichen Geist sieht er in sämtlichen allgemeinen Kuläußerungen wirken, zum Beispiel beim Spielen von Bachs Orgelkonzerten. Die damals bevorzugte Interpretation von Bachs Fugen beurteilt er kritisch: zu bombastisch, zu überladen, zu schnell – und in der Wirkung allgemein überwältigend, statt human und zur Reflexion anleitend. Darin erkennt er bereits deutliche Anzeichen für die antirationalistische, emotional aufputschende und geistig benebelnde Intention des Faschismus und seine fatale Faszination in einigen Nationen.

Schweitzer sucht nach einer »erkenntnismäßig und ethisch befriedigenden Weltanschauung«, er will dem »Geist der geistigen Unselbständigkeit« etwas entgegensetzen. »So stehe und wirke ich in der Welt als einer, der die Menschen durch Denken innerlicher und besser machen will.«

Durch Denken die Welt verbessern! Sich zwischen den Polen der Innerlichkeit und der Tat bewegend, wendet er sich gegen bloße Anpassung und Kadavergehorsam. Es geht ihm um das Selbstdenken, um das *sapere aude!*, das Kant zum Wahlspruch der Aufklärung gemacht hatte. Sei wachsam und denke selbst, denn das Selbstdenken ist der Ausgang aus selbstverschuldeter Unmündigkeit, schreibt Kant in seiner berühmten Antwort auf die Frage, was Aufklärung sei. Er hatte dabei – allerdings nicht so radikal wie Voltaire, der die Parole *Écrasez l'infâme* ausgab – auch die Priester und deren Betrug im Blick. Denn der Priester sei nicht frei im Gebrauch seiner Vernunft, »weil er einen fremden Auftrag ausrichtet«. Der Gelehrte dagegen genieße, so Kant, eine uneingeschränkte Freiheit, sich seiner eigenen Vernunft zu bedienen, weil man »durch Schriften zum eigentlichen Publikum, nämlich der Welt, spricht«.

Schweitzer ist protestantischer Geistlicher und Gelehrter in einem; kein Priesteramt von Roms Gnaden engt seine Freiheit des Denkens ein. Im Gegenteil: Wo Schweitzer theologisch denkt, widersetzt er sich alten Gepflogenheiten, überlieferten Interpretationen, theologischen Schulen und konfessionellen Abgrenzungen. So revolutioniert er das Jesus- und Paulus-Bild sowie die herkömmliche Deutung des Abendmahls. Die Leben-Jesu-Forschung bringt Schweitzer auch weg von der offiziellen Lehre der protestantischen Kirche, die mit ihrer Dogmatik einfache Wahrheiten verkompliziere. Vielmehr findet er unmittelbar zu Jesus. In diesem Sinne spricht, schreibt, predigt und handelt er selbstbewusst in der Welt. Seine Predigten sind, selbst wenn sie nicht wie in Afrika unter freiem Himmel stattfinden, ein beispielhafter öffentlicher Gebrauch der Vernunft und doch so lebensnah, einfach, verständlich. Als Anhänger des Rationalismus ist Schweitzer davon überzeugt, dass »aller bisherige Fortschritt durch Leistungen des Denkens zustande gekommen ist«. »In einer Zeit, die alles, was sie irgendwie als rationalistisch und freisinnig empfindet, als lächerlich, minderwertig, veraltet und schon längst überwunden ansieht und sogar über die im 18. Jahrhundert erfolgte Aufstellung von unverlierbaren Menschenrechten spottet, bekenne ich mich als einen, der sein Vertrauen in das vernunftmäßige Denken setzt.«

SKEPTIZISMUS UND NIHILISMUS

Ein gegen individuelles Denken gerichteter Zeitgeist fand zu Beginn des 20. Jahrhunderts viele Anhänger. Den Menschen war, so Schweitzer, das Vertrauen in das eigene Denken und dessen Wirkung abhanden gekommen. Während Immanuel Kant einst davon sprach, nicht in einem aufgeklärten Zeitalter, aber dafür in einem Zeitalter der Aufklärung zu leben, gab Schweitzer zu verstehen, nicht in einem verdunkelten Zeitalter, aber wohl in einem Zeitalter der Verdunklung angekommen zu sein. Dieser tiefgreifende Skeptizismus sei »in allem, was [der Mensch] hört und liest; er ist in den Menschen, mit denen er zusammenkommt, er ist in den Parteien und Vereinen, die ihn mit Beschlag belegt haben; er ist in den Verhältnissen, in denen er lebt«. Der Mensch könne, so Schweitzer, durch den »Geist der geistigen Unselbständigkeit« nicht zu sich selber kommen. Denn dafür bedarf er auch geistiger Freiheit, doch wie »durch die Lichtreklamen, die in den Straßen der Großstadt aufflammen, eine Gesellschaft, die kapitalkräftig genug ist, um sich durchzusetzen, auf Schritt und Tritt Zwang auf ihn ausübt, dass er sich für ihre Schuhwichse oder ihre Suppenwürfel entscheide, so werden ihm fort und fort Überzeugungen aufgedrängt.«

Was Schweitzer hier in prosaischer Form kritisiert, hat Max Weber als das »stahlharte Gehäuse der Hörigkeit« bezeichnet und damit eine Gesellschaft beschrieben, in der die Menschen wie Marionetten von Zwängen oder höheren Mächten dirigiert werden. Der geistiger Unselbständigkeit verhaftete Mensch werde empfänglich für eine autoritative Wahrheit, so Schweitzer. Dagegen sei er weitgehend machtlos, weil er materiell unfrei, d. h. ein »überbeschäftigtes, ungesammeltes, zerstreutes Wesen« sei. Die bürokratisierte Gesellschaft zwinge ihn in das »stahlharte Gehäuse der Hörigkeit«: Der moderne Mensch müsse »Unverstandenes für richtig halten«, denn er habe keine Zeit, das sich stetig anhäufende Wissen über die Welt sich selbst anzueignen. Max Weber bezog diese »Entzauberung der Welt« zunächst nur auf den technischen Fortschritt, der nun nicht mehr Teil einer Zauberwelt war, sondern einfach nur unverstanden blieb. Das Urvertrauen in diese entzauberte Welt hat aber auch den Geist entzaubert und zum Technikfetischismus geführt. Was technisch machbar war, wurde schon deshalb gemacht, weil es machbar war. Der weiterreichend verantwortbare Sinn spielte nur noch selten eine Rolle. Fragen der Metaphysik, Fragen über das menschliche Sein rückten angesichts der scheinbar unbegrenzten technologischen Entwicklung in den Hintergrund. Dem Geist war das Fundament entzogen, dem Skeptizismus Tür und Tor geöffnet, denn jeder Weg zur Erlangung einer Wahrheit oder Wirklichkeit wurde in Zweifel gezogen. Ein aufkommender Autoritarismus in der Gesellschaft war die Folge. Schweitzer registrierte, dass die Saat des Skeptizismus aufgegangen sei und der moderne Mensch kein geistiges Selbstvertrauen mehr besitze. Ja, trotz seiner großen materiellen Leistungsfähigkeit verkümmere der Mensch, weil er von seiner Fähigkeit zu denken keinen Gebrauch mache.

Nunmehr wütete der Erste Weltkrieg »als das Ergebnis des Niedergangs der Kultur«. Schweitzer schreibt: »Als eine große Gnade empfand ich es jeden Tag, dass, während andere töten mussten, ich Leben erretten und daneben noch für das Kommen des Zeitalters des Friedens arbeiten durfte.«

»WIEDERAUFBAU DER KULTUR«

Im April 1915 hat Schweitzer damit begonnen, über eine neue Begründung von Ethik im Angesicht des Kulturverfalls nachzudenken. Die Arbeit, die den Titel *Wir Epigonen* tragen soll, »wollte den Kulturniedergang feststellen und auf seine Gefahren aufmerksam machen. War die Katastrophe aber bereits eingetreten, wozu noch Betrachtungen über die zutage liegenden Gründe?« Schweitzer will aber die Problematik für sich selbst geklärt wissen und hält zunächst an dem geplanten Werk fest. Im Sommer 1915 kommt ihm die Erleuchtung, als sei er aus einer Betäubung aufgewacht, dass es nötig sei, eine »aufbauende Arbeit« zu schreiben und sich nicht bloß damit zu begnügen, die Phänomenologie des Niedergangs der Kultur aus der Retrospektive festzuhalten. »Nun begann ich nach den Erkenntnissen und Überzeugungen zu suchen, auf die der Wille zur Kultur und das Vermögen, sie zu verwirklichen, zurückgehen. ›Wir Epigonen‹ erweiterte sich zu einem mit dem Wiederaufbau der Kultur beschäftigten Werke.« Er schrieb also für das Morgen und Übermorgen, wollte die Hoffnung nicht sterben lassen.

Schweitzer verweist auf den Zusammenhang zwischen Kultur und Weltanschauung: die »Katastrophe der Kultur« ging auf eine »Katastrophe der Weltanschauung« zurück: »Die Ideale der wahren Kultur waren kraftlos geworden, weil die idealistische Weltanschauung, in der sie wurzeln, uns nach und nach abhanden gekommen war.« Dem Fortschritt seien die ethischen Werte verlorengegangen. Allein das Fortkommen durch Können und Wissen – nur technischer Fortschritt – zähle noch. So ist in der Welt der Menschen das Gesetz der Natur am Wirken, das Schweitzer als das »Basisentsetzen« bezeichnet: »Nun bietet die Welt aber das grausige Schauspiel der Selbstentzweiung des Willens zum Leben. Ein Dasein setzt sich auf Kosten des anderen durch, eines zerstört das andere. Nur in den denkenden Menschen ist der Wille zum Leben um anderen Willen zum Leben wissend geworden und will mit ihm solidarisch sein. Dies kann er aber nicht vollständig durchführen, weil auch der Mensch unter das rätselhafte und grausige Gesetz gestellt ist, auf Kosten anderen Lebens leben zu müssen und durch Vernichtung und Schädigung von Leben fort und fort schuldig zu werden.«

Charles Darwin kam bei der Untersuchung der biologischen Evolution zu der Erkenntnis, jede Art verfolge beim »Kampf ums Überleben« ihren Eigennutz. (Die Sozialdarwinisten haben daraus für das soziale Leben und das Verhältnis zur Natur geschlussfolgert, nur der »Beste« oder der »Stärkste« überlebe.) Das Gesetz der Natur, das Fressen und Gefressenwerden, die Herrschaft des Starken über das Schwache gehören nicht in die Welt der Menschen, die ihr Handeln reflektieren und willentlich justieren können. Ethik ist für Schweitzer das einzige Mittel, vor dem Sozialdarwinismus und einem mörderischen Ausleseprinzip gefeit zu sein: »Das auf Wahrheit ausgehende Denken muss sich eingestehen, dass ein Geist der Gütigkeit in dem Weltgeschehen nicht am Werke ist. Die Welt bietet uns das trostlose Schauspiel von Regungen des Willens zum Leben, die fort und fort gegeneinander stehen. Eine Existenz erhält sich durch Bekämpfung und Vernichtung der anderen. Die Welt ist Grausiges in Herrlichem, Sinnloses in Sinnvollem, Leidvolles in Freudvollem.«

Die zentrale Frage von Schweitzer ist gleichsam, wie und inwieweit sich Solidarität und Barmherzigkeit zum Wohle anderer in einer umfassenden Weltanschauung begründen lassen. Dabei komme es darauf an, eine weltbejahende Weltanschauung zu begründen, in der kein äußerliches Sollen und Müssen in den Vordergrund gestellt ist. Bisherige Untermauerungen und Versuche, der Ethik der Weltbejahung ein tragfähiges Fundament zu geben – wie etwa bei Hume –, hatten sich als nicht praktikabel erwiesen. So war Schweitzer zunächst »dahin gelangt, den Niedergang der Kultur als eine Folge des unaufhaltsamen Kraftloswerdens der überlieferten neuzeitlichen Weltanschauung ethischer Welt- und Lebensbejahung zu erkennen«.

DAS EISERNE TOR
ZUR »EHRFURCHT VOR DEM LEBEN«

Schweitzer kommt aber bei der Grundlegung seiner erneuernden, die Kultur aufbauenden Ethik noch längere Zeit über Liebe und Mitleid nicht hinaus. Lebensbejahung brauche jedoch eine fundamentalere und, wie er sagt, »denknotwendige« Grundlegung. Schweitzer laviert: »Ich irrte in einem Dickicht umher, in dem kein Weg zu finden war. Ich stemmte mich gegen eine eiserne Tür, die nicht nachgab.« Das, was sich hinter ihr befand, hatte sich Schweitzer bisher nur spekulativ und unzureichend erschlossen. Ihm fehlten der Schlüssel für diese eiserne Tür, das Schlüsselwort und die nötige Gewissheit.

Die Vollendung der weltbejahenden Ethik bedurfte eines mystischen Naturerlebnisses auf dem Ogowe in Äquatorialafrika. Für Schweitzer ist dieses mystische Erlebnis unmittelbar authentisch und plausibel. Die Plausibilität stellt sich jedenfalls durch die Authentizität her und umgekehrt. Logische

Widersprüche in Schweitzers begründeter Ethik treten unmittelbar in den Hintergrund: Das mystische Erlebnis ist wie eine Offenbarung, die keinen Einwand mehr duldet.

MYSTISCHE OFFENBARUNG: NILPFERDE AUF DEM OGOWE

Im September 1915 befand sich Schweitzer mit seiner erschöpften Frau zur Erholung in Kap Lopez am Meer, als er nach N'Gomo – zweihundert Kilometer stromaufwärts – gerufen wurde, um einer erkrankten Missionsfrau zu helfen. Er fand einen kleinen Dampfer, der einen Schleppkahn mit sich führte. »Langsam krochen wir den Strom hinauf, uns mühsam zwischen den Sandbänken – es war trockene Jahreszeit – hindurchtastend. Geistesabwesend saß ich auf dem Deck des Schleppkahnes, um den elementaren und universellen Begriff des Ethischen ringend, den ich in keiner Philosophie gefunden hatte. Blatt um Blatt beschrieb ich mit unzusammenhängenden Sätzen, nur um auf das Problem konzentriert zu bleiben. Am Abend des dritten Tages, als wir bei Sonnenuntergang gerade durch eine Herde Nilpferde hindurchfuhren, stand urplötzlich, von mir nicht geahnt und nicht gesucht, das Wort ›Ehrfurcht vor dem Leben‹ vor mir. Das eiserne Tor hatte nachgegeben; der Pfad im Dickicht war sichtbar geworden. Nun war ich zu der Idee vorgedrungen, in der Welt- und Lebensbejahung und Ethik miteinander enthalten sind! Nun wusste ich, dass die Weltanschauung ethischer Welt- und Lebensbejahung samt ihren Kulturidealen im Denken begründet ist.«

Naturschönheit, Erhabenheit und Kraft der Nilpferde, die im Sonnenuntergang unbeirrt von dem kleinen Dampfer auf dem Ogowe ihre Kreise ziehen, offenbaren Schweitzer den Weg zu einer die Welt bejahenden Anschauung. Das Schlüsselereignis macht ihm deutlich, warum die bisherige Ethik unvollkommen

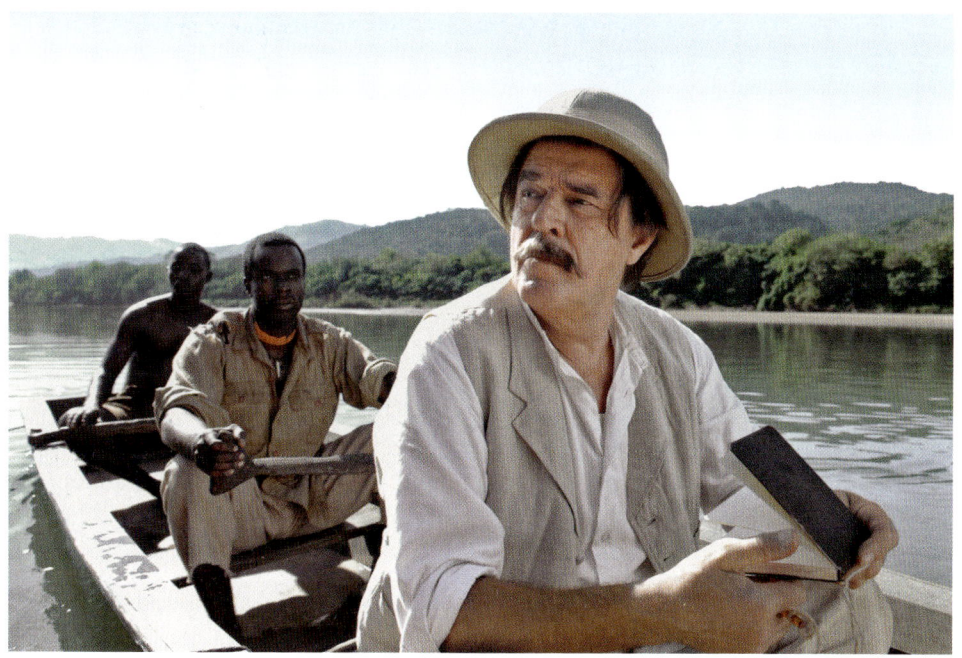

Albert Schweitzer (Jeroen Krabbé) auf dem Ogowe

war. Es war eine Ethik, die sich nur auf die Verhältnisse der Menschen untereinander beschränkte und deshalb unvollständig bleiben musste. Erst die Aufnahme aller natürlichen Wesen und Kreaturen in den Kreis der menschlichen Verantwortung vermag, so Schweitzer, wirkliche Tiefe und Energie in der Ethik zu erzeugen. Alles, was lebt, verlangt nach Barmherzigkeit und hat Anspruch auf Mitleid. Intuitiv danach gehandelt hat Schweitzer bereits seit frühester Jugend. Schon als Kind empfand er es als unerträglich, wenn Tiere ungebührlich behandelt werden und unter der Grausamkeit der Menschen, die aus ihnen einen Nutzen schlagen, übermäßig leiden müssen, und hat darunter gelitten, wenn Spielkameraden zum Zeitvertreib mit Zwillen auf Vögel schossen, die sich auf einem Baumast zur Ruhe gesetzt haben. Nun aber hat er die Gewissheit, dass den Tieren dieselben Rechte auf Leben

zustehen wie den Menschen. Die friedlich vorbeiziehenden Nil-
pferde haben Schweitzer die Beseelung aller Geschöpfe Gottes
offenbart: »Es geht uns auf, dass die Ethik es nicht nur mit den
Menschen, sondern auch mit den Geschöpfen zu tun hat. Diese
haben mit uns ja gemein, dass auch sie Wohlergehen ersehnen,
Leiden erleiden und Grauen vor dem Vernichtetwerden haben.
Wer sich ein unversehrtes Empfinden bewahrt hat, findet das
Bedürfnis der Anteilnahme am Schicksal aller Lebewesen natürlich.« Schweitzer wendet sich gegen die noch weitverbreitete
Annahme, dass Tiere keine Seele hätten. Diese These geht auf
den französischen Philosophen René Descartes (1596–1650)
zurück, der geschrieben hatte, Tiere seien bloße Maschinen, die
keinen Schmerz empfinden. Dass Letzteres von der weißen
Rasse auch gegenüber den Schwarzen angenommen wurde,
verweist auf den Rassismus, der die Schwarzen näher bei den
Tieren als bei den Menschen wähnte.

Doch der Weg zur vollkommenen Ethik ist weit. Schweitzer
war sich bewusst, welche Mühen Menschen zu überwinden haben, um zur »Ehrfurcht vor dem Leben« zu gelangen: »Durch
die Ethik der Ehrfurcht vor dem Leben werden wir andere
Menschen.« Er fordert daher von jedem Einzelnen nichts weniger, als in diesem Sinne in die Nachfolge von Jesu Christi zu
treten. »Der Geist gebietet uns, anders zu sein als die Welt.«
Indem wir dem Leben mit Ehrfurcht begegnen, werden wir,
so Schweitzer, »in elementarer, tiefer und lebendiger Weise
fromm«. Ehrfurcht vor dem Leben bedeutet Arbeit an sich
selbst, denn es geht um nichts weniger als die »Vertiefung, Ver-
innerlichung und Steigerung des Willens zum Leben«.

Schweitzers Ehrfurchtsethik entspringt dem Grundsatz der
(Nächsten-)Liebe. Sie ist wahrhaft universal, da sie sich auf
alles Leben bezieht: »Die elementare, uns in jedem Augenblick
unseres Daseins zum Bewusstsein kommende Tatsache ist: Ich
bin Leben, das leben will, inmitten von Leben, das leben will.
Das Geheimnisvolle meines Willens zum Leben ist, dass ich

mich genötigt fühle, mich gegen allen Willen zum Leben, der neben dem meinen im Dasein ist, teilnahmsvoll zu verhalten. Das Wesen des Guten ist: Leben erhalten, Leben fördern, Leben auf seinen höchsten Weg bringen. Das Wesen des Bösen ist: Leben vernichten, Leben schädigen, Leben in seiner Entwicklung hemmen.« Die Anteilnahme am Leben anderer Geschöpfe ist gleichsam Ausdruck einer Weltbejahung, Ausdruck des Guten: »Alles, was ich einem Lebewesen Gutes erweise, ist im letzten Grunde Hilfe, die ich ihm zur Erhaltung und Förderung seines Daseins zuteil werden lasse.«

Deutlich grenzt Schweitzer die Weltbejahung von einer bloß passiven, nur beobachtenden Anteilnahme ab: »Wir müssen uns von dem gedankenlosen Dahinleben frei machen.« Es ginge vielmehr darum, Fortschritte zu erzielen und Werte zu schaffen, die »der materiellen, geistigen und ethischen Höherentwicklung des Menschen und der Menschheit dienen«. Ethik ist für Schweitzer nicht mehr nur Vermeidungsethik (z.B. »Du sollst nicht töten!«), sondern bewusste Eingreifethik, die dem Guten nicht nur Raum lässt, sondern Raum gibt in praktisch lebenserhaltender Intention. »Als Wille zum Leben inmitten von Willen zum Leben erfasst sich der Mensch in jedem Augenblick, in dem er über sich selbst und über die Welt um sich herum nachdenkt.« Die Sorge um sich selbst ist verbunden mit der Sorge um den anderen, mit der Einfühlung in das Leben der anderen. Ehrfurcht vor dem Leben ist Lebensbejahung nach *allen* Seiten hin.

OPFERUNG VON LEBEN NUR AUS DEM ZWANG ZUR NOTWENDIGKEIT

Es gibt kein wertloses Leben, denn alles Leben ist heilig. Schweitzer schreibt: »Die Ethik der Ehrfurcht vor dem Leben macht keinen Unterschied zwischen höherem und niederem, wertvollem und weniger wertvollem Leben.« Darum setzt er sich genauso für die Ameise und die Spinne wie für den Fisch fressenden Pelikan ein. Und auch für den Fisch. »Dem wahrhaft ethischen Menschen ist alles Leben heilig, auch das, was uns vom Menschenstandpunkt aus als tiefer stehend vorkommt. Unterschiede macht er nur von Fall zu Fall und unter dem Zwange der Notwendigkeit, wenn er in die Lage kommt, entscheiden zu müssen, welches Leben er zur Erhaltung des anderen zu opfern hat. Bei diesem Entscheiden von Fall zu Fall ist er sich bewusst, subjektiv und willkürlich zu verfahren und die Verantwortung für das geopferte Leben zu tragen zu haben.« Subjektiv begründete Wertunterschiede erkennt Schweitzer unter bestimmten Bedingungen und im Gegensatz zu objektiv motivierten Wertunterschieden an. Die subjektive Wertentscheidung für oder gegen Leben konfrontiert den Menschen mit unlösbaren Widersprüchen, die sich aus dem Grad der Vergesellschaftung ergeben: »Das Neue und Tragische ist, dass wir auf diesem Gebiet fort und fort in die Lage kommen, uns für Töten oder am Leben lassen entscheiden zu müssen. Der Bauer kann nicht alle Tiere aufziehen, die in seiner Herde geboren werden. Er wird nur so viel behalten, als er ernähren kann und deren Aufzucht ihm gute Einnahmen sichert. In vielen Fällen sind wir genötigt, Lebewesen zu opfern, um andere, die von ihnen bedroht sind, zu retten.« Was Menschen als notwendig erachten und was nicht, soll, so Schweitzer, beurteilt werden durch eine vorsichtige Abwägung und das Streben nach einem Ausgleich: »Wo ich irgendwelches Leben schädige, muss ich mir darüber klar sein, ob es wirklich notwendig ist. Über das Unvermeidliche darf ich in nichts hinausgehen, auch nicht in scheinbar Unbedeutendem. Der Landmann, der auf der Wiese tausend Blumen zur Nahrung für seine Kühe hingemäht hat, soll sich hüten, auf dem Heimweg in geistlosem Zeitvertreib eine Blume am Rande der Landstraße zu köpfen, denn damit vergeht er sich am Leben, ohne unter der Gewalt der Notwendigkeit zu stehen.« Entscheidend ist also die Grundhaltung, in der wir dem Leben in seiner Vielfalt begegnen. Schweitzer ist kein schwärmerischer Illusionist und ignoriert nicht die im täglichen Leben zu fällenden Kompromisse. Entscheidend ist die Prämisse!

Niemand dürfe es sich bei seiner Entscheidung zu einfach machen und die Augen verschließen, sodass er sich den Anblick des Leidens erspart. Die Menschen müssten sich der Verantwortung und der tiefen Schuld gegenüber dem anderen und den Kreaturen bewusst werden. In der Bibel steht zwar geschrieben, dass der Mensch sich das Tier zum Untertan machen könne. Aber auch sie sind Gottes Geschöpfe. Es geht Schweitzer um Wiedergutmachung für Jahrhunderte der Unterdrückung, Qual, Ausbeutung und Grausamkeit gegenüber den Schwachen und den Kreaturen. Schweitzer schreibt: »Indem ich einem Insekt aus seiner Not helfe, tue ich nichts anderes, als dass ich versuche, etwas von der immer neuen Schuld der Menschen an der Kreatur abzutragen.« Es liege bei jedem Einzelnen, abzuwägen, ob er »auf Grund einer unvermeidlichen Notwendigkeit Lebewesen zum Leiden oder zum Tode verurteilt und dadurch schuldig wird. Sühne für solche Schuld leistet derjenige, der sich auferlegt, keine Gelegenheit zu versäumen, um in Not befindlicher Kreatur beizustehen. Wie viel weiter wären wir schon, wenn die Menschen sich um das Wohl der Kreatur sorgten und all dem Übel entsagten, das sie ihr aus Gedankenlosigkeit zufügen. Der Kampf gegen die antihumanen Traditionen und unmenschlichen Gefühle, die in unserer Zeit noch vorhanden sind, ist uns auferlegt.« Dieser Kampf gegen die Unmenschlichkeit, so die feste Überzeugung Schweitzers, muss konsequent und stetig geführt werden: »Es muss dahin kommen, dass Töten als Spiel als Schande unserer Kultur empfunden wird.« Noch immer wird gegen sittliche Grundrechte verstoßen: Das Leid des in Lkws zusammengepferchten und dürstenden Schlachtviehs beim Transport auf europäischen

Autobahnen schreit gen Himmel, und die Qualen der Tiere in Massentierhaltungen und in Schlachtfabriken bedürfen des entschiedenen Engagements gegen solcherart »profitable« Tierquälerei!

HERZLICHKEIT DURCH KONSEQUENTE FREUNDLICHKEIT

Hinter Schweitzers gedanklichen Anstrengungen steht ein ehrgeiziger Plan. Ein neuer Geist des Humanismus soll die Welt verändern. Dies möge gelingen, wenn der Mensch das Prinzip der Humanität im Denken und Handeln tief verankere. Dann könne Humanität nicht mehr als eine »sentimentale Idee« herabgesetzt werden, sondern werde zu einem »Sauerteig der Gesinnung«, der die ganze Welt zur Wahrhaftigkeit reifen lasse: »An uns liegt es, das Licht wahrer Humanitätskultur in der Welt aufleuchten zu lassen.« Schweitzers Ethik der »Ehrfurcht vor dem Leben« will daher konsequent sein, so gut es eben geht. Das ist schwer kompatibel mit jeglicher Realpolitik, in der Kompromisse gesucht werden müssen. Schweitzer weist eine Relativierung der normativen Werte weit von sich: »Alles Vernichten und Schädigen von Leben, wenn es uns nicht durch das Schicksal auferlegt ist, empfindet sie als böse.« – »Sie lässt sich nicht irre machen durch die Erwägung, dass die von ihr geübte Erhaltung und Vollendung von Leben neben der gewaltigen, in jedem Augenblick durch Naturgewalten erfolgenden Vernichtung von Leben fast nicht in Betracht kommt.« Wer Leben vernichtet, macht sich schuldig. Umso mehr gilt: »Leben zu erhalten und Leben zu fördern«.

Ein elementarer Begriff von Verantwortung und Mitmenschlichkeit liege dem zu Grunde. Der Mensch müsse einstehen für seine Mitmenschen und Mitgeschöpfe. Alle Fremdheit, die sich zwischen den Menschen auftut, ist künstlich geschaffen, gleichsam erzwungen durch den Kältestrom, der unsere Gesellschaften durchzieht: »Viel Kälte ist unter den Menschen, weil wir nicht wagen, uns so herzlich zu geben, wie wir sind.« Wir halten Herzlichkeit zurück, weil wir gelernt haben, dem Mitmenschen zu misstrauen. Dabei tut Gutsein einfach gut, im Geben und Nehmen. Schweitzer fordert, dass wir gegensteuern, mit warmem Herzen, offenen Armen und neugierigem Interesse aufeinander zugehen und dem Leidenden die helfende Hand entgegenstrecken: »Das Gesetz der geziemenden Zurückhaltung ist bestimmt, durch das Recht der Herzlichkeit durchbrochen zu werden.«

DER STERNENHIMMEL ÜBER UNS – VOR DEM RÄTSELHAFTEN EHRFÜRCHTIG STEHENBLEIBEN!

Ehrfurcht und Liebe sind für Schweitzer denknotwendig. Ohne Ehrfurcht und Liebe gerät das Denken schnell an die Grenzen des Erkennbaren der Welt. Ohne Ehrfurcht und Liebe schreckt das Denken nicht davor zurück, die Grenzen des Erkennbaren zu überschreiten. Mit fatalen Folgen: Der Fortschritt der Technik nährt die Illusion, dass in einer entzauberten Welt der Mensch imstande ist, Natur und Welt im Griff zu haben und allen Risiken und Gefahren souverän zu begegnen. Schweitzer schreibt: »Jahrhundertelang haben die Menschen, die das Meer befuhren, sich nach den Sternenbildern orientiert. Nachher aber sind sie über dieses Unvollkommene hinausgekommen, indem sie die Magnetnadel entdeckten, in der der Norden durch eine stetig wirkende Kraft angezeigt wird. Seither finden sie sich in dunkelster Nacht auf fernsten Meeren zurecht.« Schweitzer betont, dass die Welt dem Menschen rätselhaft bleibe. Wenn wir akzeptieren, dass die Welt etwas »unergründlich Geheimnisvolles«

hat und für immer behalten wird, dann ist es »denknotwendig« – unabdingbar –, gegenüber dem Geheimnisvollen und Nicht-Begrifflichen sich ehrfürchtig zu verhalten. Wer die Grenzen des Erkennbaren in der Welt überschreitet und sich von Technik – nicht vom Sternenhimmel – anleiten lässt, vermag im Dunkeln nur abstrakt fortzuschreiten. Welche konkreten Gefahren das hat, vermag er nicht zu wissen. Hegel sagt: In der Nacht sind für die sinnliche Gewissheit alle Kühe auf der Weide schwarz. Die Folgen solchen Blindgangs aber können verheerend sein, wenn wir mit Hilfe der fortgeschrittenen Technik uns an etwas, wie zum Beispiel der Kernspaltung, versuchen, was wir gar nicht beherrschen können. Hans Jonas hat diesen Gedanken in seinem Buch *Das Prinzip Verantwortung* weiterentwickelt; er vertraut auf eine Heuristik der Furcht, die den Menschen zu einer lebensverträglichen, nachhaltig verantwortbaren Weltbeherrschung mit maßhaltender Bescheidenheit führt. Jonas reagiert damit auf Ernst Blochs Werk *Das Prinzip Hoffnung*, das noch ganz vom Aufklärungs- und Weltveränderungspathos erfüllt ist. Ehrfurcht ist ein Schutz vor dem Versagen von Tugend und Pflichtgefühl, vor allem in Krisenzeiten. Die Handlungskraft speist sich eher aus Zuversicht und Vertrauen denn aus Angst und Sorge.

MIT »EHRFURCHT VOR DEM LEBEN« ZU EINER RENAISSANCE DES ETHISCHEN

»Ehrfurcht vor dem Leben« ist in Schweitzers Ethik der Schlüsselsatz aus vier Worten. Am Ende ist diese Ethik so entfaltet, dass sie sich auf diese vier Worte reduzieren lässt, ohne ihren Gehalt zu verflachen. Vorausgesetzt, dass man die Mühe nicht gescheut hat, den ganzen Gedankengang der ethischen Welt Albert Schweitzers einmal zu durchschreiten. Das ist unverzichtbar, wenn es zu einer »geistigen Erneuerung« kommen soll: »Wie der Baum Jahr für Jahr dieselbe Frucht jedes Mal neu bringt, müssen auch alle wertvollen Ideen im Denken der Menschheit von Generation zu Generation neu geboren werden.« Schweitzer spricht von einer gigantischen Renaissance, die noch viel umfassender und größer sein müsse als jene, die aus dem Mittelalter in die Neuzeit führte: »die große Renaissance, in der die Menschheit entdeckt, dass das Ethische die höchste Wahrheit und die höchste Zweckmäßigkeit ist, und damit die Befreiung aus dem armseligen Wirklichkeitssinn erlebt, in dem sie sich dahinschleppt.«

Nach dem Zweiten Weltkrieg hat man für eine Zeitlang hoffen können, dass diese Renaissance einer höheren und tieferen Ethik, von der Schweitzer spricht, auf universaler Ebene Wirkung zeitigt. Die UNO wird gegründet. Die UN-Vollversammlung verabschiedet die Allgemeine Erklärung der Menschenrechte. Auf supranationaler Ebene kann man in den allerersten Jahren nach 1945 einen Übergang zur »kosmopolitischen Moral« (Hans Apel) wahrnehmen. Dann aber beginnt mit der Blockkonfrontation der Kalte Krieg. Die UNO wird im weltweiten Kampf um Interessensphären mehr oder weniger lahmgelegt. Schweitzer beginnt sich in dieser Phase intensiv gegen einen drohenden Atomkrieg und gegen die Gefahren der Atombombe überhaupt zu engagieren. Seinen Glauben an eine ethische Renaissance verliert er auch im Angesicht eines die ganze Schöpfung mit Vernichtung bedrohenden gigantischen Vernichtungspotenzials nicht: »Ein schlichter Wegbereiter dieser Renaissance möchte ich sein. Ich habe den Mut zum Glauben an eine neue Menschlichkeit, weil ich überzeugt bin, dass die Gesinnung der Humanität, die bisher nur als ein edles Gefühl galt, in einer ans elementare Denken kommenden, allgemein mitteilbaren Weltanschauung begründet ist. Damit besitzt sie eine Überzeugungskraft, über die sie bisher nicht verfügte, und ist fähig, sich in energischer Weise mit der

Wirklichkeit auseinanderzusetzen und in ihr Geltung zu erlangen.«

Nehmen wir Schweitzers Grundsatz an: »Das Wenige, was wir tun können, ist viel.« Es ist immer das Eigene.

ZUR THEOLOGIE, ZUR THEOLOGISCHEN SPRECH- UND DENKWEISE ALBERT SCHWEITZERS

Die Theorie drängte bei Schweitzer zur Praxis; die Praxis aber erübrigte keineswegs weiteres kritisches Nach- und Vorausdenken. Konkretes speiste sich stets aus dem Konzeptionellen. In immer neuen Anläufen entfaltet er das, was er als höchste ethische und zugleich philosophische Idee ansah: das Reich Gottes, das jetzt schon real ist – und der Mensch habe sich der Frage zu stellen, was er tun kann und was er davon bereits erfahren kann, ohne je die Differenz zwischen dem Erwarteten und dem Wirklichen zu verschleiern.

Albert Schweitzer erweist sich in seinen beiden theologischen Hauptwerken, *Geschichte der Leben-Jesu-Forschung* und *Die Mystik des Apostels Paulus*, als ein begabter wissenschaftlich-theologischer Essayist – bei klarer Gedankenführung, verständlicher Sprache und wissenschaftlicher Sorgfalt, denn er hat stets die gesamte Diskussion aufmerksam wahrgenommen.

Sein 1906 erschienenes Buch *Von Reimarus zu Wrede* hat er 1913 nicht nur erweitert, sondern zugespitzt, den Buchtitel in *Geschichte der Leben-Jesu-Forschung* umbenannt. Das war eingeschlagen. Ende 1929, auf der dritten Reise nach Lambaréné, stellte er *Die Mystik des Apostels Paulus* fertig, gewidmet der Theologischen Fakultät der Universität Zürich – »in dankbarem Gedenken an die von ihr in schwerster Zeit empfangene Liebe«. Dieser große theologische Essay will deutlich machen, dass der Mensch, der auf das noch ausstehende Reich

Gottes hofft, als Glaubender zugleich ein Denkender ist: »Worin besteht nun für ihn die Erkenntnis? In dem völligen Begreifen der Bedeutung der für die Erlösung in Betracht kommenden Tatsachen: ›Wir haben empfangen den Geist, der aus Gott ist, um damit zu verstehen, was uns von Gott geschenkt ist.‹ (1. Kor. 12,2). ›Zu erkennen ihn (Christum) und die Wirkungskraft seiner Auferstehung und die Gemeinschaft seiner Leiden.‹ (Phil. 3,10). Die zwei Haupttatsachen der Erlösung sind Christi Tod und Auferstehung. Indem der Gläubige sich alles vergegenwärtigt, was sich aus ihnen ergibt, schreitet er vom Glauben zur Erkenntnis fort.« Er erfasst die Dialektik von *schon* und *noch nicht*. Dieses Reich ist schon vorhanden; aber sein Anbrechen steht noch aus. *Im* Menschen fängt es schon an zu wirken, beginnt zu einer Wirklichkeit zu werden, die in die reale Welt hineindrängt. »Der neue Tag ist also im Anbrechen, nur dass die Sonne noch nicht aufgegangen ist. Die Verwandlung wirkt sich an der ganzen Schöpfung aus. In der ganzen Kreatur ist ein Sehnen nach Erlösung von der Vergänglichkeit.« Es ist die innerste Verbindung mit Christus, die er Mystik nennt, eine Verbindung, die Kräfte freisetzt, Angst überwindet, Hoffnung stiftet, das Neue hervorlockt – »provoziert«.

Er stellt sich in beiden Büchern einem der zentralen Probleme der Theologie überhaupt: Wieso der Apostel Paulus so gut wie gar nicht Bezug nimmt auf den Jesus von Nazareth, von dem die Evangelisten erzählen, dafür aber umso intensiver deutet, was mit seinem Tod und seiner Auferweckung für den glaubenden Menschen wie für die ganze Welt neu geworden ist. »In Pauli Evangelium wurzelt eine vertiefte und verinnerlichte, neben der kirchlichen bestehende Frömmigkeit, die sich von einer Generation auf die andere vererbt. Diejenigen, die dazugehören, erbauen sich an den sich so merkwürdig ausnehmenden Worten, vom Sein in Christo, vom Gestorben- und Auferstandensein mit ihm, vom Wandeln in einem neuen

Dasein.« Das geistige Erleben, das sich darin auftut, kann nicht bei sich selbst bleiben, sondern richtet sich auf den anderen, gemäß dem Wort des Apostels: »Einer trage des anderen Last, so werdet ihr das Gesetz Christi erfüllen.« Wie ließe sich besser ausdrücken, was die Verbindung zwischen Freiheit und Verbindlichkeit, Freiheit und Verantwortung, Individualität und Solidarität bedeutet? Wer sich in den Bannkreis dieser innersten Verbindung stellt, der empfängt nach Schweitzer Kraft, Licht, Friede, Freudigkeit, Stille und Trost. Und »weil Paulus als Glaubender zugleich ein Denkender ist, will er aus dem Erwarten des Reiches in das Erleben desselben gelangen. Der Geist Jesu kommt in unseren Herzen zur Macht und durch uns in die Welt.«

Wer diese Reihenfolge und diesen Zusammenhang nicht erkennt, verfehlt den Grundgedanken Schweitzers: Jesus Christus bekommt *im* Menschen Macht. Aber es ist ihm auch auferlegt, »den Glauben an das von selbst kommende Reich hinter sich zu lassen und sich dem zu verwirklichenden hinzugeben«. Glaube ohne Werke ist tot (so im Jakobusbrief 2,17). Es ist aber doch der Glaube, der die Werke tut.

Die seit der Mitte des 19. Jahrhunderts aufkommende grundsätzliche Infragestellung der christlichen Theologie, ja ihres Urgrundes, nämlich der realen Existenz des Jesus von Nazareth, greift er umfassend auf, weist die Kritiker auf die längst praktizierte historisch-kritische Methode beim Umgang mit biblischen Texten hin – eine Theologie, die Dogmen befragt, alle Quellen unvoreingenommen der Prüfung unterziehend.

Doch im Falle des Jesus von Nazareth geht es eben nicht im Wesentlichen um Historie, sondern um Geschichte und ihre Wirkung, um Deutungen, von denen Kräfte ausgehen. Eine rein historische Darstellung würde dem nicht gerecht werden. »Es gab nur eine schaffende Erinnerung unter dem Eindruck der Idee, welche jene Persönlichkeit in der Menschheit zum

Leben gerufen hat. Und diese Idee der Gottmenschlichkeit als des Zieles der Menschheit, das sich in jeder Persönlichkeit verwirklichen soll, ist das ewig Wirkliche an der Person Jesu, welches keine Kritik zerstören kann, … die Tatsache, dass Jesus jene Idee darstellt und in der Menschheit zum Leben erweckt hat, ist wirklich und durch keine Kritik rückgängig zu machen.«

Wir haben als Nachgeborene ein Ereignis zu deuten, dessen genaues Wie sich nicht mehr rekonstruieren lässt. In der frühen Kirche war die Bedeutung des Wirkens und Lehrens des von den Synoptikern (wie man die ersten drei Evangelisten nennt) gezeichneten Jesus immer mehr zurückgetreten, denn dies trug offenbar wenig zur Erklärung des Entstehens des Urchristentums bei. Und das wurde eben durch Paulus repräsentiert. Es geht im christlichen Glauben nicht um Glauben an eine wunderbare Historie, sondern um eine gegenwärtige Beziehung der Menschen, die mit Jesus Christus in eine innere, kräftigende und orientierende Berührung kommen.

Schweitzer weist die Kritiker des Christentums zurück, indem er klarmacht, dass es nicht um die Historizität Jesu geht. Diese Kritiker würden zerstören wollen und seien offenbar der Überzeugung, »einen Heiligen Krieg zu führen«. Dass dieser Streit nicht ausgetragen ist, belegt im 21. Jahrhundert zum einen das Aufkommen eines populistisch aufklärerischen bis plakativen Atheismus, wie ihn Richard Dawkin repräsentiert, und zum anderen eine naive, dem theologisch-historisch-kritischen Denken völlig fremde Gläubigkeit in fundamentalistischen christlichen Kreisen, insbesondere in den Vereinigten Staaten.

Schweitzer machte schon 1913 deutlich, dass ein Aufgeben des kraftvollen und zielbewussten Strebens nach Weltvollendung »eine Schwächung unserer Ethik und Religion« mit sich bringt und zur Folge hat, dass es »unserer Weltanschauung sowohl in der Beurteilung der Geschehnisse und Verhältnisse, als auch in Bezug auf die in Angriff zu nehmenden Aufgaben an einer großen Orientierung fehlt, die den Völkern und den Einzelnen die Richtung des vorwärtsführenden Weges weist und ihnen ihre höchsten Pflichten jederzeit vorhält.«

Das Preisgeben einer auf Zukunft angelegten Ethik räche sich; die heutige Menschheit sei im Begriff, »die Menschen an die Herrschaft der Geister der Gedankenlosigkeit, die Welt an die Herrschaft der Geister der Gedankenlosigkeit auszuliefern, sich mit dem Stillstand, dem Rückschritt unserer Kultur abzufinden und darauf zu verzichten, alles, was Mensch heißt, auf die Höhe wahrer Humanität zu erheben«.

Schweitzer wendet sich damit gegen eine herostratische Religions- und Christentumskritik, die wohl zu zerstören und zu zerbröseln versteht, aber nicht sagt, was, wo, wie, von wem aufzubauen sei. Dagegen hält er: »Das Entscheidende ist das Enthusiastische und Heroische der Weltanschauung, das auf dem Wollen des Reiches Gottes und dem Glauben an dasselbe kommt und durch die hemmenden Zustände nicht vermindert, sondern gesteigert wird.« Gerade das, was noch ausbleibt und aussteht, ist für Schweitzer kein Grund zur Resignation, sondern Anlass zu vermehrter Anstrengung. Ihm geht es um »die Bedeutung des Gedankens des Reiches Gottes für die Weltanschauung« und darum, dass wir »die Wucht und das Zwingende desselben« erleben.

Im Reich Gottes, dem alle einzelnen Dinge unterworfen sind, findet Schweitzer das Maß aller sittlichen Werte. »Nur darauf kommt es an, dass wir den Gedanken des durch sittliche Arbeit zu schaffenden Reiches mit derselben Vehemenz denken, mit der er [Jesus] den von göttlicher Intervention zu erwartenden in sich bewegt, und miteinander wissen, dass wir imstande sein müssen, alles dafür dahinzugeben.«

Wiederum geht es ihm nicht um das Historische, sondern um das Existenzielle, nicht um das dogmatisch Überlieferte, sondern um das praktisch Relevante. Und alles, was man wirklich über die Erlösung aussagen kann, »geht zuletzt darauf zurück, dass wir in der Willensgemeinschaft mit Jesus von der Welt und uns selbst frei werden und Kraft und Frieden und Mut zum Leben finden«.

Ja, es ist eben nicht eine einseitig moralistische Umdeutung des Christentums, sondern eben jenes Erlebnis einer dem Menschen zukommenden Kraft, die mit dem Namen Jesus und seiner Botschaft verbunden bleibt. Eine Beziehung zu Jesus gewinnen wir erst, »wenn wir in der Erkenntnis eines gemeinsamen Wollens mit ihr zusammengeführt werden, eine Klärung, Bereicherung und Belebung unseres Willens in dem Ihrigen erfahren und uns selbst in ihr wiederfinden«.

»... und uns selbst in ihr wiederfinden!« Um Selbsterkenntnis und um Weltveränderung geht es. Gebundene und freie Religiosität kommen zueinander. Das Freimachende wird zur Tätigkeit des Freimachens. Die verschiedenen Titel, die man Jesus in der Geschichte des Christentums, ja auch schon in den Berichten des Neuen Testaments gegeben hatte, sind für uns zu historischen Gleichnissen geworden, meint Schweitzer. Wir finden keine einzige Bezeichnung, die sein Wesen für uns ausdrücken könnte. Er schließt sein Werk mit eindringlichen Worten: »Und denjenigen, die ihm [Jesus] gehorchen, Weisen und Unweisen, wird er sich offenbaren in dem, was sie in seiner Gemeinschaft an Frieden, Wirken, Kämpfen und Leiden erleben dürfen, und als ein unaussprechliches Geheimnis werden sie erfahren, wer er ist ...«

Jesus stellt uns Menschen heute – also jede Zeit – vor Aufgaben, die er in unserer Zeit lösen muss. Er löst sie, indem wir als Erlöste zu Erlösenden werden. Nicht an dem verzweifeln, was an Lösung noch aussteht und was an Lösung verfehlt wird. Es schließt sich der Kreis: der Auftraggebende ist zugleich der Vergebende, um sodann wieder zum Auftraggebenden zu werden. Der Zuspruch kommt *vor* dem Anspruch. Ein Zuspruch ohne einen Anspruch wird leer. Ein Anspruch ohne Zuspruch führt über Selbstüberforderung zur Verzweiflung.

Jesus, diese gegenwärtig begegnende Person, und seine Visionen sind keine Fiktionen. Sie würden, sie werden es aber, wenn sich Menschen nicht mehr ganz auf ihn einlassen und danach zu leben suchen.

Im Vorwort der letzten Ausgabe seines Jesus-Buches von 1950 schreibt Schweitzer: »Als der geistige Herrscher des geistigen Reiches Gottes auf Erden ist er der Herr, der in unseren Herzen herrschen wird.« Es geht nicht um ein einfaches Übernehmen des Evangeliums Jesu, sondern nur um ein Sichaneignen desselben in seinem Geist. Protestantismus jedenfalls kann das Wagnis eingehen, wahrhaftig zu bleiben bei der Suche nach der Wahrheit und sie nicht letztlich von oben zu dekretieren. »Zum Wesen des Protestantismus gehört, das er eine Kirche ist, die nicht kirchgläubig, sondern christgläubig ist.«

GELEBTES CHRISTENTUM
IM TROPENWALD

Politisch sind die kolonialen Probleme, wie sie sich heraus-
gebildet haben, nicht zu lösen. Das Neue, das kommen muss,
ist, dass Weiß und Farbig sich in ethischem Geist begegnen.

Albert Schweitzer

HEIRAT MIT HELENE BRESSLAU

Am 18. Juni 1912 heiratete Albert Schweitzer seine langjährige Freundin Helene Bresslau. Helene wurde am 25. Januar 1879 in Berlin als Tochter des Historikers Harry Bresslau und dessen Frau Caroline Isay geboren, beide waren Juden. Der Vater musste deshalb in seiner akademischen Laufbahn mehrfach Zurückstufungen hinnehmen. Er selbst trat nicht zum Christentum über, doch seine drei Kinder ließ er 1886 evangelisch taufen, um ihnen das Entrée in die bürgerliche Gesellschaft zu erleichtern. Als Harry Bresslau 1890 einen Ruf an die Straßburger Universität erhielt, zog die Familie in die elsässische Hauptstadt. Für Helene als Freundin und Ehefrau Albert Schweitzers sollte das Christentum große Bedeutung erhalten.

Helene Bresslau war eine außergewöhnliche Persönlichkeit: gebildet, selbständig und einfühlsam. Sie teilte Schweitzers Auffassung, »nicht nur unser eigenes, sondern auch der anderen Wohl ... hat uns zu beschäftigen«, und wurde seine engste Vertraute. Doch trotz aller Zuneigung und geistigen Nähe konnte sich Schweitzer lange Zeit nicht zu einem Hochzeitsversprechen entschließen. Eine konventionelle Ehe schreckte Helene ohnehin ab. Sie schreibt Schweitzer 1905: »Deine Freundschaft, das ist mein Leben – und ich fühle, dass all mein Glück von Dir kommt – ... was wir einander sind und geben, muss sich umsetzen in Kraft, die sich im Tun gestaltet, und die Person muss dahinter zurücktreten.«

Mit Einverständnis ihrer Eltern baute sie sich eine Zukunft als unabhängige, berufstätige Frau auf: Nach der Ausbildung zur Lehrerin für die Höhere Töchterschule nahm sie Klavier- und

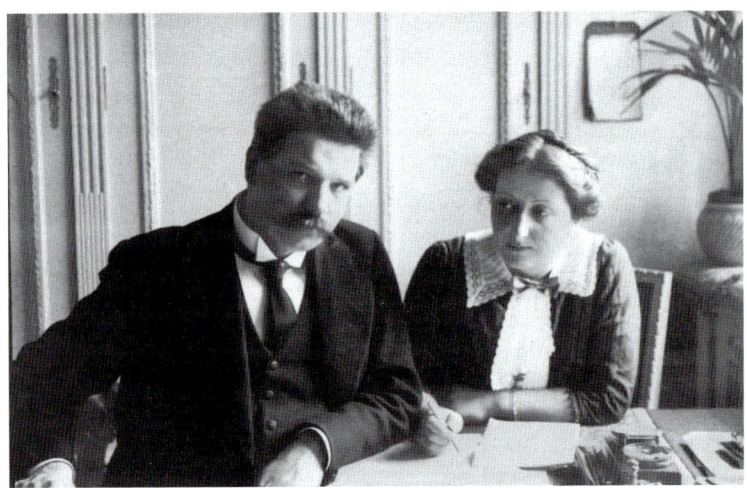

Helene und Albert Schweitzer in Günsbach, 1912

Gesangsunterricht, studierte Geschichte und Kunstgeschichte, absolvierte einen Krankenpflegekurs und arbeitete als Erzieherin und Fürsorgerin u. a. in England und Russland. Damit sie Albert Schweitzer bei dem geplanten Einsatz in Afrika unterstützen konnte, ließ sich Helene zudem zur Krankenschwester ausbilden. Die ersten Jahre in Lambaréné an der Seite ihres Mannes empfand sie als die glücklichste Zeit ihres Lebens.

BITTGÄNGE UND KISTENPACKEN

Schweitzer wusste von einem elsässischen Missionarsehepaar, dass sich in Französisch-Äquatorialafrika die Schlafkrankheit immer weiter ausbreitete und dort dringend ein Arzt benötigt wurde. Das in Paris ansässige Komitee der französischen Missionsgesellschaft stimmte seinem Vorhaben, im Ogowe-Gebiet ein Spital aufzubauen, erst nach langen Debatten zu. Die Mitglieder befürchteten, mit seiner undogmatischen und liberalen Sicht auf Gott und die Welt könne sich der Theologe und

Philosoph als zu wenig gläubig im Sinne der Kirche erweisen. In Gesprächen und Briefen erklärte Schweitzer, sich ausschließlich als Arzt zu betätigen. Er habe in den letzten Jahren so viel über Theologie reden müssen, dass es ihm »eine Erleichterung« sei, »Christus schweigend zu dienen«. Nunmehr unterbreitete ihm die Missionsgesellschaft ein vielversprechendes Angebot: Sie würde ihm auf dem Gelände der Station eines ihrer Häuser zur Verfügung stellen und ihn bei der Errichtung eines Spitals unterstützen. Die Kosten für seinen Aufenthalt, den Aufbau und Unterhalt sowie die medizinische Ausstattung des »Urwaldkrankenhauses« wollte Schweitzer selbst tragen.

Frühzeitig begann Schweitzer mit den Vorbereitungen: »Jetzt hieß es, nach Katalogen Bestellungen ausarbeiten, tagelang Besorgungen machen, in den Geschäften herumstehen und Waren aussuchen, Lieferungen und Rechnungen prüfen, Kisten packen, genaue Listen für die Verzollung aufstellen und dergleichen mehr. Was hatte ich an Zeit und Mühe aufzuwenden, bis ich die Instrumente, die Medikamente, die Verbandstoffe und alles, was zur Ausstattung eines Spitals gehörte, zusammen hatte, von den mit meiner Frau zusammen erledigten Beschaffungen für den Haushalt im Urwald nicht zu reden.«

Der Mediziner Hermann Baur, später Präsident des schweizerischen Hilfsvereins für das Lambarené-Spital, begegnete dem künftigen »Urwalddoktor« zum ersten Mal »inmitten von Kisten, Medikamenten, Instrumenten, Glasflaschen, Verbandszeug und ›Getüch‹ beim Packen«: »Er gönnte sich kaum Zeit zum Essen. Manchmal gab es sich, dass ich Damen, welche den merkwürdigen Professor und Urwaldarzt kennenlernen wollten, zu ihm in den Packraum zu führen hatte. Nach herzlicher Begrüßung – ›Sie sind rührend‹ – bat er sie – um die Zeit zu nützen – während des Gesprächs ihm zu helfen, etwa gebrauchte Schnüre aufzuwickeln oder alte Nägel zu sortieren. Ein kleines Beispiel seiner Gabe, zwei Sachen nebeneinander zu treiben, durch sein tätiges Helfen ansteckend zu wirken, und seines unbekümmerten Humors dazu. Musste ich ihm in der Stadt den Weg zeigen, zu einem Besuch oder Geschäft, so bat er mich zuweilen, nicht zu sprechen – im Gehen memorierte er einen Vortrag oder überdachte eins der vielen Probleme, die ihn beschäftigten.«

Waren aussuchen, Rechnungen prüfen, Listen aufstellen, Kisten packen – diese Tätigkeiten waren Schweitzer anfänglich etwas lästig, aber nach und nach wurde ihm klar, »dass auch die praktische Auseinandersetzung mit der Materie wert ist, mit Hingebung betrieben zu werden«. Irgendwann empfand er selbst bei der Aufstellung einer Bestellliste »künstlerische Genugtuung«.

Bittgänge zu Freunden, Verwandten und Bekannten brachten Schweitzer auch Demütigungen und Absagen ein, doch die meisten spendeten gern, weil sie ihn schätzten. Das Projekt selbst hatte ja »seine Berechtigung noch nicht durch Leistungen erwiesen« und mutete vielen abenteuerlich an. Geld kam vor allem aus elsässischen Kirchengemeinden, Konzerteinnahmen der Pariser Bachgesellschaft und von deutschen Professoren der Universität Straßburg. Das freute Schweitzer besonders, da er das Krankenhaus schließlich auf französischem Kolonialgebiet errichten wollte.

Die finanziellen Probleme konnten für etwa zwei Jahre im Voraus gelöst werden. Als aufmerksamer Beobachter sah Schweitzer Anzeichen für einen bevorstehenden Krieg: In Frankreich und Deutschland zog der Staat nach und nach das Gold aus dem Verkehr und ersetzte es durch Papiergeld. Auch die Beamtenlöhne wurden seit etwa zwei Jahren nicht mehr in Gold ausgezahlt. Er nahm zweitausend Mark in Gold mit nach Lambaréné, weil er und seine Frau »mit der Möglichkeit des Krieges rechnen müssten, wo dann irgendwo in der Welt draußen das Gold allenthalben seinen Wert behielte, während das Schicksal des Papiergeldes ungewiss sei und Bankkonten gesperrt werden könnten«.

Einen Teil der geschäftlichen Aufgaben übernahm Annie Fischer, die Witwe eines Professors der Chirurgie. Sie regelte in den folgenden Jahren in Europa dringliche Angelegenheiten, die von Lambaréné aus nicht zu klären waren, und wurde wie später Mathilde Kottmann und Emma Hausknecht für Schweitzer eine unverzichtbare Mitarbeiterin und Stütze.

ABSCHIED

Im Februar 1913 wurden die vollgepackten Kisten – an die siebzig Stück – zugeschraubt und in den Hafen von Bordeaux geschickt. Schweitzer hielt im März 1913 vor der Gemeinde von St. Nicolai eine Predigt, die er unter das Wort stellte: »Der Friede, welcher höher ist denn alle Vernunft, bewahre eure Herzen und Sinne in Christo Jesu.« Mit dem allgemein üblichen Segensspruch aus einem Brief des Apostels an die Philipper hatte Schweitzer stets seine Straßburger Predigten beendet. Diesmal war es ein richtiger Abschied – von seiner Gemeinde, seinen Freunden, aber auch von der *Vita contemplativa*.

»Nicht mehr zu predigen und nicht mehr Vorlesungen zu halten bedeutete einen schweren Verzicht für mich«, schreibt Schweitzer in seiner zweiten Autobiographie *Aus meinem Leben und Denken*. Er hat nie aufgehört, als Musiker, Philosoph, Theologe und Prediger tätig zu sein, stellte aber künftig das ethische Handeln in den Mittelpunkt.

Am Karfreitag 1913 verließ Schweitzer mit seiner Frau Günsbach. Seine Mutter konnte den Entschluss ihres Ältesten nicht akzeptieren und gehörte nicht zu jenen, die das Paar an der Bahnstation verabschiedeten. Das war schmerzlich, denn sie sollten sich nicht wiedersehen. Wenige Tage später, am 26. März, bestiegen Albert und Helene Schweitzer im Hafen von Bordeaux ein Schiff, das sie nach dreiwöchiger, bisweilen beschwerlicher Reise zur Westküste Afrikas brachte.

FRANZÖSISCH-ÄQUATORIALAFRIKA

Gabun, seit 1854 französische Kolonie und seit 1910 ein Teil von Französisch-Äquatorialafrika, hatten portugiesische Seefahrer im 15. Jahrhundert entdeckt. Die ersten Missionare, die bereits 1521 aus Portugal gekommen waren, bewirkten wenig. Bis zum 18. Jahrhundert beherrschten Sklavenhändler die Küstenstreifen, dann drangen Franzosen allmählich ins Landesinnere vor, das fast vollständig von tropischem Regenwald bedeckt war. Libreville, die spätere Hauptstadt, wurde 1847 als französische Hafen- und Siedlungskolonie für befreite Sklaven gegründet. 1860 hatten sich amerikanische Missionare in der Region niedergelassen. Weil sie nicht imstande waren, den Schulunterricht auf Französisch abzuhalten, wie die Regierung in Paris gefordert hatte, übernahm 1892 die Pariser Missionsgesellschaft die Obhut.

Das Ehepaar Schweitzer wurde in der Hafenstadt Kap Lopez vom Zoll »gnädig« abgefertigt, dann begann die abenteuerliche Fahrt auf den verzweigten Armen des Ogowe. Der Fluss gehört mit einer Länge von über 1200 Kilometern zu den größten Strömen Afrikas. Damals war er lediglich auf 350 Kilometern, vom Atlantik landeinwärts, befahrbar und dennoch die wichtigste Verkehrsader der Kolonie, in der es weder ausgebaute Straßen noch Eisenbahnen gab. In einem sehr flachen und breiten Boot wurden Schweitzer und seine Frau durch eine monotone, zugleich beeindruckende vorsintflutliche Regenwaldlandschaft den Ogowe hinaufgefahren, die Mannschaft musste stets auf der Hut sein vor gefährlichen Strömungen, unsichtbaren Sandbänken und im Wasser treibenden Baumstämmen. Das bislang auf der Reise Erlebte stimmte Schweitzer nachdenklich: »In die erhabenen Eindrücke der Natur mischt sich Schmerz und Bangen. Mit dem Dunkel des ersten Abends breiten sich die Schatten des Elends Afrikas über mir aus ... Und es wird mir gewisser als je, dass dieses Land helfende

Menschen braucht, die sich nicht entmutigen lassen.« Nach über 200 Kilometern hieß es ein letztes Mal umsteigen, und zwar in die aus einem Baumstamm hergestellten schmalen Boote der Einheimischen, sogenannte Kanoes. Schließlich erreichten Schweitzer und seine Frau die 1876 von dem amerikanischen Missionar und Arzt Dr. Nassau gegründete Station Lambaréné, wo sie herzlich in Empfang genommen wurden.

In seinen Berichten hat Schweitzer viele in Europa gängige Vorstellungen korrigiert; zum Beispiel erklärte er, eine Missionsstation sei etwas viel Komplexeres als eine Dorfpfarrei im »Urwald«: »sie ist ein Bischofssitz, ein Schulzentrum, ein landwirtschaftliches Unternehmen und ein Markt! Zu einer normalen Missionsstation gehören: ein Missionar als Stationsleiter, ein Missionar für Evangelisationsreisen, ein Missionar als Lehrer an der Knabenschule, eine Lehrerin für die Mädchenschule, ein oder zwei Handwerkermissionare und womöglich ein Arzt.« In Lambaréné lebten weitaus mehr Menschen: die Angehörigen der Missionare und zusätzliche Helfer. Die einheimischen Schulkinder blieben von Oktober bis Juli und arbeiteten für Unterkunft und Verpflegung auf der Station mit.

Auf dem hügeligen Gelände standen die Wohnhäuser der Missionare, ein Magazin, die Mädchen- und die Knabenschule – eine der Schulbaracken diente zugleich als Kirche –, später kamen die zum Spital gehörenden Bauten hinzu. Schweitzer und seine Frau bezogen ein Holzhaus mit einer Veranda: »Die Aussicht ist entzückend: unten der Flussarm, der sich an einzelnen Stellen zu einem See ausdehnt; ringsum Wald; in der Ferne wird ein Streifen des Hauptstromes sichtbar; dahinter liegen die Berge.«

Auf einer Fläche von 268000 Quadratkilometern, das ist die Hälfte Frankreichs, lebten damals weniger als eine Million Menschen, die etwa vierzig verschiedenen Ethnien angehörten. Ihre Dörfer lagen entweder am Wasser oder inmitten der Tropenwälder mit riesigen Bäumen, Schlinggewächsen und zuweilen mannshohem Savannengras. Die Siedlungen waren für die Weißen nur unter Strapazen zu erreichen. »Als eine dreißig Meter hohe, undurchdringliche Mauer ragt der Urwald zu beiden Seiten des schmalen Weges empor. Kein Lüftchen bewegt sich.« Fehlende Bewegung und unerträgliche Hitze machten Schweitzer besonders zu schaffen: »Man lebt wie in einem Gefängnis.« Umso mehr genoss er in der trockenen Jahreszeit von Ende Mai bis Anfang Oktober auf den dann freiliegenden Sandbänken des Ogowe eine leichte, den Strom heraufziehende Brise.

In der Region benötigten Europäer eine längere Akklimatisierungsphase und konnten laut Schweitzer höchstens die Hälfte von dem leisten, was sie in gemäßigtem Klima ausrichten. »Nach einem Jahr bereits beginnen sich Ermüdung und Anämie bei ihm bemerkbar zu machen. Nach zwei bis drei Jahren ist er zu richtiger Arbeit untauglich und tut am besten daran, auf mindestens acht Monate zur Erholung nach Europa zurückzukehren.« Die Lebenserwartung von französischen Kolonialsoldaten und Beamten lag bei etwa 60 Jahren. Die Kolonialbeamten wurden deshalb bereits im Alter von 47 Jahren in Pension geschickt. Schweitzer ordnete an, dass europäische Mitarbeiter regelmäßig sechs Monate »Auszeit« nahmen. Obwohl er selbst diesen Rhythmus nicht einhalten konnte, wurde er in Lambaréné stattliche neunzig Jahre alt.

Während der Regenzeiten von Mitte Januar bis Ende Mai sowie von Anfang Oktober bis Mitte Dezember öffnete der Himmel seine Schleusen, und der Tropenwald begann zu dampfen. Die Luftfeuchtigkeit war das ganze Jahr über sehr hoch, sodass die Kleidung in den Koffern und Schränken schnell klamm wurde, muffig roch und langsam vor sich hin moderte. Die am Körper getragene Kleidung war ohnehin sofort nassgeschwitzt und trocknete über Nacht nicht. Nur ein Tropenhelm bot Weißen Schutz vor der Sonne.

Medikamente und die Spitalausrüstung mussten stets sorgfältig verstaut werden. Manche aus Europa verschiffte Ladung mit Hilfsgütern, die Spender unprofessionell verpackt hatten, verdarb auf dem Transport nach Lambaréné. Und vor Ort drohten Termiten, die sich durch die Holzkisten fraßen, die kostbaren und knappen Medikamente und Verbandsstoffe zu beschädigen. Auch anderes Ungeziefer erschwerte den Alltag auf der Missionsstation. So klagt Schweitzer in einem seiner Berichte: »Oh, der Kampf mit dem kriechenden Getier in Afrika! Wie viel Zeit verliert man mit den zu ergreifenden Vorsichtsmaßregeln! Und mit welch ohnmächtiger Wut muss man immer wieder konstatieren, dass man dennoch überlistet wird.« Mehl und Mais lötete Helene Schweitzer in Büchsen ein, um sie etwa vor den gefürchteten kleinen Rüsselkäfern zu schützen. Stets musste man mit Spinnen, stechenden Insekten, kleinen Skorpionen rechnen und entsprechend umsichtig sein. Die gewöhnlich nachts zu Raubzügen ausschwärmenden Wanderameisen waren für andere Kleintiere und Menschen eine echte Plage. Sie mussten mit einer Mischung aus desinfizierendem Lysol und Wasser bekämpft werden, die kleinen roten Ameisen dagegen duldete Schweitzer in seinem Zimmer.

DER SCHWIERIGE AUFBAU DES SPITALS

In Französisch-Äquatorialafrika gab es damals so gut wie keinen modernen Arzt, nur Medizinmänner. Deren magische Praktiken und damit auch die traditionellen Naturheilverfahren versuchten Missionare aus Europa und Amerika zu unterbinden.

Noch ehe Schweitzer Zeit gefunden hatte, die Medikamente und Instrumente auszupacken, war er von Kranken umlagert. Da weder die Wellblechbaracke gebaut worden war, in der das Spital eingerichtet werden sollte, noch der zuvor engagierte Dolmetscher seinen Dienst angetreten hatte, gestaltete sich der

Anfang schwierig. Bis ein ehemaliger Hühnerstall notdürftig zum Konsultationsraum umfunktioniert war, untersuchte Schweitzer die Patienten im Freien oder bei Regen auf der Veranda seines Wohnhauses. Dank seiner geschickten Chirurgenhand, seiner sicheren Diagnosen und seiner Zuwendung zu den Kranken hat er auch unter solch schwierigen Bedingungen als Arzt viel geleistet. Bald behandelte er mit Unterstützung von Helene und zwei einheimischen Gehilfen täglich etwa dreißig bis vierzig Menschen. Sie litten meist an Malaria, Schlafkrankheit, Lepra, Amöbenruhr, Gelbfieber, Wurmkrankheiten, Hautgeschwüren und Hernien.

Nach und nach konnte der Spitalbetrieb »leidlich geregelt« werden. Jeden Morgen wurde die Hausordnung des Doktors vorgelesen. Alle Patienten erhielten bei ihrer Entlassung eine runde Pappscheibe, auf der eine Nummer stand, mit deren Hilfe Schweitzer, falls sie erneut behandelt wurden, schnell Informationen über sie in seinem Krankenbuch finden konnte.

Schweitzer wollte das Spital – entgegen den ursprünglichen Plänen der Mission – am Fuße des von ihm bewohnten Hügels errichten. Auf einer Konferenz in Samkita, zu der er Ende Juli 1913 in einem Kanoe fuhr, stimmten die Missionare seinem Vorschlag zu. Sie gewährten ihm auch einen Zuschuss von etwa 2000 Franken.

Beim Einebnen des Bauplatzes riss Schweitzer der Geduldsfaden, weil die fünf Arbeiter »an Faulheit Großartiges leisteten«. Er schreibt im Jahre 1914 in der für die damalige Zeit typischen Diktion über die »sozialen Probleme im Urwald«: »In Europa stellt man sich gerne vor, dass unter den Wilden für sehr mäßigen Lohn sich so viele Arbeiter anbieten, als gewünscht werden. Das Gegenteil ist der Fall. Arbeiter sind nirgends schwerer zu finden als unter den primitiven Völkern und werden im Verhältnis zur Arbeitsleistung nirgends so teuer bezahlt wie hier.« Der »Neger« sei allerdings nicht wirklich faul, wie man gemeinhin annehme. »Wer einmal die Leute eines

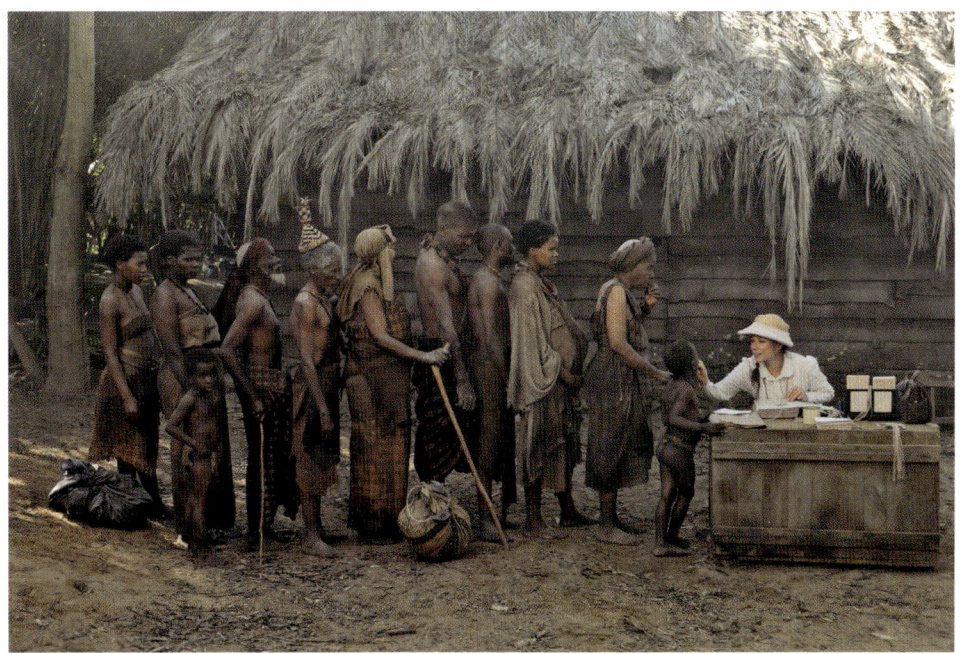

Helene Schweitzer (Barbara Hershey) im ersten Hospital in Lambaréné

Negerdorfes gesehen hat, wenn sie ein Stück Urwald ausroden, um eine neue Pflanzung anzulegen, der weiß, dass sie imstande sind, wochenlang mit Eifer und unter Anspannung aller Kräfte zu arbeiten.«

Seit »fünfzehn Schwarze in fast ununterbrochenem, sechs-unddreißigstündigem Rudern einen schwerkranken Weißen den Strom heraufbrachten«, sprach Schweitzer nicht mehr un-befangen von der Faulheit der Einheimischen. Er richtete sei-nen Arbeitstag darauf ein, Tagelöhner zumindest für zwei bis drei Stunden zu beaufsichtigen, was dazu führte, »dass ihnen der Schweiß auf der braunen Haut steht«. Das »Naturkind«, so nannte er die Schwarzen, sei ein »Gelegenheitsarbeiter«, der immer nur so viel arbeite, wie ihm von den Umständen abver-langt werde. »Bei geringer Arbeit liefert die Natur dem Einge-borenen so ziemlich alles, was er zu seinem Unterhalt im Dorfe braucht. Der Wald bietet ihm Holz, Bambus, Raphia und Bast zum Herstellen einer Hütte, die ihn gegen Sonne und Regen schützt. Er braucht nur noch etwas Bananen und Maniok zu pflanzen, zu fischen und auf die Jagd zu gehen, so hat er das Notwendige beisammen, ohne sich als Arbeiter verdingen und regelmäßig verdienen zu müssen.«

Im Spätherbst 1913 konnte die Wellblechbaracke bezogen werden. Schweitzer hatte die Konstruktion sehr genau durchdacht und selbst mit Hand angelegt: »So ist die Baracke bei aller Einfachheit und Kleinheit außerordentlich zweckmäßig geraten. Jede Ecke ist ausgenützt.« Die Fußböden waren aus Zement. Zum Schutz vor Moskitos wurden in die bis unter das Doppeldach reichenden großen und nicht verglasten Fensteröffnungen kleine Drahtgitter eingesetzt. Die Luft konnte ständig zirkulieren. »Jedermann ist erstaunt, wie kühl es bei mir ist, obwohl Wellblechbaracken in den Tropen als unerträglich heiß verschrien sind«, berichtete Schweitzer mit gewissem Stolz. In dem acht Meter langen und vier Meter breiten Gebäude fanden ein kleines Untersuchungszimmer, ein Operationsraum und eine winzige Apotheke Platz. Nach und nach entstanden daneben Bambushütten, darunter eine Wartehalle für Kranke.

Helene – in seinen Mitteilungen bisweilen liebevoll »Frau Doktor« genannt – übernahm von Anfang an viele Aufgaben: Sie reinigte die medizinischen Instrumente, bereitete Operationen vor und assistierte Schweitzer dabei. Neben der Aufsicht über das Dienstpersonal für ihren eigenen Haushalt hatte sie »die Oberaufsicht über die Verbandstoffe und die Operationswäsche«. Gelegentlich begleitete sie ihren Mann auf andere Missionsstationen, wo sie Patienten vor Ort pflegte.

Mit dem Heilgehilfen und Dolmetscher Joseph Azowani vom Stamme der Galoa war Schweitzer »immer zufrieden«: »Zwar kann er weder lesen noch schreiben. Trotzdem irrt er sich nicht, wenn er eine Arznei vom Schafte der Apotheke herunterlangen soll. Er erinnert sich des Wortbildes der Inschrift und liest diese, ohne die Buchstaben zu kennen. Sein Gedächtnis ist großartig, seine Begabung für Sprachen hervorragend. Er beherrscht acht Negerdialekte und spricht nicht übel französisch und englisch.« Schweitzer zahlte Joseph, der als Koch in Kap Lopez monatlich 120 Franken verdient hatte, ein Gehalt von 70 Franken.

SKEPSIS UND VERTRAUEN

Joseph war es auch, der Schweitzer mit den kulturellen Gepflogenheiten der Einheimischen bekannt machte. Seine Ratschläge erwiesen sich als nützlich, um ihr Vertrauen zu gewinnen. Schweitzer musste erleben, welch verhängnisvolle Macht die »Fetischmänner« ausübten. Er wusste, dass es kontraproduktiv wäre, deren archaische Heilkunst völlig zu verdrängen. Sein Bestreben war es daher, das Spital auf »afrikanische Weise« einzurichten und die westliche Schulmedizin auf »afrikanisch« zu praktizieren. Der Gehilfe erklärte ihm wiederholt, dass sich Fetischmänner nicht mit besonders schweren oder gar hoffnungslosen »Fällen« abgaben, »um den Ruf ihrer Heilkunst so wenig wie möglich in Gefahr zu bringen«. Diesen Standpunkt akzeptierte Schweitzer nicht, schließlich hatte ihn die Anteilnahme am Schicksal aller nach Afrika geführt. Josephs Hinweis, dass man den afrikanischen Kranken oder ihren Angehörigen keinesfalls Hoffnung auf Genesung machen dürfe, wenn diese an und für sich gar nicht mehr bestand, nahm er hingegen sehr ernst. »Tritt der Tod ein, ohne gebührend vorausgesagt worden zu sein, so wird daraus geschlossen, dass der Arzt nicht wusste, dass die Krankheit diesen Ausgang nehmen würde, und sie also nicht richtig erkannt habe.« Die Afrikaner, die Schweitzer im damals üblichen Jargon »Eingeborene« nannte, hatten ein beinahe unmittelbares Verhältnis zur Natur. Bedingt durch die besonderen Gefahren, denen sie täglich ausgesetzt waren, gingen sie traditionell offen mit dem Tod um. Er wurde leichter hingenommen als in der westlichen Zivilisation, erfuhr Schweitzer: Die Angst vor dem Tod banne man kollektiv mittels magisch-mythischer Praktiken. Demzufolge müsse man den »Eingeborenen« schonungslos die Wahrheit sagen. »Sie wollen sie erfahren und können sie ertragen. Der Tod ist ihnen etwas Natürliches. Sie fürchten ihn nicht, sondern sehen ihm ruhig entgegen.« Habe ein Arzt den Tod eines Kranken vorausgesagt, der sich dann wider Erwarten doch nicht einstellt, genieße er fortan noch höheres Ansehen, weil er auch Krankheiten heilen könne, die zum Tode führen.

Schweitzer zählte sich zu den Ärzten, »die … sich in ständiger Sorge um das Ergehen ihrer Schwerkranken und Operierten verzehren«. Vergebens habe er sich »zu dem Gleichmute zu erziehen versucht«, der dem Arzte bei aller Teilnahme an den Leiden seiner Kranken »das Haushalten mit seinen seelischen Kräften« ermögliche. In der Anfangszeit starb glücklicherweise keiner seiner Patienten, was dem Vertrauen in seine ärztliche Kunst und seiner Seele zuträglich war.

Empathie bewahrte ihn nicht vor Konflikten, zum Beispiel wenn die Amputation von Gliedmaßen zur Rettung des Lebens – zumindest nach Maßstäben der westlichen Medizin – notwendig erschien: »Wir müssen uns … die Amputation selbst da versagen, wo sie in Europa, mit Rücksicht auf das bedrohte Leben des Patienten, als ganz selbstverständlich vorgenommen wird. Sonst heißt es bis in die fernsten Gegenden, der Doktor zu Lambaréné schneide den Leuten Arme und Beine ab, was gar viele abschrecken würde, hier Hilfe zu suchen.« Schweitzers Vorsicht wirkte sich positiv aus. Zum einen war er genötigt, andere Wege der Heilung zu probieren. Zum anderen führte »die im Spital zu Lambaréné von jeher geübte Zurückhaltung im Amputieren« dazu, dass Kranke sogar von sich aus darum baten. Sein Ruf als »Urwalddoktor« verbreitete sich binnen kurzer Zeit im Regenwald über Hunderte von Kilometern.

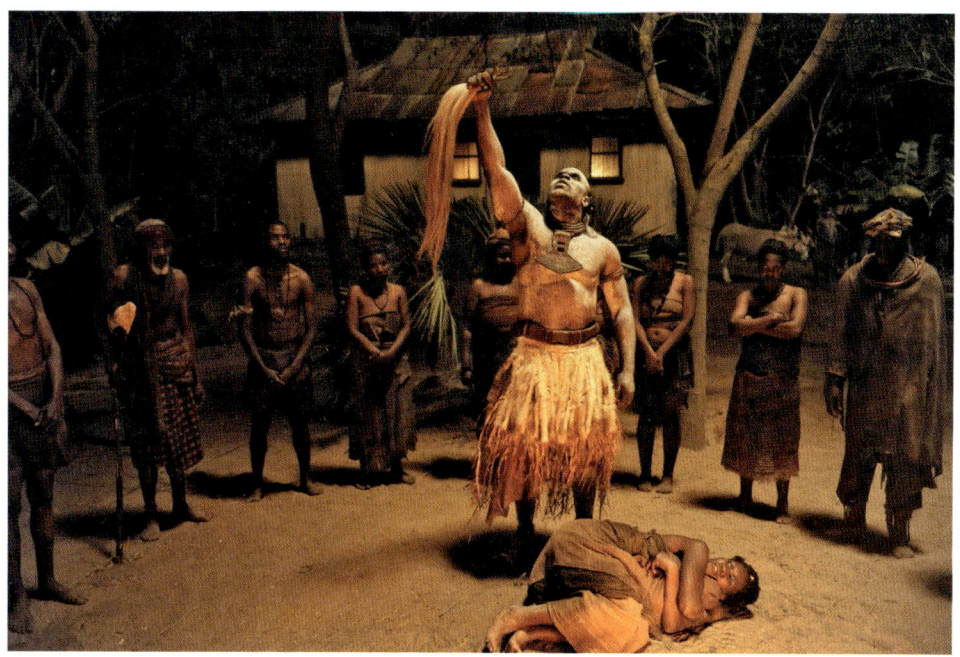

Der Oganga (Michael Dube) demonstriert seine Macht

Zu den Missionaren vor Ort entwickelten sich bald ver-
trauensvolle Kontakte. Dass einige in Dingen des Glaubens
strenger dachten als andere, spielte ebenso wenig eine Rolle
wie die dogmatischen Ansichten der Pariser Missionsgesellschaft. »Wollten sie [die Missionare] von ihren Zuhörern verstanden werden, so konnten sie nicht anders, als ihnen das einfache Evangelium vom Freiwerden von der Welt durch den
Geist Jesu verkünden, wie es aus der Bergpredigt und den herr-
lichsten Sprüchen Pauli an uns ergeht. Mit Notwendigkeit trugen sie ihnen das Christentum in erster Linie als ethische Religion vor.« Als Schweitzer Predigten übernehmen sollte,
willigte er ein: »Die Worte Jesu und Pauli denen verkünden zu
dürfen, denen sie etwas Neues waren, erschien mir als etwas
Herrliches.«

ARREST

Am 5. August 1914 gelangte die Nachricht vom Ausbruch des Ersten Weltkrieges nach Lambaréné. Schweitzer, auf Grund der Einverleibung des Elsass in das Deutsche Reich deutscher Staatsbürger, galt aus der Sicht Frankreichs automatisch als Verbündeter des Feindes und wurde von den alliierten Truppen auch entsprechend behandelt. »Bereits am Abend jenes Tages empfingen wir Weisung, dass wir uns als Gefangene zu betrachten hätten, bis auf weiteres zwar in unserer Wohnung verbleiben dürften, jeglichen Verkehr mit den Weißen und Eingeborenen aber aufgeben müssten und den Anordnungen der schwarzen Soldaten, die wir als Wächter bekamen, unbedingten Gehorsam schuldig wären.«

Teils aus verinnerlichter Unterwürfigkeit gegenüber dem privilegierten »weißen Mann«, teils aus Ehrerbietung gegenüber dem Tropendoktor, auf den sie ja angewiesen waren, fanden es die Einwohner von Lambaréné unbegreiflich, Schweitzer an seiner humanen Tätigkeit zu hindern und ihn gar einzusperren. Der Hausarrest wurde nach kurzer Zeit aufgehoben, aber es fehlte wegen der unterbrochenen Verbindungen zu den Gebern in Europa an Medikamenten und Geld. Schweitzer musste Schulden machen, um das Nötigste kaufen zu können.

Neun Monate »Robinsondasein« in einem einsamen Haus an der Ogowemündung kamen ihnen fast märchenhaft vor, brachten jedoch weder der aufs äußerste erschöpften Helene noch Albert Schweitzer wirkliche Erholung. Trotz seiner angegriffenen Gesundheit wandte er sich wieder der Kulturphilosophie zu, die unter dem Eindruck des Ersten Weltkrieges eine intentionale Wandlung erfahren hat. (Darauf wird im Kapitel »Ethik aus Ehrfurcht« eingegangen.)

Im September 1917 wurden Albert und Helene Schweitzer unter Bewachung auf das nächste Schiff nach Europa gebracht. Es blieb nur wenig Zeit, um die Manuskripte in die Obhut eines

Missionars zu geben und das Gold, das er im Hinblick auf einen etwaigen Krieg mitgenommen hatte, bei einem befreundeten englischen Holzhändler zu vorteilhaftem Kurse gegen französische Scheine einzutauschen, die sie in ihre Kleidung einnähten. In Bordeaux tagelang in einer eisigen Zelle eingesperrt, erkrankte Albert an Ruhr, Helenes Erkältung wurde immer schlimmer. Ende November wurden sie in das Lager Garaison in den Pyrenäen gebracht, und von Januar bis Juli 1918 mussten sie im Lager St. Rémy de Provence ausharren.

ZURÜCK IM ELSASS

Schwerkrank kehrten Helene und Albert Schweitzer ins Elsass zurück. Kaum von einer Operation genesen, übernahm er in Straßburg eine Assistenzarztstelle am Bürgerhospital und wieder ein Vikariat an St. Nicolai. Im Januar 1919 wurde Tochter Rhena geboren. Seine geistige Arbeit, für ihn die Quelle »moralischer Gesundheit«, setzte Schweitzer fort, er fühlte sich aber wie »ein unter die Möbel gerollter und dort verlorener Groschen«. Dies sollte sich ändern nach der Einladung von Erzbischof Nathan Söderblom, im Frühjahr 1920 in Uppsala Vorlesungen über die inzwischen vorangeschrittene Kulturphilosophie zu halten. Mehrere Monate reiste er quer durch Schweden, wo seine Orgelkonzerte und Vorträge großen Zuspruch fanden. Sein Selbstvertrauen wuchs, und von den Honoraren konnte Schweitzer seine Schulden begleichen. Vortrags- und Konzertreisen in weitere Länder sowie die Veröffentlichung seines Berichts über die ersten Jahre in Lambaréné *Zwischen Wasser und Urwald* brachten zusätzliche Einnahmen und Anerkennung. Die Theologische Fakultät der Universität Zürich ernannte Schweitzer 1921 zum Ehrendoktor und bot ihm einen Lehrstuhl an, doch er bereitete einen zweiten längeren Aufenthalt in Afrika vor. Die Reise wurde wegen Helenes lebensbedrohlicher Erkrankung mehrfach verschoben. Nachdem er ein Haus in Königsfeld im Schwarzwald gebaut hatte, dessen Klima der Gesundheit seiner Frau zuträglich war, fuhr Schweitzer im Februar 1924 mit Noël Gillespie nach Lambaréné. Der junge Mann hatte in Oxford Chemie und Medizin studiert und sich als Helfer angeboten. Dass Helene »das Opfer brachte, unter diesen Umständen mit der Wiederaufnahme des Wirkens in Lambaréné einverstanden zu sein, habe ich nicht aufgehört, ihr zu danken«, schreibt Schweitzer.

ZWEITE AFRIKAREISE: WIEDERAUFBAU DES SPITALS

Während seiner siebenjährigen Abwesenheit hatten sich Gräser und Schlingpflanzen das Gelände zurückerobert. Die Hütten und Holzbauten waren verfault und in sich zusammengestürzt. Einzig eine Wellblechbaracke stand noch. Bis zum Herbst 1925 baute Schweitzer das Spital mit Hilfe eines Kredits der Pariser Mission wieder auf. »Mein Leben verlief in der Art, dass ich morgens Arzt und nachmittags Baumeister war.« »Ich trage manches im Schädel, aber das Bauen ist vordringlicher«, heißt es in einem Brief. Drei Ärzte aus dem Elsass unterstützten Schweitzer inzwischen bei der Betreuung der Patienten, deren Zahl stetig zunahm.

Selbst in den Abendstunden konnte sich Schweitzer der Mystik Pauli nicht zuwenden, weil nun eine schwere Hungersnot dem Land zusetzte. »Wie viele Fahrten mussten wir mit unseren beiden Motorbooten ›Tack så mycket‹ und ›Raarup‹ (ein Geschenk schwedischer bzw. jütländischer Freunde) unternehmen, um irgendwo Reis aufzutreiben, wenn nichts mehr zur Ernährung der Insassen des Spitals vorhanden war.« Als wäre das nicht schon genug, grassierte auch noch die Ruhr.

VERLEGUNG DES HOSPITALS

Die Epidemie zeigte, wie schnell die Kapazität des Spitals erschöpft war. Die Bauten »reichten allenfalls für die fünfzig Kranken samt ihren Begleitern aus der früheren Zeit aus, aber nicht für die hundertfünfzig, die wir nun allabendlich zu beherbergen hatten«, schreibt Schweitzer. Sämtliche Kranke infizierten sich, denn es gab keine Isolierbaracken: »Es waren furchtbare Zeiten!«

Da auf dem Gelände der Missionsstation keine weiteren Baracken errichtet werden konnten, erwarb er drei Kilometer flussabwärts eine Konzession für siebzig Hektar Land. Nun gab es genügend Platz, um bei Bedarf die Krankenstationen, Isolierbaracken und Unterkünfte für psychisch Kranke sowie für europäische Mitarbeiter, einheimisches Personal und Angehörige der Patienten zu erweitern. Hier konnte man auch einen Brunnen graben und damit neuen Ruhrepidemien vorbeugen.

Schweitzer verzichtete diesmal weitgehend auf Tagelöhner. In der Regel waren bis zu fünfzehn arbeitsfähige Patienten oder deren Angehörige im Einsatz, die beaufsichtigt werden mussten: »Sich selbst überlassen, würden die Leute fast gar nichts leisten. Warum sollten auch sie, die gerade jetzt hier sind, sich anstrengen, damit andere, die in einigen Monaten im Spital sein werden, Mais zu essen haben und gar in guten Baracken hausen?« Die medizinische Betreuung der Kranken delegierte Schweitzer an seine Kollegen Dr. Neßmann und Dr. Lauterbach sowie Dr. Trensz, der Dr. Neßmann bald ablöste. Das Amt des Aufsehers übernahm er selbst, »weil die ständig wechselnde Schar der sich aus Begleitern von Kranken und Genesenden rekrutierenden ›Freiwilligen‹ nur die Autorität des ›alten‹ Doktors gelten ließ«. Dass er auch selbst zur Axt und zur Schaufel griff, dokumentiert eine Inschrift in einem Gebäude auf dem neuen Spitalgelände von Lambaréné. Dort heißt es: »A. Schweitzer, ingénieur (Ingenieur) – A. Schweitzer, maçon (Maurer) – A. Schweitzer, menuisier (Schreiner).«

Seine Aufgabe war außerordentlich anstrengend und nicht ungefährlich. Auch der Himmel musste ständig beobachtet werden, damit niemand von einem Tornado überrascht wurde. Die Patienten durften keinesfalls nass werden; das hätte Malariaanfälle hervorrufen können.

MITTEILUNGEN AUS LAMBARÉNÉ

Den Neubau des Spitals hatte Schweitzer nur dank der Unterstützung von Anhängern und Freunden in Europa wagen können. In seinen *Mitteilungen* legte er jenen, die sein Werk unablässig mit Spenden finanzierten, gleichsam Rechenschaft ab. Im folgenden Bericht aus dem Spätherbst 1925 versteckt er die mannigfachen Probleme hinter Komik: »Ein Tag da oben verläuft wie eine Symphonie. Lento: Verdrossen empfangen die Leute die Äxte und Buschmesser, die ich ihnen beim Landen austeile. Im Schneckentempo geht es an die Stelle, wo Gebüsch und Bäume niedergelegt werden sollen. Endlich steht jeder an seinem Platze. Behutsam werden die ersten Striche getan. – Moderato: Äxte und Buschmesser laufen in überaus mäßigem Takte. Vergebens versucht der Dirigent, das Tempo zu beschleunigen. Die Mittagspause macht dem langweiligen Stück ein Ende. – Adagio: Mit Mühe habe ich die Leute wieder auf die Arbeitsstelle im dumpfen Walde gebracht. Kein Lüftchen regt sich. Von Zeit zu Zeit hört man einen Axtstreich. – Scherzo: Einige Späße, zu denen ich mich in der Verzweiflung aufraffe, gelingen mir. Die Stimmung belebt sich. Lustige Worte fliegen hin und her. Einige Leute fangen an zu singen. Es wird auch schon etwas kühler. Ein Lüftchen stiehlt sich von Fluss herauf in das Dickicht. – Finale: Die Lustigkeit hat alle erfasst. Dem bösen Wald, um dessentwillen sie hier stehen müssen, statt ruhig im Spitale sitzen zu dürfen, soll es übel gehen. Wilde Verwünschungen werden gegen ihn laut. Johlend und kreischend geht man ihm zu Leibe. Äxte und Buschmesser hämmern um die Wette. Jetzt aber darf kein Vogel auffliegen, kein Eichhörnchen darf sich zeigen, keine Frage darf gestellt werden, kein Befehl darf ergehen. Bei der geringsten Ablenkung wäre der Zauber aus. Die Äxte und Buschmesser kämen in Ruhe, und die Leute würden sich über das Gesehene oder Gehörte bereden und wären nicht mehr in Gang zu bringen. Zum Glück kommt keine Ablenkung. Das Toben geht weiter. Wenn dieses Finale nur eine gute halbe Stunde anhält, war der Tag nicht verloren. Und es hält an, bis ich ›Amani! Amani!‹ (Genug! Genug!) rufe und der Arbeit für heute ein Ende setze.«

Die Unterkünfte wurden nach Schweitzers Vorgaben gebaut. Hermann Baur weist auf die Vorteile der Pfahlbaracken hin: »Schutz gegen Hochwasser vom Fluss oder Tornado, kein zeitraubendes Einebnen des stark geneigten Ufergeländes, Schutz gegen Tiere, Reserveraum für spätere Jahre. Ost-West-Orientierung des Giebels und ein luftiger Dachraum (Doppeldach) ergeben größtmöglichen Schutz vor der Hitze der Äquatorsonne. Ein großes Vordach gibt Schatten und den vielen Kochfeuern der Eingeborenen Schutz.« Die Wände waren aus Hartholz.

Nach eineinhalb Jahren war die Verlegung des Spitals abgeschlossen. Am 21. Januar 1927 zogen die letzten Kranken um. Schweitzer war zufrieden: »Als ich an jenem Abend herumging, scholl es mir von allen Feuern und aus allen Moskitonetzen entgegen: ›Das ist eine gute Hütte, Doktor, eine gute Hütte!‹ Zum ersten Male, seitdem ich in Afrika wirkte, waren meine Kranken menschenwürdig untergebracht!« Nun konnte das »Urwaldhospital« bis zu zweihundert Patienten und ihre Angehörigen aufnehmen.

Im Sommer 1927 fuhr Schweitzer nach Europa. Das Spital wusste er in den Händen bewährter Ärzte, weißer Pflegerinnen und einheimischer Helfer. Schweitzer unternahm in den folgenden beiden Jahren neue Vortrags- und Konzertreisen. Endlich war es ihm auch möglich, weiter an der *Mystik des Apostels Paulus* zu arbeiten. Seine Bekanntheit wuchs, er gewann namhafte Freunde und neue Unterstützer, wurde geehrt. In Prag nahm er die Ehrendoktorwürde der Karls-Universität entgegen. Die Stadt Frankfurt verlieh ihm den Goethepreis. Mit dem Preisgeld finanzierte er den Bau eines eigenen Hauses in Günsbach, das zum »europäischen Stützpfeiler« des Spitals werden sollte. Auch Mitarbeiterinnen konnten sich dort von Einsätzen im »Urwaldkrankenhaus« immer wieder erholen.

Im Dezember 1929 begab er sich mit seiner Frau wieder nach Lambaréné. Dort hatten sich die Baracken für die Ruhrkranken während einer großen Epidemie, die bei seiner Ankunft gerade zu Ende ging, wiederum als zu klein erwiesen. Für die Neubauten konnten diesmal auch Zementsteine verwendet werden, die Unterkünfte wurden schneller fertig und waren stabiler. Eine Spende ermöglichte den Bau großer Zisternen, in denen das Regenwasser gesammelt wurde.

Voller Stolz berichtet Schweitzer im letzten Kapitel seiner Autobiographie: »Auf Hunderte von Kilometern im Umkreis ist das Spital jetzt bekannt. Es finden sich Leute zur Operation bei uns ein, die wochenlang unterwegs waren, um zu uns zu gelangen.« An Spitzentagen wurden einige hundert Patienten behandelt, die unter Infektionen, Geschwüren, Hernien und verschiedensten Verletzungen litten. Da »nun genügend Ärzte und Krankenpflegerinnen« da waren, »um, ohne uns aufzureiben, das Nötige zu tun«, fühle er sich an den Abenden noch frisch genug zu geistiger Beschäftigung. Helene musste Ostern

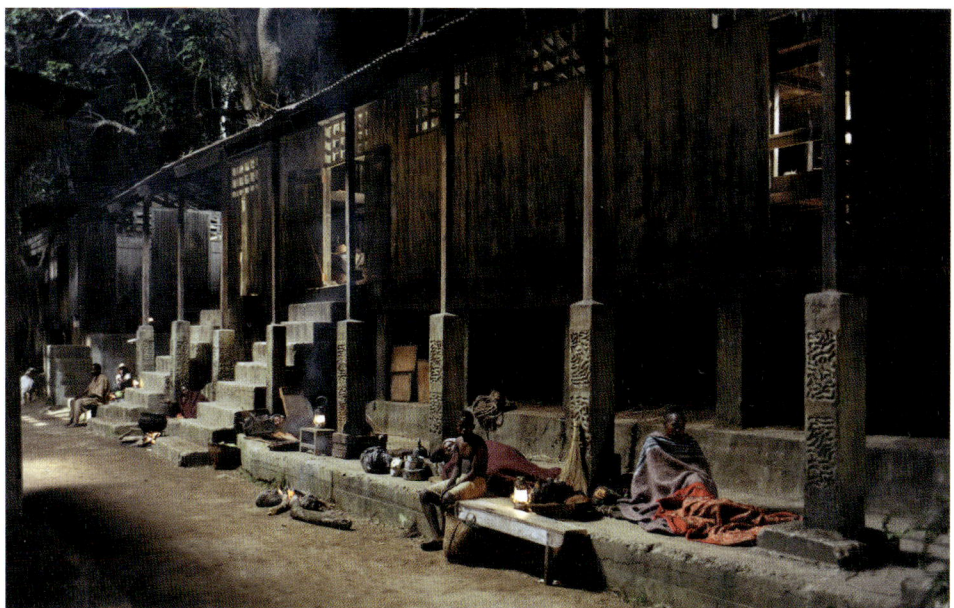

Das Krankendorf bei Nacht

1930 nach Hause zurückkehren; das Tropenklima griff ihre Gesundheit zu sehr an.

In den dreißiger Jahren pendelte Schweitzer in kürzerem Rhythmus zwischen Afrika und Europa, wo seine Anerkennung als Kulturphilosoph, Theologe, Organist und »Urwaldarzt« einen neuen Höhepunkt erreichte. Mit den Einnahmen aus seinen Vorlesungen, Konzerten und Schallplatteneinspielungen sowie Spenden konnte das Spital weiter finanziert werden. Deutschland hat er von Anfang 1933 bis Ende 1948 nicht betreten.

»SICH NICHT UNTERWERFEN LASSEN«

Angesichts drohender Kriegsgefahr fuhr Schweitzer Anfang 1939 mit demselben Schiff nach Port Gentil zurück, nachdem er im Elsass in wenigen Tagen das Dringendste geregelt und sich mit Medikamenten eingedeckt hatte. Helene und Rhena besuchten ihn im Frühsommer für wenige Wochen in Lambaréné. Wieder in Frankreich, heiratete die Tochter einen Orgelbauer. Ihre Familie überstand die Flucht vor den Deutschen und konnte sich Anfang 1943 in die Schweiz retten.

Die Auswirkungen des Krieges waren auch in Lambaréné zu spüren. Die meisten afrikanischen Helfer mussten entlassen werden, auch die Zahl der europäischen Mitarbeiter wurde reduziert. Neben Schweitzer arbeiteten dort nur noch ein Arzt, Ladislas Goldschmid, ein ungarischer Jude, und vier weiße Pflegerinnen, bis im Januar 1940 Anna Wildikann, eine Ärztin aus Riga, zum zweiten Mal nach Lambaréné kam. Bei den Kämpfen zwischen Truppen de Gaulles und der Vichy-Regierung wurde das Spital zwar geschont, weil aber die Vorräte bald zur Neige gingen und aus Europa keine Hilfsgüter zu erwarten waren, konnten fast nur noch Notfälle behandelt werden. Wären im Mai 1942 nicht 28 Kisten mit Medikamenten aus den USA angekommen, hätten die Behandlungen völlig eingestellt werden müssen. Diese Gabe war Helenes mehrwöchigen Vortragsreisen 1937/38 durch die USA zu verdanken. Nach einer schwierigen und langwierigen Fahrt, die sie aus dem nicht besetzten Teil Frankreichs über Portugal und Angola im August 1941 nach Lambaréné führte, unterstützte sie ihren Mann und seine erschöpften Mitarbeiterinnen und Mitarbeiter.

DAS KRANKENDORF NACH DEM ZWEITEN WELTKRIEG

Spenden, die vor allem aus den USA eingingen, ermöglichten es Schweitzer nach 1945, die Versorgung der Kranken wieder zu erweitern. Zeitweise waren 30 bis 40 Personen – fünf bis sieben gut ausgebildete Ärzte, um die 15 weiße Pflegerinnen, einheimische Helfer und mithelfende Gäste – im Krankendorf tätig. In den fünfziger, sechziger Jahren war das Spital mit allem

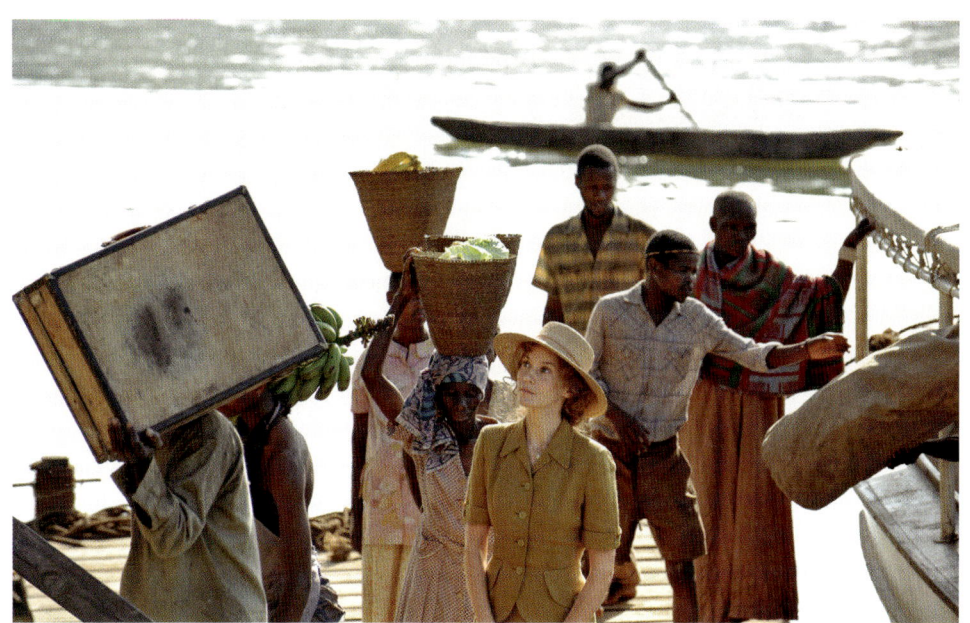

Ankunft Rhena Schweitzers (Jeanette Hain) in Lambaréné

Erforderlichen ausgestattet. Es gab einen Operationssaal, einen modernen Sterilisierungsraum und eine klimatisierte Röntgenstation. Vier Generatoren sicherten die Energieversorgung. Das Labor verfügte über elektrische Photometer, Mikroskope, Zentrifuge, Kühl- und Wärmeschrank, die Zahnstation über einen elektrischen Bohrer mit Pressluft und Aspirator. Geräte für EKG, Spiegelungen innerer Organe, ein nicht fest installierter Röntgenapparat und ein Gefrierschnittmikrotom ermöglichten genaue Diagnosen. Schwerkranke und psychisch Kranke waren in speziellen Häusern untergebracht, die Isolierbaracken wurden erweitert, wenn die Mittel ausreichten. Mit den 147 000 Kronen, die er für den Friedensnobelpreis erhielt, konnte Schweitzer den Bau eines Lepradorfes außerhalb des Spitalgeländes finanzieren.

Für ein Mindestmaß an Sauberkeit, sterile Instrumente und Verbände war stets gesorgt. Die Wände der Einrichtungen wurden regelmäßig – jeden Sonntag – mit Lysol gewaschen. Andere westliche Standards hinsichtlich der Hygiene waren für Schweitzer in seinem Krankendorf nie das Maß aller Dinge. Er ließ für die einheimischen Patienten keine Toiletten bauen und arrangierte sich damit, dass neben den Kranken deren Angehörige und Nutztiere unterzubringen waren. Alles andere wäre seiner Ansicht nach un-afrikanisch gewesen.

Er lebte selbst spartanisch und sperrte sich auch gegen modernere Sanitäranlagen für Mitarbeiter und Besucher. Deren Zimmer waren einfach und praktisch eingerichtet. In den Zimmern standen ein Bett, ein Tisch, ein Stuhl, eine Kommode, zwei Petroleumlampen, ein Waschtisch mit Schüsseln und Kannen mit gefiltertem Flusswasser. Abgekochtes Trinkwasser wurde in Glasflaschen aufbewahrt.

ALLTAG IM HOSPITAL

Der Tagesablauf im »Urwaldhospital« war durch einen straffen, geradezu »preußischen« Zeitplan geregelt: Um sechs Uhr morgens wurden die Mitarbeiter durch Schläge gegen zwei Eisenbahnschienen geweckt. Gegen sieben Uhr frühstückten sie zusammen, eine Stunde später begann die erste Arbeitsphase von vier Stunden. An das gemeinsame Mittagessen um zwölf Uhr schloss sich eine zweistündige Siesta und eine weitere Arbeitsphase an. Beim gemeinsamen Abendessen, zu dem sich alle um achtzehn Uhr im Speisesaal einfanden, tauschte man sich über die Erlebnisse des Tages aus. Zum normalen Krankenhausbetrieb gehörten Untersuchungen, Visiten, Injektionen, das Verabreichen von Tabletten, Einweisungen, Entlassungen, Entbindungen. An zwei Tagen wurde operiert. Daneben mussten der Hüttenbau und die Instandhaltung des Spitals sowie die Arbeiten in den Pflanzungen, im Garten, in der Küche und der Wäscherei organisiert werden.

Das Krankendorf nach dem Zweiten Weltkrieg

Jedem Arzt stand ein einheimischer Mitarbeiter zur Seite, der als Dolmetscher fungierte, weil sich die Patienten meist nur in den Stammessprachen Fang und Galoa verständigen konnten.

Im hohen Alter praktizierte Albert Schweitzer nicht mehr als Arzt, beaufsichtigte aber weiterhin die Bau- und Reparaturarbeiten und betätigte sich als Orgelspieler. Trotz der im Alter häufig auftretenden »Schreibkrämpfe« diktierte er die Korrespondenz nicht. Er war ein klassischer Frühaufsteher und stets als Erster auf den Beinen. Nach dem Frühstück teilte er die arbeitsfähigen Kranken, die sich vor seinem Haus versammelten, in Gruppen zur Arbeit ein. Seine Ausdauer und sein eiserner Wille beeindruckten auch den amerikanischen Publizisten Norman Cousins, der Schweitzer 1957 aufsuchte: »Das Hemd des Doktors war zum Auswringen nass. Sein Haar lag in feuchten grauen Klumpen auf seiner Stirn. Wieder musste ich mich erst daran erinnern, dass er zweiundachtzig war. Allein das Schritthalten mit ihm, wenn er von einem Ort zum anderen eilte, war eine Heldentat an Ausdauer.«

Lambaréné war unter der Regie von Albert Schweitzer »kein Spielplatz für geistigen Ehrgeiz«. Niemand durfte oder konnte ihn vom Tätigsein abhalten. Wer sich für längere Zeit als Gast oder Besucher dort aufhielt, wurde zu anfallenden Arbeiten herangezogen. Schweitzer bekamen sie außerhalb der Mahlzeiten wenig zu Gesicht. »Jeder Mitarbeiter in seinem Stab war sich selbst überlassen«, scheibt Cousins, »das heißt, wenn er seinen Pflichten gewachsen war. Wenn nicht, schritt der Doktor ein und versuchte, ihn auf die rechte Bahn zu bringen; blieb die Leistung dennoch unter dem Durchschnitt, so wurde ihm eine andere Beschäftigung zugewiesen. Dr. Schweitzer verschwendete keine Zeit auf müßige Schmeicheleien und versuchte nie, Situationen zu verschleiern.«

Wenn er Menschen kurieren sollte, die sich hätten schützen können, ärgerte sich Schweitzer. Auf dem Spitalgelände waren deshalb gewisse Verhaltensregeln obligatorisch: Im Freien

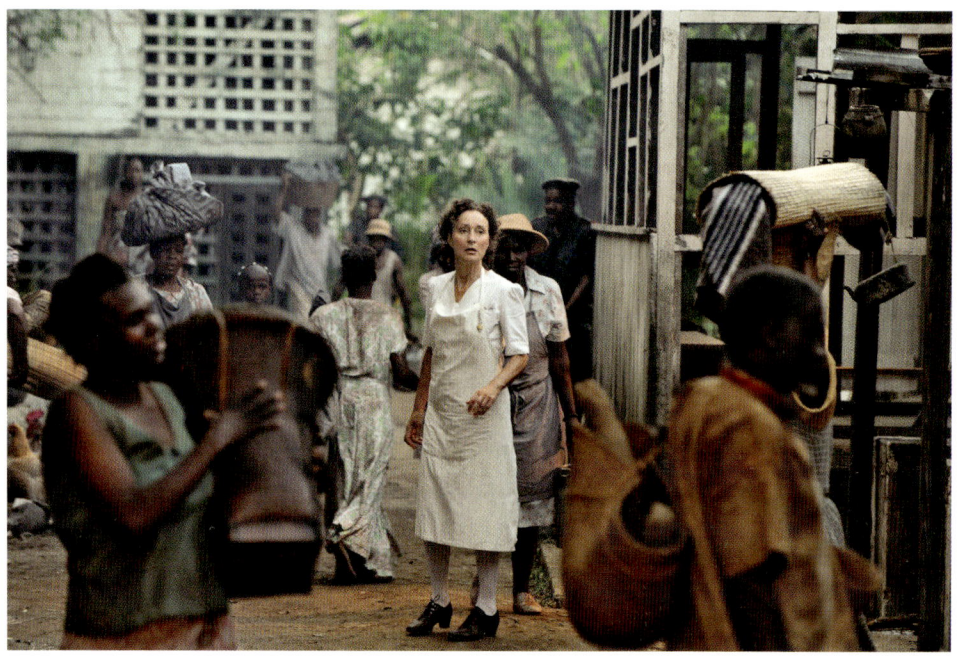

Arbeiten in Lambaréné

mussten alle Mitarbeiter und Gäste einen Tropenhelm auf-
setzen. Der Helm war zwar ein problematisches kolonialisti-
sches Symbol, doch nur er bot Schutz vor Sonne, herabfal-
lenden Schlangen und anderem Ungeziefer. Die Männer trugen
lange weiße Hosen, die Frauen weiße Wollstrümpfe, und jeder
musste festes Schuhwerk anhaben, da im Gras und überall auf
dem Boden Krankheitserreger lauerten. Wer das Gelände verließ, musste sich bei Mathilde Kottmann abmelden, die bereits
1924 nach Lambaréné gekommen war und als die »Seele der
Einrichtung« und Schweitzers rechte Hand galt.

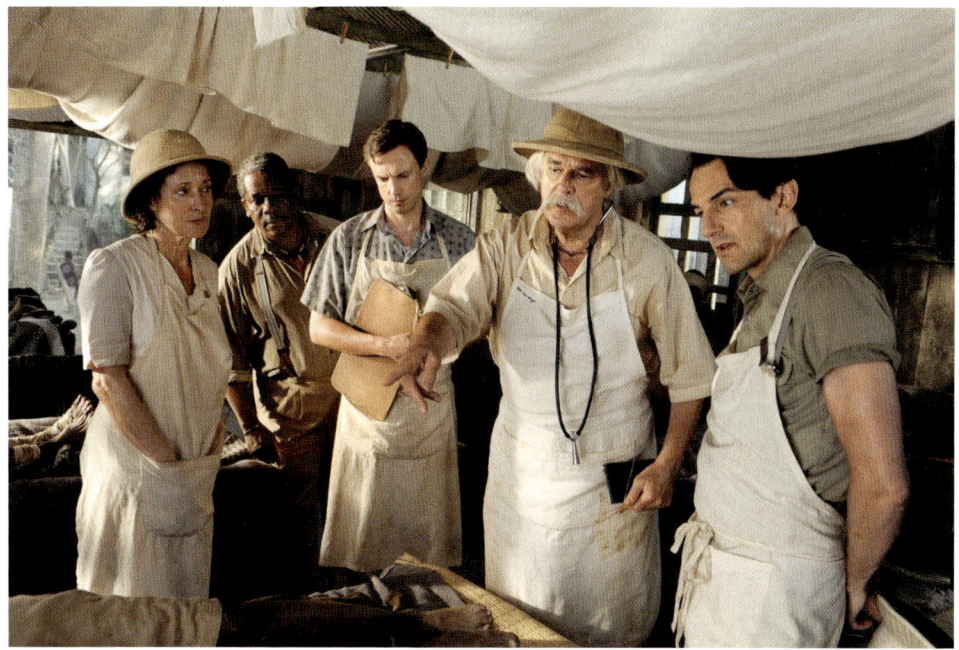

Ärztliche Visite im Hospital (Eleonore Weisgerber, Leslie Mangezi, Jonathan Firth, Jeroen Krabbé, Hans-Werner Meyer)

DER SPEISEPLAN

Die Hungersnot im Jahr 1927 hatte Schweitzer veranlasst, um das neuerbaute Spital herum mehr Plantagen anlegen zu lassen als am alten Standort. Mit Wonne gewann er dem »Urwald« Feld ab, er verglich sich dabei mit Goethes Faust, der dem Meere Land abringt. Neben Gemüse ließ er Hunderte von Zitronen-, Orangen-, Mango- und Papayabäumen anpflanzen, die er aus Kernen gezogen hatte. In diesem Garten Eden sollte »einmal so viel Obst wachsen, dass jeder sich nach Belieben nehmen darf und der Diebstahl damit also abgeschafft wird«. Der Speiseplan war für Europäer dennoch recht eingeschränkt, weil in der Umgebung von Lambaréné kein Getreide und keine Kartoffeln gediehen: Man kann Bohnen, Salat, Tomaten, Kohl, Karotten, Kohlrabi, Rettiche und Rüben anbauen. Zuckerrohr wächst gut, zieht jedoch die Gorillas an; über die Reispflanzen machen sich die Vogelschwärme her. Vor allem in den Kriegsjahren bereitete der Import von Reis Probleme. Mehlbananen und Maniokwurzeln, die Hauptnahrungsmittel der Einheimischen, waren nur gekocht zu genießen. Sie mussten in den umliegenden Dörfern ständig aufgekauft werden, weil sie binnen weniger Tage verdarben. Fett lieferten die Nüsse der Ölpalmen.

Auch das Fleischangebot war begrenzt. Man konnte Ziegen und Hühner halten, aber keine Kühe, da die Tsetsefliege die gefürchtete Schlafkrankheit auf sie überträgt. Die Einheimischen verspeisten oft Krokodilfleisch oder auch das Fleisch von Flusspferden. Beim Jagen dieser Tiere und beim Fischen zogen sie sich häufig lebensgefährliche Verletzungen zu, die Schweitzer dann behandeln musste. In größter Not wurde auch Affenfleisch gegessen, das wegen seines süßlichen Geschmacks jedoch nur wenigen schmeckte. Schweitzer wurde im Lauf der Jahre immer mehr zum Vegetarier. Er bevorzugte frisch gepflückte sonnenreife Früchte. Obwohl Soja damals von den Einheimischen nicht als Nahrungsmittel akzeptiert wurde, meinte Schweitzer, der Soja-Anbau könne einmal das Ernährungsproblem in der Gegend lösen. Das war geradezu »prophetisch«, ohne dass er damals ahnen konnte, wie viel »Urwald« den euro-amerikanischen Soja-Anbau-Konzernen zum Opfer fallen und welche Kontroversen genveränderter Soja-Samen 50 Jahre später auslösen sollte.

GEMEINSCHAFTSSINN

Es herrschte auch bei den Mahlzeiten ein großer und geradezu religiöser Gemeinschaftssinn. Der Ost-CDU-Vorsitzende Gerald Götting war bei einem Besuch 1961 von der Atmosphäre beeindruckt: »Die Lampen mit ihren grünen Schirmen verleihen dem

Raum etwas Sakrales. Das Licht erreicht bestimmte Ecken nicht, die Gesichter der am Tisch Sitzenden werden nur von vorn beleuchtet. Selbst ein profanes Mahl erfährt durch diese Stimmung eine feierliche Aufwertung. Das Bild gleicht Motiven auf alten Gemälden: das Abendmahl der Jünger mit Jesus.« Im Speisesaal des Spitals hatte jeder seinen festen Platz: Mathilde Kottmann saß links von Schweitzer, der ein kurzes Gebet sprach, sobald die Speisen vom Personal aufgetischt waren. Nach dem Essen wurde ein Choral von Bach gesungen, den Schweitzer am Klavier begleitete: »Nun ruhen alle Wälder, / Vieh, Menschen, Städt' und Felder, / Es schläft die ganze Welt; / Ihr aber, meine Sinnen, / Auf, auf, ihr sollt beginnen, / Was eurem Schöpfer wohlgefällt!« Götting instrumentalisierte seine persönlichen Schweitzerbegegnungen für die Ideologie der Ost-CDU, in der das »Humanistische« betont, das »Christliche« unterschlagen wurde. Schweitzer »hat eine Aura«, notierte er bewundernd. »Er ist automatisch Mittelpunkt. Alle Blicke gelten nur ihm. Wir sind Beiwerk, Staffage, auswechselbar. Heute sind wir in seinem Gefolge, morgen andere.« Dann legte Schweitzer einige Bibelverse aus und betete das Vaterunser. Wenn er sich erhob und allen eine gute Nacht gewünscht hatte, zog er sich an seinen Schreibtisch zurück, um Briefe zu beantworten, Artikel zu schreiben, oder er setzte sich ans Klavier, das ihm die Pariser Bachgesellschaft als ihrem langjährigen Organisten geschenkt hatte.

BACH IM »URWALD«

Das Klavier mit Orgelpedal war eigens für die Tropen gebaut worden. Anfangs hatte sich Schweitzer mit dem Gedanken vertraut gemacht, dass das Wirken in Afrika das Ende seiner Künstlerlaufbahn bedeute: »Ich … glaubte, dass mir der Verzicht leichter würde, wenn ich meine Finger und Füße einrosten ließe. Eines Abends aber, als ich wehmütig eine Bach'sche

Orgelfuge durchspielte, überkam mich plötzlich der Gedanke, dass ich die freien Stunden in Afrika gerade dazu benutzen könnte, mein Spiel zu vervollkommnen und zu vertiefen.« Er nahm sich also Kompositionen von Bach, Mendelssohn, Widor, César Franck und Max Reger vor, arbeitete sie durch und lernte sie auswendig. »Wie genoss ich es nun, so ohne zeitliche Gebundenheit durch fällige Konzerte, in Muße und Ruhe zu üben, wenn ich zeitweise auch nur eine halbe Stunde im Tage dafür aufbringen konnte!« So nahm er seine europäische Kulturwelt mit in den »Urwald«, ohne die Einheimischen damit zu missionieren oder fremdzubestimmen.

Das Musizieren diente Schweitzer gleichsam als Meditation. Wenn er spielte, konnte er sich befreien von »den Spannungen des Hospitals mit seinen Formularen, die er ausfüllen musste, von den anwachsenden amtlichen Anforderungen, … von den Bergen wartender Post auf seinem Schreibtisch, … von der Hitze, den Zauberdoktoren, der Schwüle und den Ameisen, die in die Medikamente krochen. Johann Sebastian Bach hatte es Schweitzer möglich gemacht, überhaupt nach Lambaréné zu kommen. Mittel dazu hatte sein sehr erfolgreiches Buch über Bach geliefert. Und jetzt schenkte ihm Bach immer aufs Neue eine Welt voll schöpferischer und wohlgeordneter Herrlichkeit«, schreibt Norman Cousins.

DIE MEDIZIN DER »FETISCHMÄNNER«

Das »Urwaldspital« konkurrierte mit den afrikanischen »Doktoren«, die auf Grund ihrer Erfahrungen mit Heilpflanzen und autosuggestiven magischen Praktiken bei den Stämmen ein hohes Ansehen genossen und zugleich gefürchtet wurden. Die archaische Heilkunst der »Fetischmänner« stand bei der Behandlung bestimmter Erkrankungen der modernen Medizin in nichts nach. Schweitzer wollte allerdings den »Medizinmännern« ihre Grenzen aufzeigen, damit Kranke oder Verletzte, bei denen die Naturheilkunde nichts ausrichten konnte, rechtzeitig zu ihm geschickt wurden. Und er wollte die Schwarzen vor dem Machtmissbrauch der »Fetischmänner« warnen, verlangten diese doch Gehorsam und Unterwerfung und schreckten vor Vergiftungen nicht zurück. Enttäuscht sprach Schweitzer 1961 gegenüber Gerald Götting sogar von einer Renaissance überwunden geglaubter Sitten und Bräuche, darunter Geisterbeschwörung, nach dem Zweiten Weltkrieg. Er und seine Mitarbeiter suchten den Kontakt zu den Medizinmännern, wie Siegwart-Horst Günther berichtet hat, der von August 1963 bis Februar 1965 in Lambaréné als Arzt tätig war: »Die meisten Medizinmänner und -frauen leisten meiner Einladung ins Hospital Folge. Wir zeigen ihnen die Einrichtungen und machen plastisch sichtbar, wo ihre Macht endet. Nach meinem Eindruck begreifen sie mehrheitlich, dass wir nicht ihre Feinde oder Konkurrenten sind, sondern mit ihnen ehrlich zusammenarbeiten wollen.« Bereitschaft zum Voneinander-Lernen war für Schweitzer und sein Team keine bloße Floskel. Den gestandenen Tropenarzt Günther faszinierte, dass die Medizinmänner sogar Malaria mit traditionellen Natursäften auszuheilen vermochten.

MENSCHLICHE MEDIZIN, TOLERANZ UND ACHTUNG

Im Lambaréné-Spital waltete jenes christlich-humanistische Ethos, das Schweitzer in seiner Kulturphilosophie dargelegt hat. Darin liegt das Geheimnis seines Erfolgs. Die folgende Passage aus dem Buch *Zwischen Wasser und Urwald* spiegelt seine Intention treffend wider: »Wie meine Gefühle beschreiben, wenn solch ein Armer gebracht wird! Ich bin ja der einzige, der hier helfen kann, auf Hunderte von Kilometern. ... Ich rede nicht davon, dass ich ihm das Leben retten kann. Sterben müssen wir alle. Aber dass ich die Tage der Qual von ihm nehmen darf, das ist es, was ich als die große, immer neue Gnade empfinde. Der Schmerz ist ein furchtbarerer Herr als der Tod. So lege ich dem jammernden Menschen die Hand auf die Stirne und sage ihm: ›Sei ruhig. In einer Stunde wirst du schlafen, und wenn du wieder erwachst, ist kein Schmerz mehr.‹ Darauf bekommt er eine subkutane Injektion von Pantopon. … Die Operation ist vorüber. Unter der dunklen Schlafbaracke überwache ich das Aufwachen des Patienten. Kaum ist er bei Besinnung, so schaut er erstaunt umher und wiederholt fort und fort: ›Ich habe ja nicht mehr weh, ich habe ja nicht mehr weh!‹ Seine Hand sucht die meine und will sie nicht mehr loslassen. Dann fange ich an, ihm und denen, die dabeisitzen, zu erzählen, dass es der Herr Jesus ist, der dem Doktor und seiner Frau geboten hat, hier an den Ogowe zu kommen und dass weiße Menschen in Europa uns die Mittel geben, um hier für die Kranken zu leben. … Durch die Kaffeesträucher hindurch scheint die afrikanische Sonne in die dunkle Hütte. Wir aber, Schwarz und Weiß, sitzen untereinander und erleben es: ›Ihr aber seid alle Brüder.‹« Hermann Baur schreibt: »Der Doktor lehrt uns Liebe im Alltag, Güte gegen Gewalt, Freude gegen Leid – das ›Anderssein als die Welt‹ hinter dem Pflug, an der Werkbank und Schreibmaschine.«

Die meisten Ärzte, die eine gewisse Zeit an seiner Seite arbeiteten, verstanden sich wie Siegwart-Horst Günther als seine Schüler. »Es sind weniger medizinische Kniffe oder Handreichungen, die wir ihm abschauen, sondern seine ethischen Vorstellungen. Er lebt uns vor, was diese ›Ehrfurcht vor dem Leben‹ bedeutet: Demut vor der Schöpfung, Dankbarkeit für jeden neuen Tag, Toleranz und Nächstenliebe.«

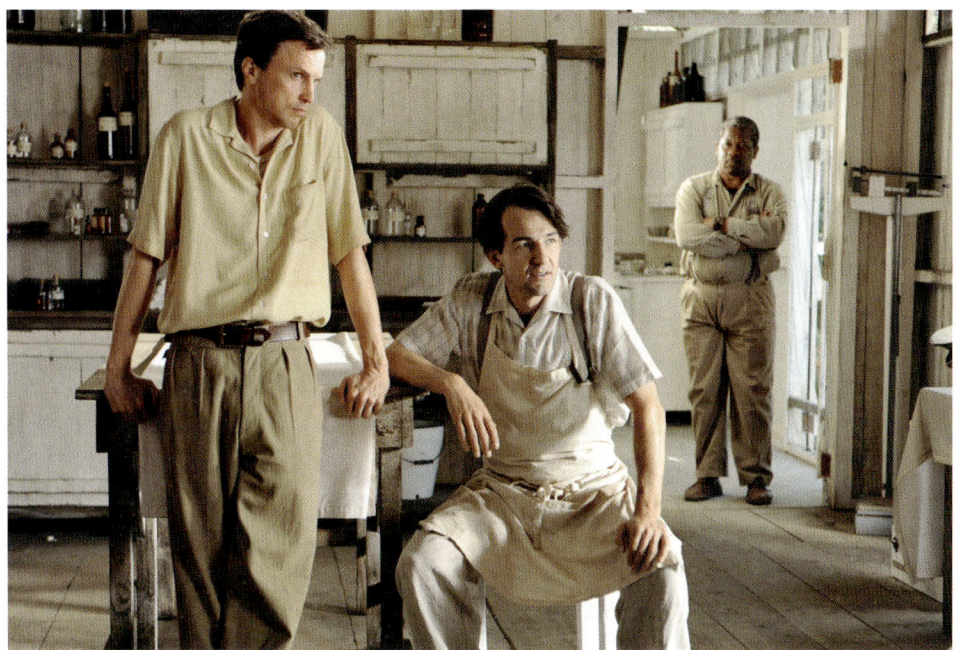

Bei einer Besprechung in Lambaréné (Jonathan Firth, Hans-Werner Meyer, Leslie Mangezi)

GANZHEITLICHE THERAPIE

Schweitzers Therapieansatz war auf die Bedürfnisse der afrikanischen Patienten abgestimmt. Zuwendung und Geborgenheit hielt er für wichtiger als in Europa geltende Sterilitätsvorschriften. Ein britischer Journalist entsetzte sich in den fünfziger Jahren darüber, dass unter den Betten der Patienten deren Angehörige schliefen und zwischen den Baracken ihre Tiere festgebunden waren. Der Mann habe nichts begriffen, kommentiert Günther und erklärt, warum Schweitzer den »afrikanischen Charakter« des Krankendorfes bewahrte: »… um das Vieh muss man sich schließlich kümmern. Zudem versorgen die Verwandten ihre Patienten: Sie kochen für sie, denn in den einzelnen Stämmen herrschen sehr unterschiedliche Essgewohnheiten. Eine solche vielseitige Küche kann unser Hospital nicht bieten. Und schließlich helfen die Familienangehörigen beim Bau und der Reparatur von Baracken. Auf diese Weise lernen sie viel – zum Beispiel wie man solche von Schweitzer entwickelte Bauten mit natürlicher Klimaanlage auch daheim errichten kann.« Der Erfolg bestätigte Schweitzer: Während das nach modernen westlichen Standards eingerichtete Krankenhaus in der Distrikthauptstadt Lambaréné Anfang der sechziger Jahre so gut wie leer stand, wurden in seinem Spital täglich Hunderte von Patienten behandelt. Wie Harald Steffahn anführt, betrug die Sterblichkeitsrate 1961 nur 1,29 Prozent und 1962 1,17 Prozent.

Schweitzer war der Ansicht, »dass die Eingeborenen den Wert des Spitals besser schätzen würden, wenn sie selber nach Kräften zu seinem Unterhalte beitragen müssten, als wenn sie einfach alles umsonst geboten bekämen«. Zwar konnte er keine adäquate Bezahlung von ihnen erwarten, aber er legte ihnen nahe, »Dankbarkeit für die empfangene Hilfe durch die Tat zu bekunden«. Die Wohltat eines Spitals komme ihnen nur zugute, weil so viele Menschen in Europa Opfer dafür gebracht hätten, und sie sollten ihrerseits mithelfen, es zu erhalten. Patienten, die dazu imstande waren, wurden von ihm zu Arbeiten herangezogen. Einige »entlohnten« mit Tabakblättern oder schenkten Geld, Bananen, Hühner und Eier. Diese Einnahmen entsprachen zwar nicht dem Wert der Behandlung und verabreichten Medikamente, halfen aber, Kosten zu sparen. Mit den Lebensmitteln unterstützte Schweitzer jene Kranken und Angehörigen, die sich nicht selbst ernähren konnten. Von dem Geld kaufte er zum Beispiel Reis für das Spital. Manche »ganz Wilden« hatten übrigens eine spezielle Auffassung von Geschenken, wie folgende Anmerkung Schweitzers deutlich macht: »Im Begriffe, das Spital als Geheilte zu verlassen, verlangten sie eines [ein Geschenk] von mir, weil ich nun ihr Freund geworden wäre.«

Die psychisch Kranken betraute Schweitzer mit dem Ge-

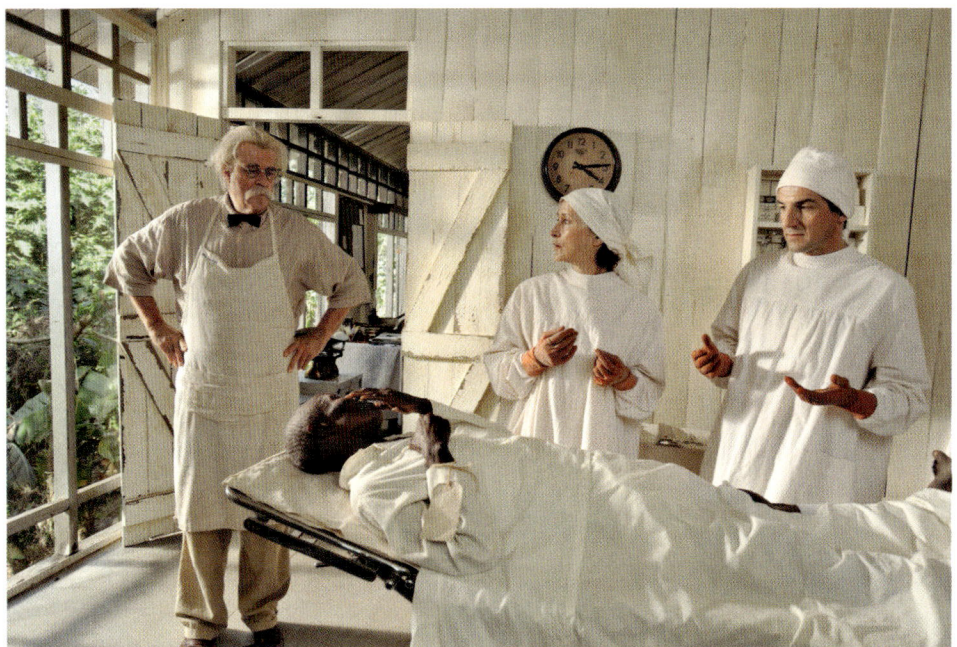

Operation in Lambaréné (Jeroen Krabbé, Eleonore Weisgerber, Hans-Werner Meyer)

müseanbau. »Diese Form der Arbeitstherapie wird inzwischen auch in europäischen Kliniken und Nervenheilanstalten praktiziert«, berichtete er mit Stolz.

Bei den Leprakranken förderte Betätigung nicht nur die Rehabilitation, sondern auch das Selbstwertgefühl. Sie halfen beim Bau und bei der Instandhaltung des Lepradorfes nach Kräften mit, was ihnen viel Achtung und Anerkennung brachte. Schweitzer hieß sie auch schnitzen, basteln, nähen. Zum Beispiel fertigten sie die Kleider und Requisiten für das Krippenspiel an, das Patienten jedes Jahr zu Weihnachten aufführten. Dadurch wurden ihre Hände beweglicher und geschickter. Im Lepradorf wohnten auch Patienten, deren Infektion abgeheilt war, denn sie wurden wegen der Verstümmelungen von den Stämmen in der Regel ausgegrenzt.

PRÄVENTIVE MEDIZIN

Bei der Behandlung der Lepra musste Schweitzer lange experimentieren. In den zwanziger Jahren verabreichte er Chaulmoograöl, das mit Sesam- oder Erdnussöl versetzt wurde. Seit er die Essenz auch unter die Haut spritzte, erzielte er größere und schnellere Erfolge. Jahre später konnte er zudem einen Impfstoff gegen Tuberkulose verwenden, der auch einen gewissen Schutz gegen Lepra bot. Wie Günther schreibt, hatten sich Kinder der Leprakranken mitunter infiziert, doch seit Einführung der BCG-Schutzimpfung sei »dies kein Thema mehr«.

Wird Lepra frühzeitig erkannt und behandelt, sind die Aussichten auf vollständige Heilung gut. Aber noch immer kostet diese Krankheit, wie Tuberkulose, Malaria und Aids, Millionen Menschen jährlich das Leben oder treibt sie in noch tiefere Armut. In Ländern der »Dritten Welt« können viele die Präparate oder Schutzimpfungen nicht bezahlen (gegen Malaria hat die Pharmaindustrie noch gar keinen Impfstoff entwickelt). Dort ist die Infrastruktur des Gesundheitswesens teils katastrophal, und die Prävention wird vernachlässigt. Schweitzer erwies sich im »Urwald« nicht nur bei komplizierten Operationen als ein »Pionier«, sondern auch bei der Aufklärung und Anleitung zum Selbstschutz und zur Selbsthilfe. Er sorgte dafür, dass jede sich bietende Gelegenheit zur Information über einfache, effiziente Vorbeugemaßnahmen genutzt wurde. In den sonntäglichen Gottesdiensten empfahlen die Krankenpfleger zum Beispiel, stets Schuhe zu tragen, damit sich die Erreger der Hakenwurmkrankheit nicht durch die Fußsohlen bohren können. Die Behandlungen wurden stets sowohl den Patienten als auch Angehörigen oder Bettnachbarn erklärt.

EHRFURCHT VOR DEN TIEREN

Der Regenwald wuchert in geradezu verschwenderischer Weise. Dort leben über 700 Vogelarten und eine Vielfalt von Tieren, die teilweise dem Menschen gefährlich werden können: Tieflandgorillas, Leoparden, Waldelefanten, Flusspferde, Krokodile, giftige oder würgende Schlangen. In den dunklen Nächten hört man den Jagdruf der Eulen, am Tag sieht man am Himmel Raubadler und Geier ihre Kreise ziehen. Es ist eine Region, in der die Natur auf vielfältige Weise veranschaulicht, wie sich ein Leben auf Kosten des anderen durchsetzt. Während der Mensch die Gabe zur ethischen Erziehung besitzt, stößt die Ethik in der Natur an ihre Grenzen. Dagegen vorzugehen, dass ein Tier auf Kosten des anderen existiert, wäre ähnlich kindisch, wie gegen verheerende Naturgewalten zu protestieren, denen Menschen zum Opfer fallen. Das hat Voltaire gemacht, als er die Natur für das große Erdbeben in Lissabon im Jahr 1755 anklagte.

Schweitzer hat den kategorischen Imperativ Kants, »die Menschheit sowohl in der eigenen Person als in der Person eines jeden andern jederzeit ... als Zweck, niemals bloß als Mittel« zu brauchen, auf alles Leben, jede Kreatur, auch die leidende, ausgeweitet. Humanität sollte sich auf alle Geschöpfe Gottes beziehen, Pflanzen und Tiere schließt er ausdrücklich ein: »Wo ich irgendwelches Leben schädige, muss ich mir darüber klar sein, ob es wirklich notwendig ist.« Notwendigkeit war für ihn das entscheidende Kriterium, wenn ein Mensch in die Lage kam, entscheiden zu müssen, »welches Leben er zur Erhaltung des andern zu opfern hat«. Das Tier könne nicht zu moralischem Empfinden und ethischem Handeln gebracht werden, aber es habe Rechte, die es für sich selbst kaum einklagen könne. Als konsequenter Realist hatte er keine Gewissensbisse, einen gefangenen Fischadler, den er freikaufte, mit Fischen zu füttern, und als sein Lieblingspelikan Parsifal, der ihn zu einem Buch inspiriert hatte, durch Schrotkugeln verletzt wurde und zu verdursten drohte, ersparte er ihm ein langes Leiden. Das Töten von Tieren bezeichnete er nicht generell als Mord; allerdings forderte er, nur auf Grund einer unvermeidlichen Notwendigkeit zu töten und dabei keine Rohheit walten zu lassen. Tierversuche lehnte er strikt ab, qualvolle Transporte prangerte er an. Falkenjagd und Stierkampf hat er nachdrücklich als erbarmungslosen Umgang mit Tieren kritisiert. Schweitzer erweist sich damit als Vordenker einer ökologischen Ethik und als einer der Urväter der Tierrechtsbewegung. Er duldete sogar eine Ameisenstraße zwischen den Bücher-, Brief- und Manuskriptstapeln auf seinem Schreibtisch: »Hier im Spital gehört die Ameise mir!« Damit die kleinen roten Insekten das Papier nicht fraßen, stand Zucker und Wasser herum. Zeitweilig teilte er sein Haus mit einer kleinen Antilope und einem verwaisten Gorillakind.

Das dem Regenwald abgetrotzte Spitalgelände war scheinbar eine paradiesische Idylle, in der Albert Schweitzer als Hausherr wie Gott im Garten Eden darüber wachte, dass Tiere und Menschen friedlich und harmonisch zusammenlebten. Dort gab es u.a. Ziegen, Schafe, Enten, Hühner mit ihren Küken, Hunde, Katzen und Affen, Gazellen, Papageien, Pelikane und Antilopen. Manche Tiere bekamen Namen, womit sie den Status einer namenlosen Kreatur verloren und gleichsam menschlichen Charakter und ebensolche Rechte erhielten.

Das muntere Tierleben prägte die Atmosphäre im Krankendorf mit und sorgte für manche Belustigung. Die Schimpansen-Mädchen waren an Palmen angeleint, damit sie nicht zu viel Unfug trieben. Schweitzer hatte in seinen Hosentaschen meist einen kleinen Beutel mit Körnern für die Glucken und ihre Küken, oder er sammelte Palmnüsse für die Wildschweine auf. Ein piesackender »cholerischer Truthahn«, der den Vorplatz zwischen Doktorhaus, Küche und Speisesaal beherrschte, hatte in Schweitzer »einen hochgestellten Fürsprecher«, wie Harald Steffahn berichtete: »›Pardon‹, antwortet der auf Beschwerden (das Wort leitet stets einen Widerspruch ein): ›Es ist eben so, und mir ist er seit langem lieb, weil er in dem gleichen Wahn lebt wie ich: Er meint auch, er sei der Herr vom ganzen Spital‹.« Aber das Spitalgelände war kein Streichelzoo. Ziegen wurden gehalten, weil sie Fleisch lieferten und mit ihrem Mist die Pflanzbeete gedüngt werden konnten, Hühner, weil sie Eier legten, außerdem verscheuchten und töteten sie mit ihren harten Schnäbeln manche für den Menschen gefährliche Schlange.

BESUCHERTOURISMUS

Seit dem Aufenthalt 1949 – mit der Festrede zum 200. Geburtstag Goethes in Aspen/Colorado als Höhepunkt – war Albert Schweitzer in den Vereinigten Staaten ein Star. Der Friedensnobelpreis ließ sodann seine Popularität in der ganzen Welt sprunghaft ansteigen. Nach dem Bau eines Flugplatzes in der Nähe von Lambaréné reisten noch mehr Touristen an. Während ihres letzten Lebensjahres genoss es Helene Schweitzer, Besuchern das Gelände des ersten Spitals zu zeigen, von den Anfängen der medizinischen Tätigkeit zu erzählen. Die meisten kamen aus den USA. Frederick Franck, für ein Jahr Zahnarzt im Spital, berichtet im Jahr 1959: »Manche sind höflich und fragen vorher an, ob sie willkommen sind; andere sind weniger höflich und schicken einfach ein Telegramm ›Ich komme‹; und viele sind ausgesprochen unhöflich, stehen plötzlich da mit einer Kamera auf dem Bauch für Schwarzweiß- und einer zweiten auf dem Rücken für Farbfilm und fragen: ›Wo ist Dr. Schweitzer?‹«

Der Besuch des Tropenhospitals ist zur »zweitgrößten afrikanischen Attraktion nach den Victoria-Fällen« geworden, stellte *Der Spiegel* 1960 fest. Die Besucher erbeuteten Autogramme, machten hastig ein paar Fotos und nahmen mitunter nur oberflächliche Eindrücke auf. In der Distrikthauptstadt Lambaréné wurde mit Schweitzer-Devotionalien gehandelt, zum Beispiel bot ein Hotelmanager Splitter von Stühlen an, auf denen der berühmte »Urwalddoktor« angeblich gesessen hatte.

Schweitzer, der bis ins neunzigste Lebensjahr jede Einzelheit seines Krankenhausbetriebes und sämtliche Bauarbeiten überwachte, an seinem Tisch saß und schrieb, wurde zu einer mythischen Gestalt. Franck resümiert: »Es ist gewiss nicht Schweitzers Schuld, wenn der Eindruck entstanden ist, aus ganz Afrika strömten – von Tam-Tam-Musik begleitet – kranke Menschen und Tiere … nach Lambaréné, um geheilt zu werden. Diese Legende wurde ohne Zweifel geschaffen, als eine nachrichtenhungrige Presse in dem alternden Arzt ein neues Opfer fand.«

Obwohl die Besuche oftmals den Spitalbetrieb behinderten, wollte Schweitzer sie nicht unterbinden. Schließlich fühlte er sich gegenüber den Menschen aus dem Westen, die sein Werk mit Spenden unterstützten, zur Rechenschaft verpflichtet, und er wusste, was Publicity bewirken kann. Auch wenn es zu Lasten seiner Gesundheit und seiner engsten Angehörigen ging, hielt er an seinem Grundsatz fest: »Ich darf mich keinem Menschen, der glaubt, dass ich ihm helfen kann, und sei es auch nur durch ein Autogramm, versagen. Vielleicht empfängt er davon einmal in einer dunklen Stunde Ermutigung.«

Als der Friedensnobelpreisträger 1957/58 seine Autorität und moralische Integrität einsetzte, um die Einstellung der Atombombentests zu fordern, wurde auch sein Lebenswerk in Lambaréné Ziel verleumderischer Kampagnen. Nun hieß es in der Presse, das »Urwaldkrankenhaus« entspreche nicht modernen Standards, Schweitzer sei ein Despot und beute seine afrikanischen Helfer und Patienten aus.

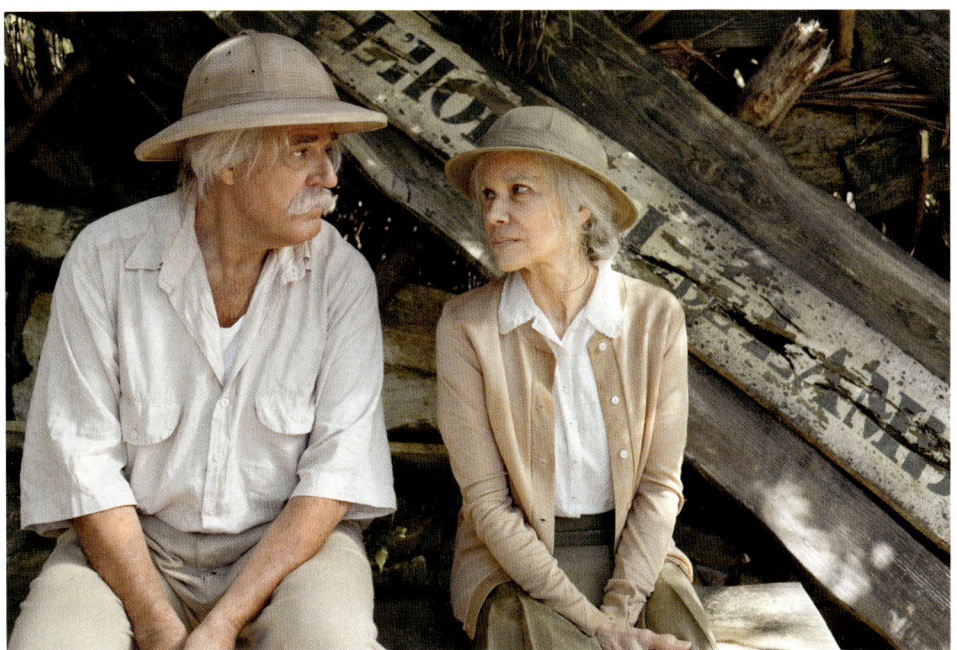

Albert (Jeroen Krabbé) und Helene Schweitzer (Barbara Hershey) vor der Ruine ihres ersten Hospitals in Lambaréné

Selbst wohlwollende Besucher im Krankendorf irritierte, dass sich Schweitzer mit technischen Möglichkeiten aus der Zeit vor dem Ersten Weltkrieg begnügte, obwohl die Menschheit inzwischen ihre ersten Schritte ins Weltall unternahm. »Wann immer das Gespräch auf moderne Installationen kam, winkte er ab«, berichtet Ursula Gutsche, die Silvester 1964 mit einem Ingenieur aus der Hauptstadt Libreville nach Lambaréné gekommen war, der den ausgefallenen Generator reparieren sollte. »Man könne sich ja doch nicht darauf verlassen, meinte er mit einem Lächeln, wobei sich sein ganzes Gesicht in Fältchen zog. Bei einer Petroleumlampe wüsste er jedenfalls, woran er sei, und sie könnte er auch selbst wieder in Ordnung bringen.« Das Festhalten an Dingen, die seit Jahrzehnten gute Dienste leisteten, hat seinen tieferen Grund in einem starren Traditionalismus, Sparsamkeit und Genügsamkeit. Diese teils seit der Kindheit verinnerlichten Eigenschaften veranlassten Schweitzer zum Beispiel, bei der Verleihung des Friedensnobelpreises den einst vom Dorfschneider für ihn angefertigten Frack zu tragen.

Journalisten und Besucher, die er mit seinem trockenen Humor herausforderte, aber auch einige Mitarbeiter haben den »Urwalddoktor« als autoritär bzw. störrisch charakterisiert. Solche Anwürfe ignorierte er ebenso wie den der Fortschrittsfeindlichkeit: »Unsere Zeit ist viel zu wertvoll, um uns mit Unwahrheiten zu beschäftigen.« Er besaß eine stoische Ruhe, nichts konnte ihn von der Gewissheit abbringen: »Kranke brauchen zur Heilung nicht nur medizinische Geräte und Medizin, sondern auch Wärme, Verständnis und Zuwendung, mit einem Wort: Menschlichkeit. Und die gibt es im Urwaldhospital mehr als anderswo. Unsere Patienten spüren das. Und sie tragen dieses Gefühl in die entlegensten Dörfer des dünn besiedelten Landes«, resümiert Siegwart-Horst Günther.

SÜHNE DURCH ERZIEHUNG

In Gabun, das im Jahr 1960 seine Unabhängigkeit wiedererlangte, wurde Schweitzer offiziell gewürdigt. Sein Porträt zierte die erste Briefmarke des Landes. Im Nachruf des Staatspräsidenten Léon M'ba auf Albert Schweitzer vom 15. September 1965 hieß es: »Der Gabon ist stolz auf seinen großen Adoptivsohn Albert Schweitzer.« Gerald Göttings Tagebuchnotizen während seines zweiten Besuchs bei Albert Schweitzer im Sommer 1961 lassen dagegen auf Vorbehalte schließen: »Die Regierung in Libreville und die in der Stadt lebenden Afrikaner kritisieren das Spital. Es ist für sie ein Relikt aus der Kolonialzeit, ein Anachronismus. Sie möchten den Zustand ändern, doch dem stehen zurzeit noch Autorität und internationale Reputation Albert Schweitzers entgegen.«

Tatsächlich hat Schweitzer den Kolonialismus, die Vormachtstellung gegenüber den »farbigen Rassen« nicht grundsätzlich angezweifelt, obwohl er in einem Brief an den Theologen Adolf von Harnack, dessen Vorlesungen er in Berlin besucht hatte, konstatiert: »Ich habe den Eindruck, dass die Weißen eine primitive, aber doch in ihrer Art, moralische Cultur zerstört haben und nicht im Stande sind, etwas anderes an ihre Stelle zu setzen, sondern diese Menschheit dem Verderben weihen.« Er verstand das Tropenhospital, das er in Lambaréné fast aus dem Nichts aufbaute, als Akt humanitärer Hilfe im Zeichen der Sühne und zugleich als Probierstein der Echtheit seiner »Ehrfurcht vor dem Leben«: »Zuletzt ist alles, was wir den Völkern der Kolonien Gutes erweisen, nicht Wohltat, sondern Sühne für das viele Leid, das wir Weißen von dem Tage an, da unsere Schiffe den Weg zu ihren Gestaden fanden, über sie gebracht haben.« Von seinem eurozentristischen und paternalistischen Blick auf die Menschen in Afrika konnte er sich nicht lösen. Der »bisherige ›Imperialismus‹« habe den Sklavenhandel abgeschafft, »die ständigen Kriege, die die primitiven Völker vordem gegeneinander führten, zum Aufhören gebracht und damit großen Teilen der Welt einen dauernden Frieden geschenkt; er bemüht sich vielfach, in den Kolonien Verhältnisse zu schaffen, die einer Ausbeutung der Bevölkerung durch den Welthandel entgegenwirken.« Auch wenn Schweitzer nicht zu jenen Zeitgenossen gehörte, die den Kolonialismus als Geschenk und Gnadenakt der Zivilisation verherrlichten, und von der Schuld des weißen Mannes sprach, teilte er die Völker in Nichtkultur-, Halb- und Kulturvölker ein. Im Buch *Zwischen Wasser und Urwald* warf er die Frage auf: »Haben wir Weißen ein Recht, primitiven und halbprimitiven Völkern … unsere Herrschaft aufzudrängen?« Seine Antwort: »Nein, wenn wir sie nur beherrschen und materielle Vorteile aus ihrem Lande ziehen wollen. Ja, wenn es uns Ernst damit ist, sie zu erziehen und zu Wohlstand gelangen zu lassen.«

»RICHTIG KOLONISIEREN« STATT SELBSTVERWALTUNG

Den »kolonialen primitiven und halbprimitiven Menschen eine Selbständigkeit geben zu wollen, die ihnen unabwendbar zur Knechtung ihresgleichen werden würde«, sei keine Wiedergutmachung »unserer Verfehlungen gegen sie«. Die Weißen hätten das Recht zu kolonisieren in dem Maße, wie sie über die moralische Autorität verfügten, für die Ausbreitung einer neuen sozialen Ordnung zu sorgen. In seiner Autobiographie verweist Schweitzer in diesem Zusammenhang auf das Fortbestehen der »Haussklaverei und die noch weit schlimmere zwangsweise Verschiffung von Arbeitern ins Ausland« in der »Negerrepublik Liberia«. Beides sei in dem seit 1847 unabhängigen Land 1930 nur auf dem Papier abgeschafft worden. Liberia ist in der Tat ein Paradebeispiel dafür, dass auch Schwarze imperiale Politik betreiben und ihresgleichen die elementarsten Menschenrechte verwehren: Dort hatten aus den USA eingewanderte Liberianer, ehemalige Sklaven, eine Art schwarze Apartheid errichtet. Das Land wurde in den folgenden Jahrzehnten durch Korruption, Missmanagement, Unterdrückung anderer Ethnien seitens der herrschenden Elite sowie einen Militärputsch erschüttert. Kämpfe gegen das Militärregime lösten 1989/90 einen blutigen Bürgerkrieg aus. Erst durch die 2003 stationierte multinationale Friedenstruppe konnte ein gewisser Stabilisierungsprozess eingeleitet werden.

Den »Eingeborenen« billigte Schweitzer das Recht auf Wohnsitz, freien Verkehr, auf das Ackerland und die Bodenschätze, auf freie Arbeit und freien Handel, Rechtsprechung und Gerechtigkeit, nationale Organisation des Gemeinwesens und das Recht auf Erziehung zu. Vollständige nationale Unabhängigkeit für sie sei jedoch »eine Utopie, die den Gang einer gesunden Entwicklung der Verhältnisse nur aufhalten kann«. Diese Völker müssten erst Ackerbauern und Handwerker werden, in Häusern statt in Hütten und in ständigen Dörfern statt nomadisch zu leben. »Ackerbau und Handwerk sind das Fundament der Kultur«, nur wo es vorhanden sei, sind die Voraussetzungen für die Bildung und das »Bestehen einer kaufmännisch und intellektuell beschäftigten Bevölkerungsschicht gegeben«. »Für ihre Kultur ist es wichtiger, die Eingeborenen lernen Ziegel brennen, mauern, Stämme und Bretter zersägen, mit Hammer, Hobel und Meißel umzugehen, als dass sie in Lesen und Schreiben glänzen und gar mit a + b und x + y rechnen können.«

Bis ans Ende seines Lebens betrachtete er sich als »älterer Bruder« der Schwarzen. Im 1951 publizierten Vorwort zur französischen Ausgabe von *Zwischen Wasser und Urwald* heißt es zwar: »Jetzt müssen wir uns darein finden, … dass der jüngere Bruder als mündig und genauso urteilsfähig wie der ältere Bruder betrachtet wird.« Aber dies blieb Deklamation. Wie Gerald Götting berichtet hat, sah Schweitzer 1961 in Algerien »das Recht auf Seiten der Franzosen«, die dort »unendlich viel investiert hätten und sich vor Verlusten schützen müssten«. Göttings Einwand, das wäre längst aufgehoben durch die hohen Profite und schließlich gehöre das Land den Algeriern, ließ er nicht gelten: »Was wäre aus Afrika ohne die Europäer geworden? ›Sie hätten sich aufgefressen oder totgeschlagen!‹«

Es ist allzu verständlich, wenn die in den 1960er Jahren erstarkenden afrikanischen Befreiungsbewegungen die Brüderschaft als vergiftet empfanden. Die von den Kolonialstaaten oft recht willkürlich gebildeten Staaten einten verschiedene Stämme nur von oben und bergen bis heute Stammeskriege in sich, was wiederum Konzerne zum Schürfen von Bodenschätzen schamlos ausnutzen. Man denke nur an den Kongo oder an Nigeria. Ob die nach Erlangung der staatlichen Unabhängigkeit in verschiedenen ehemaligen Kolonien herrschende Korruption und Willkür sowie innere Unruhen und Bürgerkriege aus vorkolonialer Zeit herrührten oder ein Erbe des Kolonialismus waren, hat Schweitzer nicht erörtert.

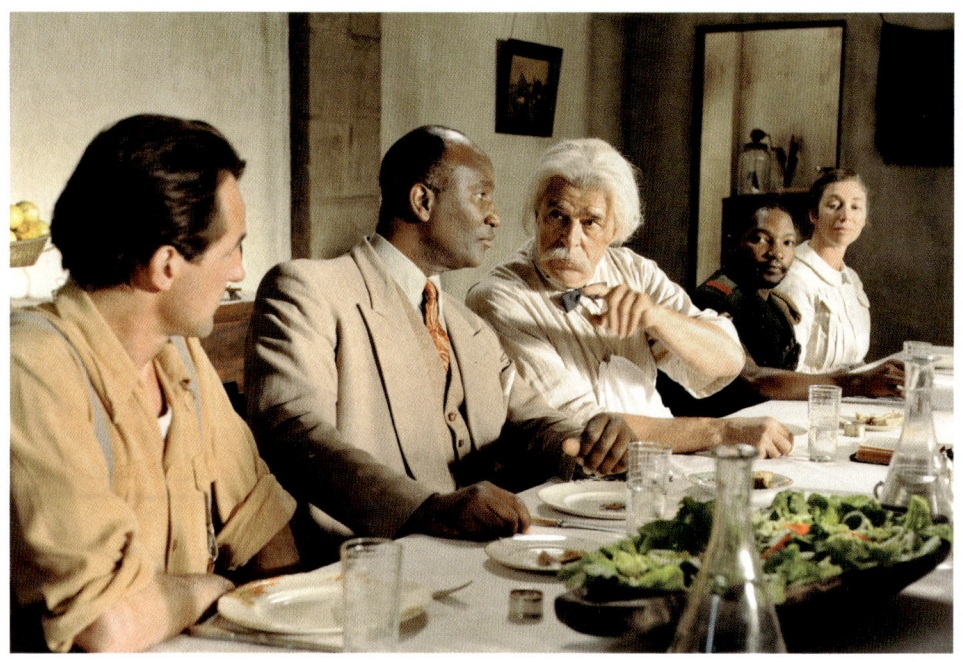

Abendliche Diskussionen mit Albert Schweitzer (Jeroen Krabbé)

ETHISCHES HANDELN JEDES EINZELNEN

Schweitzer nahm die machtpolitischen Zusammenhänge zwischen Ausbeutung der Ressourcen und Unterdrückung der Eingeborenen wahr. Frederick Franck schildert ein Tischgespräch Schweitzers mit einem jungen äthiopischen Diplomaten: »›Haben sie Bodenschätze in Äthiopien?‹ ›Nicht viele‹, entgegnete der dunkelhäutige junge Mann, und ich übersetzte seine Antwort ins Deutsche. ›Haben Sie Gold?‹ fragte Dr. Schweitzer weiter. ›Nein, Sir, auch kein Gold.‹ ›Um so besser‹, meinte Dr. Schweitzer, ›aber wie steht es mit Öl?‹ ›So viel ich weiß, gibt es keins.‹ ›Wunderbar; ich gratuliere! Dann wird man Sie wohl noch eine kleine Weile in Ruhe lassen‹ …« Die weltpolitische Bühne betrat Schweitzer aber aus einem anderen Anlass.

Albert Einstein deutete das Lebenswerk seines Freundes »zu einem bedeutsamen Teil als Flucht vor unserer moralisch versteinerten und seelenlosen Kulturtradition ... – ein Übel, dem gegenüber der Einzelne machtlos« sei. Doch war es gerade das Handeln des Individuums, welches Zeit seines Lebens im Fokus Albert Schweitzers stand. Den Einwand, ein Einzelner könne angesichts der Millionen von Hilfebedürftigen wenig bewirken, ließ er nicht gelten: »Ein einzelner Arzt kann selbst mit der bescheidensten Ausrüstung für sehr viele Menschen sehr viel bedeuten. Das Gute, das er vollbringen kann, überschreitet hundertfach das, was er von seinem eigenen Leben hergibt, und seine materiellen Kosten.«

Schon vor dem Ersten Weltkrieg hatte Schweitzer darauf hingewiesen, dass die sittliche Verantwortung des Menschen mit den Möglichkeiten der neuen Technik nicht Schritt hält. Der ethische Geist – nicht Machtpolitik – war für Schweitzer die Grundlage zur Lösung der kolonialen Probleme: »An der Schaffung dieses Geistes arbeiten heißt zukunftsreiche Weltpolitik treiben.« Auch nach den Erfahrungen des Faschismus und neuerlichen Versuchen, Konflikte mit militärischen Mitteln zu lösen, vertraute er auf die Fähigkeit der Individuen, mit »ethischen Vernunftidealen« wieder festen Boden unter den Füssen zu gewinnen und so die Verhältnisse zwischen den Völkern und innerhalb ihrer im Geiste der Verständigung und des Friedens zu gestalten. Durch die Verbreitung der Ideen von Mensch zu Mensch werde sich die öffentliche Meinung verändern lassen – so hoffte Schweitzer. Eine große Gefahr sah er darin, die Freiheit im Denken zugunsten kollektiver Meinungen preiszugeben. Er wollte nicht in den »Streit der Gruppen und Mächte hineingezogen« werden, die »Verbindung mit der Außenwelt« sollte ganz allein seinem Werk erwachsen. Das erklärt, warum er sich weder explizit zu den Verbrechen des europäischen Faschismus noch zu den grausigen Praktiken des stalinistischen Sowjetsystems äußerte, das im Namen der

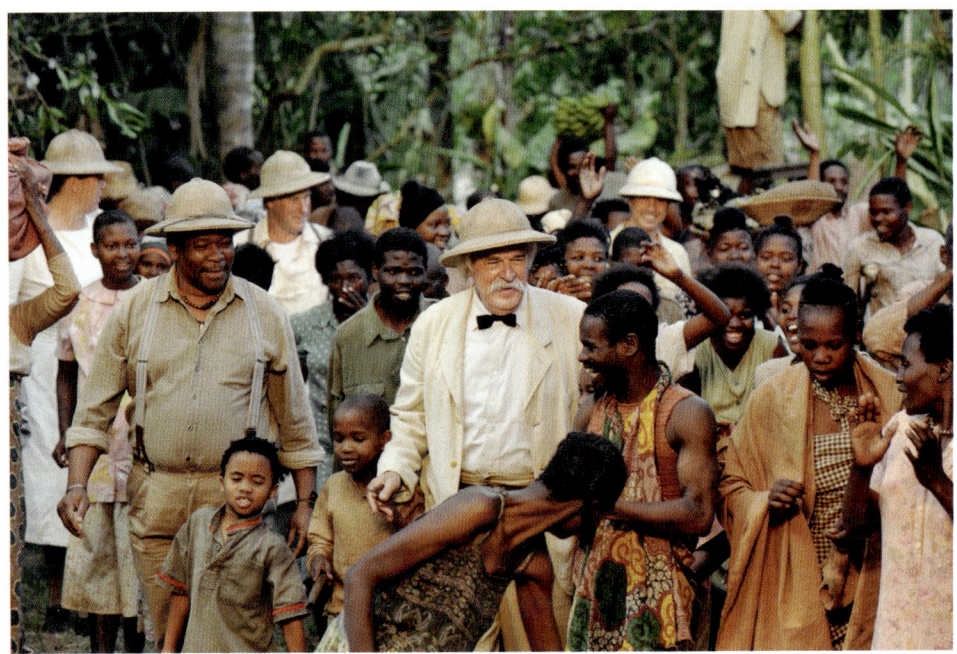

Begrüßung Albert Schweitzers (Jeroen Krabbé) in Lambaréné

sozialistischen Ideen die ganze Menschheit zu erlösen sich anschickte und dabei zugleich eine »Utopie der Säuberung« praktizierte.

Rückblickend bleibt zu fragen, ob Schweitzer die ökonomisch-politischen Faktoren nicht unterschätzt hat, wie sie Carl Friedrich v. Weizsäcker 1963 anmahnte. Für ihn blieb der Geist europäischer Aufklärung und des kulturellen Humanismus bestimmend; die »Aufklärung der Aufklärung«, wie sie etwa Erich Fromm in *Haben oder Sein* oder Hans Jonas in *Das Prinzip Verantwortung* vorgelegt haben, nahm er nicht in den Blick.

Ethisches Handeln jedes Einzelnen

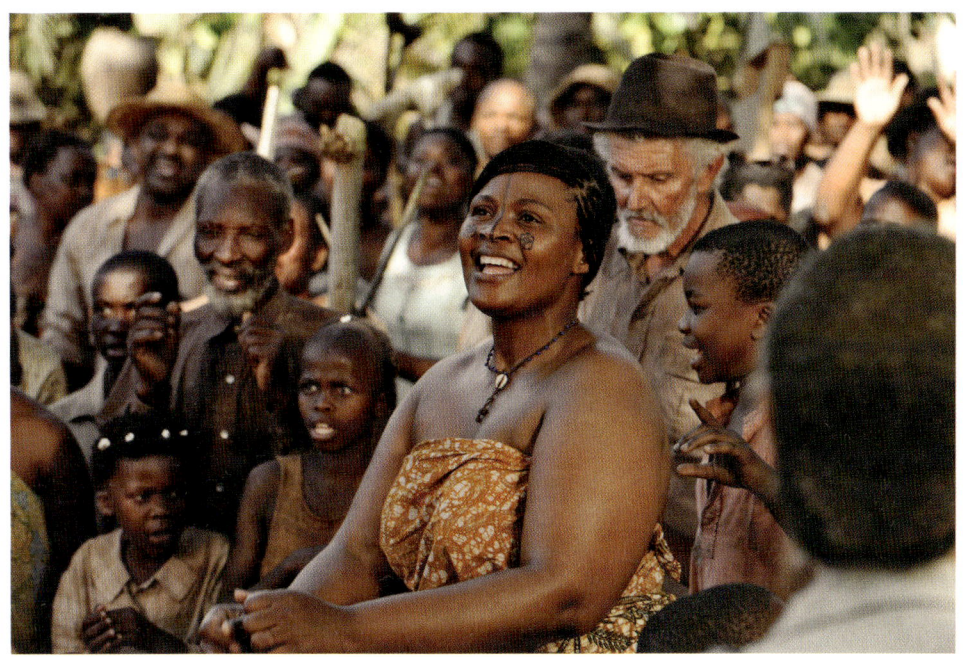

Leben in Lambaréné

ZULETZT WIE KANT IN KÖNIGSBERG

Im Dezember 1959 verließ Albert Schweitzer Europa für immer. Die letzten sechs Jahre seines Lebens verbrachte er durchgängig in Lambaréné, wo er sich nicht nur mit Spitalangelegenheiten, sondern auch mit »der Friedenssache und der Atomsache« befasste. Durch Korrespondenzen, Zeitungs- und Zeitschriftenlektüre (er bekam amerikanische Zeitungen und hatte auch den *Spiegel* abboniert), sowie den Austausch mit Gästen und Besuchern hielt er sich über das Weltgeschehen auf dem Laufenden. Im Radio konnte er die BBC-Nachrichten hören.

Zum 90. Geburtstag im Januar 1965 empfing Schweitzer Besucher und Glückwünsche aus aller Welt. Bis in den Sommer behielt er seinen Tagesrhythmus bei, dann verließen ihn die

Kräfte. Er starb am 4. September in Lambaréné. Eine ärztliche Behandlung durch Spezialisten in Europa hatte er abgelehnt mit der Begründung, er wolle seine Zeit, die ihm auf Erden von Gott gegeben sei, nicht künstlich verlängern.

Noch der Friedhof auf dem Hospitalgelände, wo er neben dem Urnengrab seiner am 1. Juni 1957 in Zürich gestorbenen Frau beigesetzt wurde, ist ein Ausdruck großer Toleranz. »In der rotbraunen Erde des Urwalds werden die Toten bestattet. Sie sterben als Christen, als Juden, als Moslems, als Fetisch-Anbeter, die ihren guten und bösen Geistern huldigten. Wir sehen neben den einfachen Holzkreuzen Steine mit dem Halbmond«, schreibt Gerald Götting. Der Mensch ist Mensch. Welcher Religion er angehört, ist nicht wichtig genug, als dass er danach sortiert, gewichtet und separiert werden müsste.

Schweitzers Sorge um die Fortexistenz seines Lebenswerkes erwies sich als unbegründet. Kleine und große »Botschafter«, die über die Erde verteilt waren, gründeten Freundeskreise und sammelten Spenden. Seit den 1960er Jahren kann das Spital auf ein Unterstützernetzwerk und Fundraising-System bauen. Heute ist es für die medizinische Grundversorgung der Region Lambaréné zuständig. Neben chirurgischen und allgemein medizinischen Abteilungen gibt es eine Klinik für Kinder, für Frauen, geriatrische und psychiatrische Stationen, eine Zahnklinik und ein Labor, in dem Therapie und Prophylaxe von Malaria erforscht werden, sowie eine Poliklinik. Etwa 120 afrikanische Angestellte arbeiten dort mit sechs bis sieben Ärzten aus Europa und Afrika zusammen. Das Spital kann bis zu 180 Patienten aufnehmen. Die Ausgaben werden vom Staat Gabun, vom deutschen und vom schweizerischen Hilfsverein für das Lambaréné-Spital und von Vereinen aus Frankreich, Italien, England, Schweden und den USA getragen.

PAZIFISMUS UND HUMANISMUS MIT DEM RÜCKEN ZUM ABGRUND

Ich bin auch sehr glücklich, dass Du Deine große Autorität in den Dienst für den Frieden gestellt hast. Jedesmal, wenn Dein Name zwischen denen erscheint, die gegen den Atomkrieg kämpfen, fühle ich mich Dir nahe.

Jean-Paul Sartre an Albert Schweitzer

SCHWEITZERS SORGE UM EUROPA

Am 30. Januar 1933 wurde Adolf Hitler zum Reichskanzler ernannt. Der Machtübertragung an die Nationalsozialisten stand Schweitzer zutiefst ablehnend gegenüber.

Er hatte in der Untergangsphase der Weimarer Republik immer konkreter vor dem nihilistischen und präfaschistischen Zeitgeist und der Gefährdung der Demokratie gewarnt. Die Sorge um die Menschheit erlebe ich mit »einer bis auf den Nerv meiner Existenz gehenden Lebhaftigkeit«, erklärte er in seiner Ansprache zur Verleihung des Goethepreises in Frankfurt am Main am 28. August 1928. Im Schlussteil seiner 1931 erschienenen Autobiographie *Aus meinem Leben und Denken* warnte er vor den Konsequenzen von Versuchen, allgemeingültige Wertunterschiede zwischen Lebewesen zu statuieren: »Im Gefolge … kommt dann die Ansicht auf, dass es wertloses Leben gäbe, dessen Schädigung und Vernichtung nichts auf sich habe.« Der wahrhaft ethische Mensch mache Unterschiede »nur von Fall zu Fall und unter dem Zwang der Notwendigkeit, wenn er nämlich in die Lage kommt, entscheiden zu müssen, welches Leben er zur Erhaltung des anderen zu opfern hat«. Am 22. März 1932 deutete er in seiner Gedenkrede zu Goethes 100. Todestag »das, was in dieser grausigen Zeit vor sich geht, … als eine gigantische Wiederholung des Faustdramas auf der Bühne der Welt«. Vernunft, Toleranz, Humanität drohten verlorenzugehen, daher gelte es, »so viel Möglichkeit wahren Menschentums zu wahren, wie wir es nur immer vermögen«. Sein Appell »Gebt das Ideal des persönlichen Menschentums nicht preis, auch wenn es den Verhältnissen,

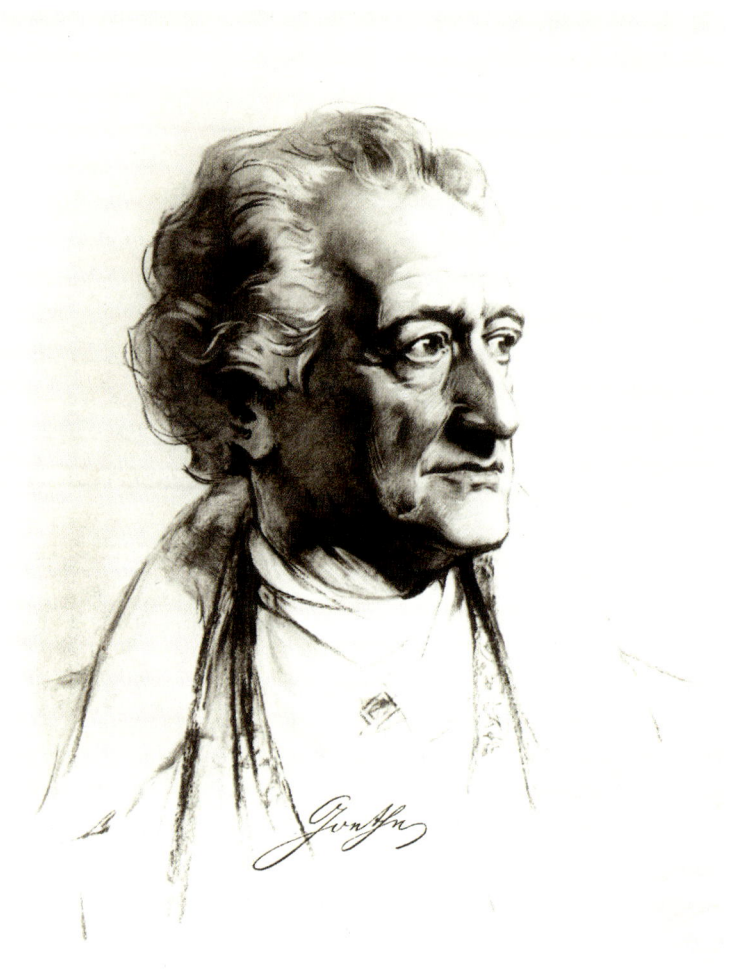

Johann Wolfgang von Goethe, Porträtzeichnung

wie sie sich ausgebildet haben, zuwiderläuft«, vermochte nur wenige Deutsche wachzurütteln.

Nach den Wahlen im November 1932 drohte Schweitzer die »Sorge um das, was aus Europa werden soll«, zu lähmen. Erschüttert und bar jeder Hoffnung auf eine »Gesundung der Verhältnisse« kehrte er im März 1933 nach Lambaréné zurück. Seine Frau Helene konnte angesichts der überall geklebten Plakate mit der Aufschrift »Die Juden sind unser Unglück« und der allgemeinen Begeisterung für die nationalsozialistische Ideologie und Hitler in Deutschland nicht weiterleben. Nach Ende des Schuljahres 1933 siedelte sie mit Tochter Rhena nach Lausanne über.

1933 bat Max Born Schweitzer als »Mann, auf den das Weltgewissen hört«, »nach Europa zurückzukehren und zu versuchen, die zivilisierte Welt gegen diese Barbarei aufzurufen«. Das Sinnlose des Weltgeschehens und des geistigen und materiellen Elends der Menschheit erkennend, konzentrierte Schweitzer seine Kraft auf die Arbeit im »Urwaldkrankenhaus« sowie die Unterstützung bedrohter jüdischer Verwandter und Freunde und versuchte weiterhin, durch Vorträge, Konzerte und Schallplattenaufnahmen Mittel für den Unterhalt des Spitals aufzubringen. Im Oktober 1933 schreibt er: »Weil ich auf die Kraft der Wahrheit und des Geistes vertraue, glaube ich an die Zukunft der Menschheit.« Er blieb optimistisch, »dass der aus der Wahrheit kommende Geist stärker ist als die Macht der Verhältnisse« und die Menschheit daher den Weg des Niederganges nicht bis zu Ende gehen müsse (*Ich glaube an die Zukunft der Menschheit*).

Mitte der dreißiger Jahre erreichte seine Anerkennung als Kulturphilosoph und Organist in Westeuropa einen neuen Höhepunkt. Auch die nationalsozialistischen Machthaber versuchten von seinem Ruhm zu profitieren. Auf eine Einladung der Reichsregierung, die Goebbels »mit deutschem Gruß« unterzeichnet hatte, antwortete Schweitzer »mit äquatorialafrikanischem Gruß«, er werde in Lambaréné gebraucht. Die »Stimme aus dem Urwald« sollte sich erst Ende der 1950er Jahre angesichts der alles Leben bedrohenden »Atomgefahr« das Recht herausnehmen, über die Medien Einspruch zu erheben.

In privaten Briefen äußerte sich Schweitzer voller Verachtung über Deutschland. Zu einer öffentlichen Stellungnahme gegen den Nationalsozialismus konnte er sich jedoch nicht entschließen. Im Jahr 1938 teilte er seiner Schwester Adele mit, ihn bedrücke die »Traurigkeit über den Niedergang der Menschheit und das Elend, das durch Diktatoren über so viele Menschen gebracht wird«, so sehr, dass er sich über »nichts mehr freuen« könne, die Arbeit an der Kulturphilosophie unterbrochen habe und *Afrikanische Geschichten* schreibe. Über die Nürnberger Gesetze und die Verbrechen an den Juden war Schweitzer seinerzeit informiert. In einem Brief vom 30. Juni 1963 an den Dramatiker Rolf Hochhuth erhob er schwere »Vorwürfe an die eigene Adresse«, damals »nicht öffentlich gegen die Gräuel eingetreten zu sein«. Im Vorwort zur englischen Ausgabe von Hochhuths *Stellvertreter*, einem Stück über die Rolle von Papst Pius XII. während des Dritten Reiches, verwies er auf die tiefe kollektive Mitschuld der evangelischen und katholischen Kirche beim millionenfachen Judenmord.

DAS »WUNDER DER GLAUBWÜRDIGKEIT«

Am Ende des Zweiten Weltkrieges lag Europa in Trümmern. Über 55 Millionen Menschen hatten in diesem von den Deutschen zu verantwortenden Raub- und Vernichtungskrieg mit seinen rassistischen Vernichtungsexzessen ihr Leben verloren. Sechs Millionen Juden wurden in den Konzentrations- und Vernichtungslagern oder von den Erschießungskommandos auf industrielle und systematische Weise ermordet. Die Anti-Hitler-Koalition zwischen den Westmächten und der Sowjetunion hatte die bedingungslose Kapitulation des »Tausendjährigen Reiches« erzwungen und übte die oberste Gewalt in Deutschland aus. Von den Alliierten mit dem Grauen in den Konzentrationslagern und mit Auschwitz konfrontiert, wehrten die meisten Deutschen eine Mitverantwortung ab, schuldig waren die »anderen«, die »wirklichen Nazis«. Das

Bedürfnis nach glaubwürdigen Vorbildern war groß, zumal das in Trümmern liegende Land sich nicht nur materiell, sondern auch geistig erneuern musste. Zudem galt es, Hunderttausende Flüchtlinge, Überlebende des Holocaust sowie Emigranten in die Nachkriegsgesellschaft zu integrieren. Aber wer sollte den Wiederaufbau des Staatswesens und die Umgestaltung des politischen Lebens initiieren? Die deutschen Eliten waren entsetzlicher Verbrechen schuldig geworden, ein Großteil hatte nicht erst nach 1933 versagt. In der deutschen Nachkriegsgesellschaft verkörperte Albert Schweitzer einen Phönix, der aus der Asche des Humanismus emporstieg: das personifizierte Gegengift zum Nihilismus und zur Gleichgültigkeit gegenüber dem Bösen, die Unverwüstlichkeit des aus christlicher Frömmigkeit gespeisten individuellen Antriebs zur Weltverbesserung.

Er konnte nach 1945 wohl als ein so großes Ideal und Vorbild gelten, weil er nicht mit der Nazi-Pest verquickt gewesen war, die Deutschen zwar mit Verbrechen und Versagen konfrontierte, aber nicht mit ihnen und ihrer (Kollektiv-)Schuld abrechnete wie die Alliierten, Thomas Mann, Hannah Arendt und andere emigrierte Intellektuelle. Er blieb als Person das gute Gewissen des anderen Deutschland. Seine außerordentliche Popularität nach 1945 mag sich auch einer Sehnsucht nach Unschuld verdanken. Die Deutschen konnten sagen: Wir haben nicht nur einen Hitler, Göring und Himmler zu verantworten, wir haben auch einen Albert Schweitzer. Er verschaffte vielen ein »Kollektiv-Alibi«, weil er sich in Afrika aufopferungsvoll um Kranke kümmerte und für den Frieden zwischen den Völkern einsetzte. Auf ihn projizierten all jene ihre Sehnsucht, die nun wahrnahmen, dass sie sich von Propheten des Untergangs hatten verführen lassen. »In einer Welt des Scheins und der Missverständnisse gibt es hin und wieder Vertrauen schenkende Zeichen, an denen wir erkennen können, dass die Wahrheit zu ihrem Recht kommt. Zu diesen Zeichen gehört die Tatsache, dass Männer wie Albert Schweitzer von den Mitlebenden geehrt werden.« Das schreibt Carl Jacob Burckhardt, der 1944 bis 1948 Präsident des Internationalen Komitees des Roten Kreuzes war.

»THE GREATEST MAN IN THE WORLD«

Zwischen 1945 und 1957 rangierte Schweitzer als moralische und ethische Instanz in Meinungsumfragen wiederholt unter den fünf anerkanntesten Persönlichkeiten der Welt und wurde mit Ehrungen und Auszeichnungen geradezu überhäuft. Eine für die damalige Zeit beispiellose Kampagne bewirkte, dass er als ein Deutscher, der europäisch-humanistische Kultur verkörperte, in den USA zur Ikone wurde. Einschlägige Veröffentlichungen in Zeitungen und Zeitschriften und eine erste Anthologie seiner Texte ließen die Schar sein Anhänger schnell wachsen. Er wurde »Mister Wellblech« oder die »größte Seele des Christentums« genannt und als »Universalgenie Westeuropas« in eine Reihe mit Goethe und Leonardo da Vinci gestellt. Am 6. Oktober 1947 erkor das *Life Magazine* Schweitzer zum »Greatest Man in the World«. Auf die Hymnen der Boulevardpresse folgten Ehrungen und Einladungen angesehener amerikanischer Universitäten. Aus Zeitmangel lehnte er die Bitte, in Harvard die *Lowell Lectures* zu halten, ebenso ab wie das Angebot Robert Oppenheimers, für ein Jahr nach Princeton zu kommen, um dort in Ruhe seine Kulturphilosophie abzuschließen. Eine Einladung nach Aspen zu einem Festvortrag anlässlich des 200. Geburtstages von Goethe nahm er schließlich an. Das fantastische Honorar von 6100 Dollar, das in französischen Francs ausgezahlt wurde, konnte er nicht ignorieren, da er wegen der im Krieg zurückgegangenen Spenden abermals hoch verschuldet war und an die Zukunft seines Spitals denken musste.

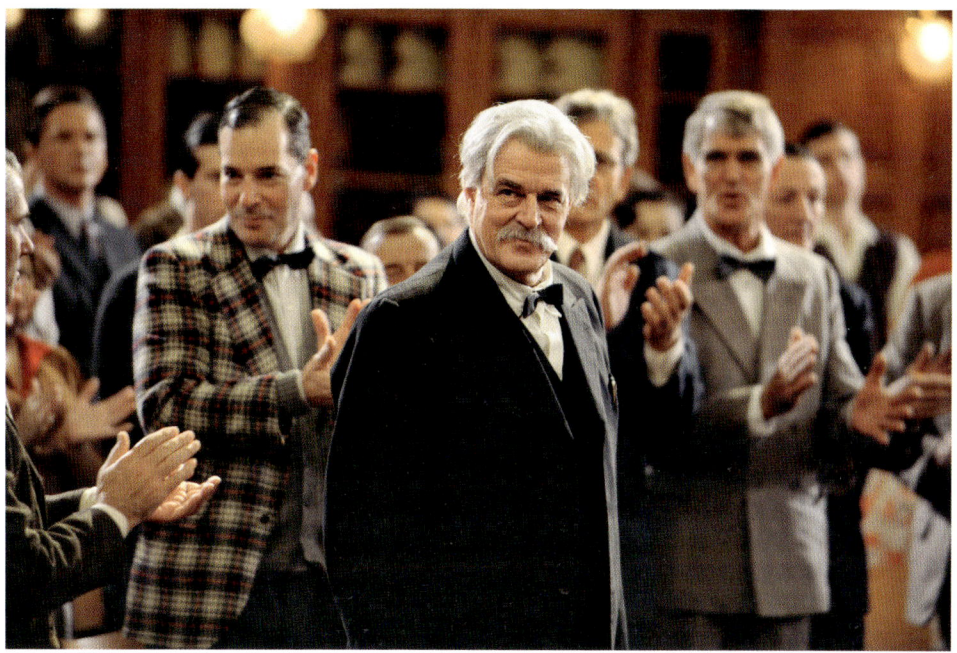

Albert Schweitzer (Jeroen Krabbé) in New York, Columbia University

Im Juni 1949 fuhr das Ehepaar Schweitzer mit dem Schiff über Liverpool nach New York. Bei der Ankunft wurden sie sofort von Journalisten und Fotografen bedrängt. In der McCarthy-Ära, während der auch angebliche Sympathisanten des Kommunismus politisch verfolgt wurden, konnte die Frage, wie er es mit dem Kommunismus halte, nicht ausbleiben. Schweitzer reagierte souverän: »Solche Fragen existieren im Urwald nicht.« Als er seine Ansicht über Amerika kundtun sollte, konterte er: »Aber Sie wohnen hier, darum müssen Sie mir sagen, was Sie über Amerika denken.«

Von New York reisten Albert und Helene Schweitzer weiter nach Aspen/Colorado. Seinen Vortrag *Goethe. Der Mensch und das Werk* hielt Schweitzer zunächst auf Französisch, Emory Ross, Sekretär des Africa Committee of the Foreign Missions Conference, übersetzte, und am nächsten Tag auf

Deutsch, diesmal übersetzte Thornton Wilder. Unter den Zuhörern waren u. a. der deutsche Goetheforscher Professor Bergsträßer, Arthur Rubinstein, Ortega y Gasset, der italienische Intellektuelle Giuseppe Antonio Borgese und andere berühmte Persönlichkeiten. Die nächste Station war Chicago, wo die Universität Schweitzer den Ehrendoktor der Rechte verlieh und amerikanische Frauenklubs einen Empfang für ihn und seine Frau mit 1700 Gästen gaben. Albert Schweitzer reagierte auf die Stilisierung zum Mythos gelassener als seine Frau. Er nutzte jede sich bietende Gelegenheit zum Orgelspiel, besuchte alte Freunde sowie Pharmafabriken, die ihm Medikamente geschickt hatten.

Am 16. September 1951 wurde Schweitzer der Friedenspreis des deutschen Buchhandels verliehen. Er war nach dem im norwegischen Exil lebenden Autor und Lektor Max Taut der zweite Träger dieses Preises. In der Begründung wurde er als »mutiger und tapferer Vorkämpfer für das friedliche Werk an den Armen und Schwachen« gewürdigt, als Mann, »der in einem langen, mühe- und opfervollen erfolgreichen Leben in Wort und Tat für die Ziele eines edlen Menschentums wirkte, in Zeiten, in denen die Menschen und Völker durch Zwiespalt, Hass und Kriege sich an den Rand des Abgrunds brachten«. Bundespräsident Theodor Heuss sagte in seiner Laudatio: »Dies nun ist das Merkwürdige, der Schweitzer ist kein Politiker, aber aus seiner metapolitischen Haltung ist ein Politikum im Geistigen geworden.« Schweitzer empfand »eine tiefe Freundschaft« für Heuss, seit er dessen 1937 erschienene Biographie über Friedrich Naumann gelesen hatte. Beide Männer hatten sich in Straßburg in einem Kreis junger Akademiker kennengelernt, in dem auch Helene Bresslau und Elly Knapp verkehrten. Auf Bitten von Elly Knapp hatte Schweitzer das Ehepaar Heuss 1908 in der Kirche St. Nicolai getraut.

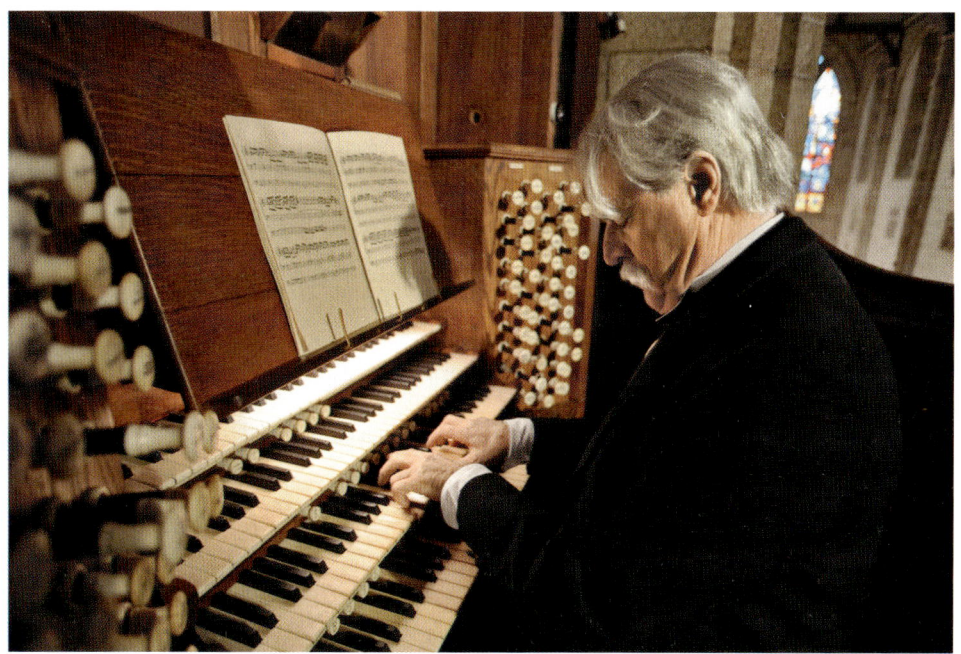

Albert Schweitzer (Jeroen Krabbé), Orgelkonzert in New York

Die Ehrung nahm Schweitzer unter der Bedingung an, dass mit dem Preisgeld zu gleichen Teilen Flüchtlinge und mittellose Schriftsteller unterstützt werden. In seiner Paulskirchenrede blickte er nach vorn, hielt Ausschau nach einem »Wege, der zum Frieden fuhren kann«. Er trug Gedanken über die Lage unserer Kultur vor, die er bereits in einem 1947 geführten *Interview im Urwald* entfaltet hatte. Die Menschen verfügten »in einer geradezu unvorstellbaren Weise« über die Kräfte der Natur. Allein die »Humanitätsgesinnung« könne sie davon abhalten, die übermenschliche Macht zum Vernichten zu gebrauchen, und einen Menschen dem andern und ein Volk dem andern vertrauenswürdig machen. Eine vom Geist der Humanität erfüllte Kultur solle die Individuen und Völker leiten, damit Gerechtigkeit an die Stelle der Ungerechtigkeit trete, Milde an die Stelle der Härte, Verstehen an die Stelle des

Nichtverstehens, Teilnahme an die Stelle der Teilnahms-losigkeit. Jeder habe in sich den Willen, geschlagene Wunden zu heilen. Auch nach den Erfahrungen des Faschismus und der neuerlichen Aufteilung der Welt mit militärischen Mitteln ver-traute Schweitzer auf die Fähigkeit der Individuen, mit »ethi-schen Vernunftidealen« wieder festen Boden unter den Füßen zu gewinnen und so die Verhältnisse innerhalb der Völker und zwischen ihnen im Geiste der Verständigung und des Frie-dens zu gestalten. Die Freiheit im Denken des Einzelnen zu-gunsten kollektiver Meinungen preiszugeben betrachtete er als große Gefahr. Er hoffte, die öffentliche Meinung werde sich durch die Verbreitung der Ideen von Mensch zu Mensch, im »Kampf des denkenden Einzelgeistes gegen den gebundenen Gesamtgeist« prägen lassen. Schweitzer hatte schon vor dem Ersten Weltkrieg darauf hingewiesen, dass die sittliche Ver-antwortung des Menschen mit den Möglichkeiten der neuen Technik nicht Schritt hält, dennoch blieb für ihn ein Geist euro-päischer Aufklärung und des kulturellen Humanismus bestim-mend; die »Aufklärung der Aufklärung«, wie sie etwa Erich Fromm und zuvor schon Theodor W. Adorno, Max Horkhei-mer und Jürgen Habermas vorgelegt haben, nahm er nicht in den Blick.

1952 verlieh die deutsche Ärzteschaft Schweitzer die Para-celsus-Medaille. Es war seine erste Ehrung als Mediziner. Es folgten viele weitere von Kapstadt bis Chicago.

FRIEDENSNOBELPREIS

Am 4. November 1954 nahm Schweitzer den Friedensnobel-preis für das Jahr 1952 entgegen. Das ist die größte Ehrung, die ein Mensch auf dieser Welt für sein Wirken erhalten kann. Der Vorsitzende des Nobelkomitees, Gunnar Jahn, begründete sie damit, dass »er in seinem Leben das humanistische Ideal und

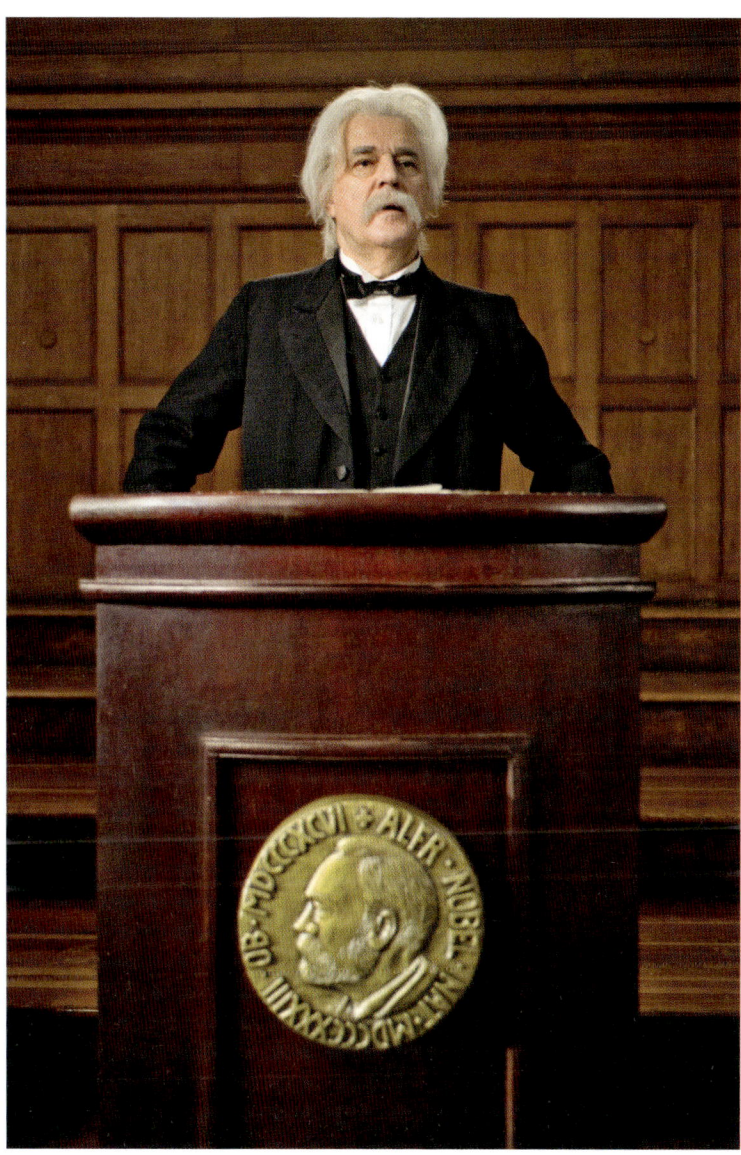

Albert Schweitzer (Jeroen Krabbé) bei seiner Rede anlässlich der Entgegennahme des Friedensnobelpreises in Oslo

das Evangelium der Liebe verwirklicht hatte und den Menschen zeigte, dass der Weg zum Frieden – wenn es ein dauernder Friede sein soll – von diesen Idealen ausgehen muss«. In seiner Dankesrede *Das Problem des Friedens in der heutigen Welt* betonte Schweitzer, dass der Krieg ein furchtbareres Übel sei als jemals zuvor. Wegen der größeren Reichweite und Zerstörungskraft der modernen Waffensysteme seien immer größere Teile der Menschheit unweigerlich von Kriegen betroffen. Angesichts der zahlreichen Versuche mit Atombomben warnte er eindringlich vor Katastrophen, die die Existenz der Menschheit in Frage stellen könnten. Die Atomgefahr lasse sich nicht mit politischem und machtstrategischem Kalkül bannen, »nur vom Geiste her« könne sich in der sittlichen Haltung des Einzelnen und der Nationen jene entscheidende Wendung vollziehen, die der Welt den Frieden sichert. Sein Appell, »alles zu wollen und zu erhoffen, was eine Zeit heraufführen kann, in der Kriege nicht mehr sein werden«, wurde allgemein gewürdigt, doch nur von Wenigen als Auftrag ganz persönlich angenommen.

Osloer Studenten kamen am Tag nach der Nobelpreisverleihung Schweitzer zu Ehren zu einen Fackelzug zusammen. Ein bekanntes Foto zeigt, wie der tief gerührte alte Mann und seine Frau vom Balkon des Osloer Rathauses auf das Lichtermeer und die schweigende Menge schauen. Am 11. November 1955 nahm Schweitzer in Bonn die Insignien des Friedensordens *Pour le Mérite* entgegen. Als er sich 1957 öffentlich aktiv gegen Kernwaffen zu engagieren begann und vielen Mächtigen und Einflussreichen eindringlich zusetzte, gingen im Westen die Ehrungen für den Humanisten, Mediziner und Pazifisten sowie die Spenden für sein Spital zurück. »Albert Schweitzers Popularität erlitt quantitativ keine Einbußen, steigerte sich eher bis zum turbulenten letzten Europaaufenthalt 1959«, meinte Harald Steffahn. Allerdings wurde seine Integrität vielfach in Frage gestellt, und zwar zuerst dort, wo man ihn zum »dreizehnten Jünger Jesu« erkoren hatte: in den USA. Man deutete seine Friedensbotschaft als Sympathiebekundung für den Kommunismus und holte zum propagandistischen Gegenschlag aus, weil man sich das aufregende Mächtespiel nicht verderben lassen wollte, »schon gar nicht von einem, dem man publizistisch so viel Gutes getan hatte und der sich nun als empörend undankbar erwies«, so Steffahn.

DER KAMPF GEGEN DIE ATOMARE AUFRÜSTUNG IM KALTEN KRIEG

Solche Gesinnung musste Schweitzer abwegig erscheinen. Ruhm hatte für ihn keinen Selbstzweck. Ihm ging es um die Bewahrung der Schöpfung in Gegenwart und Zukunft. Bisher hatte er sich in der Rolle eines »stillen Wegbereiters des Friedens« gesehen, der allein durch die Verbreitung seiner ethischen Konzeption dazu beitragen könne, eine »Gesinnung des Friedens in den Völkern aufkommen« zu lassen. Nun, da er das Leben *an sich* bedroht sah, kam er zu dem Schluss: »Die nur mit dem Verhalten des Menschen zum anderen Menschen beschäftigte Ethik besitzt nicht das Elementare und den Weitblick der Ehrfurcht vor dem Leben, auch nicht deren Energie. Sie ist in Gefahr, in der Hauptsache mit Wohltun von Mensch zu Mensch beschäftigt zu bleiben und nicht genügend auf die Bekämpfung der Grausamkeit und des Tötens einzugehen, wie es unsere grausige Zeit erfordert.« Eine ständige »Besorgnis im Herzen«, begann er sich von dem Standpunkt zu lösen, seine Beziehung zur Welt müsse aus seiner Arbeit und seinem Denken auf den Gebieten der Theologie, Philosophie oder Musik erwachsen. Hier kann nur auf die wichtigsten Ereignisse, Briefe und Begegnungen eingegangen werden, die Schweitzer zu einer intensiven Beschäftigung mit dem »Kernproblem« und zum öffentlichen Protest motivierten.

»Fast jeder, der in den Jahren zwischen 1954 und 1957 mit
A. Schweitzer privat zusammentraf«, schreibt der Zukunftsfor-
scher Robert Jungk, »wurde von ihm intensiv über die ›Atomgefahr‹ ausgefragt. Ich selbst erinnere mich, wie Schweitzer, der
wusste, dass mich damals die Arbeit an einem Buch über die
Gewissensprobleme der Atomforscher beschäftigte, während
eines Spazierganges entlang des Pariser Luxemburggartens, immer wieder auf diese Probleme einging.« Da Schweitzer sich
nie eine sachliche Äußerung erlaubte, die nicht auf genauer
Kenntnis fußte, begann er gleichsam ein neues Studium. Allein
von 1957 bis 1961 arbeitete er mindestens 60 Bücher seiner
»Atombibliothek« durch. Eine ebenso wichtige Informations-
quelle waren Artikel und Zeitungsausschnitte, die ihm aus aller
Welt zugingen, und die Korrespondenz mit etwa 120 Personen.
Seine Kontakte reichten bis nach Israel, nach Mittel- und Süd-
amerika sowie nach Südafrika, wo er die Gegner der Atomrüstung zu unterstützen suchte. Die Briefe und 99 verschiedene, teilweise unveröffentlichte Manuskripte zur Atom- und
Abrüstungsproblematik machen deutlich, dass Schweitzer
diese Fragen nun in den Mittelpunkt seines Fühlens, Denkens
und seines Engagements stellte. Unter den friedensgefährden-
den politischen Entwicklungen persönlich leidend, stritt er heißen Herzens für all jene, die mit ihm den Kampf gegen die
Atomgefahr aufgenommen hatten.

ALBERT EINSTEINS VERMÄCHTNIS

Mehrfach kam Schweitzer später darauf zurück, dass Einsteins
Verzweiflung über die Ignoranz der Politiker und der Öffentlichkeit angesichts der Atomgefahr vielleicht das treibende Mo-
tiv gewesen sei, die Welt nach dessen Tod im April 1955 weiter
aufzuklären. Einstein hatte angesichts der Bedrohung durch
den deutschen Faschismus den US-Präsidenten 1939 in einem

offenen Brief aufgefordert, die Atomforschung voranzutreiben. Es erging dem Physiker mit der Atombombe wie Goethes Zauberlehrling mit dem Besen: »Herr, die Not ist groß! / Die ich rief, die Geister / werd ich nun nicht los.« Nach dem Abwurf der mörderischen Waffe auf Hiroshima und Nagasaki begann er umzudenken. Wenngleich sie sich nur zweimal persönlich begegnet waren und auch nur sporadisch korrespondierten, empfand Schweitzer eine tiefe Seelenverwandtschaft mit dem großen Gelehrten, der bereits Ende 1950 seine Sorge über »die wachsende Gefahr eines total verheerenden Konfliktes« mit ihm geteilt hatte. Im Februar 1955 schreibt er ihm: »Wir … erleben unsere furchtbare Zeit miteinander in derselben Weise und ängstigen uns miteinander um die Zukunft der Menschheit. … Merkwürdig ist, wie oft in der Öffentlichkeit unsere Namen miteinander genannt werden. … Ich bekomme Briefe, in denen verlangt wird, dass Sie und ich und andere mit uns die Stimme erheben …«

Kurz vor seinem Tod im April 1955 hatte Einstein eine von dem britischen Mathematiker und Philosophen Bertrand Russell initiierte Erklärung unterzeichnet, in der vor den Gefahren eines Krieges mit Nuklearwaffen gewarnt und die Staaten aufgefordert wurden, ihre Konflikte friedlich zu lösen. Mit den Unterschriften von neun weiteren namhaften Wissenschaftlern sandte Russell das Manifest an die Regierungen aller Großmächte. Am 9. Juli 1955 wurde es in der Presse veröffentlicht.

Zu den Persönlichkeiten, die Schweitzer baten, seine Ablehnung der Atomrüstung öffentlich zu machen, gehörten der UNO-Generalsekretär Dag Hammarskjöld, der indische Premier Jawarhalal Nehru und Bertrand Russell. Tiefen Eindruck hinterließ bei ihm auch das 3. Lindauer Treffen der Nobelpreisträger im Juli 1955. Trotz inhaltlicher Übereinstimmung mit Otto Hahn und anderen Teilnehmern konnte er sich allerdings nicht entschließen, seinen Namen unter die »Mainauer Erklärung« zu setzen, in der die Nationen aufgerufen wurden,

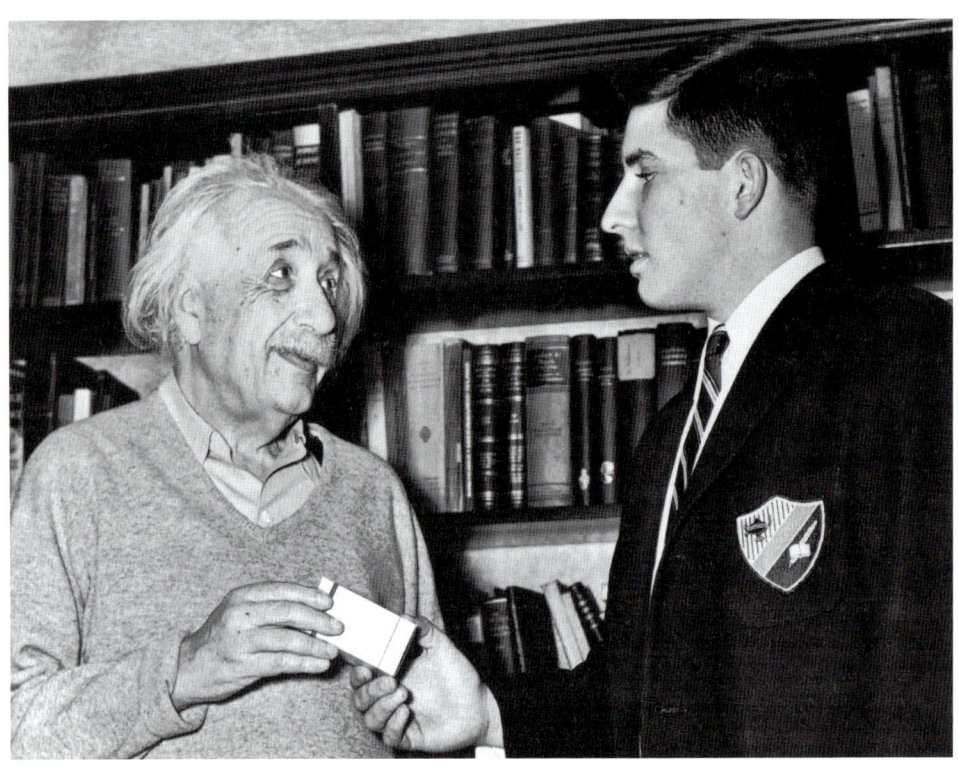

Albert Einstein nimmt 1954 ein wertvolles Medikament für Albert Schweitzer entgegen. Es konnte durch die Spendensammlung an einer Universität in den USA beschafft werden.

»freiwillig auf die Gewalt als letztes Mittel der Politik zu verzichten.« Seien sie dazu nicht bereit, so würden sie aufhören zu existieren.

Den letzten Anstoß, sich in die Atomdebatte einzubringen und die Politiker an ihre Verantwortung zur Bewahrung des Friedens zu mahnen, gaben wohl die Gespräche mit dem Herausgeber der amerikanischen Literaturzeitschrift *Saturday Review* Norman Cousins und der Fotografin Clara Urquhardt in Lambaréné im Januar 1957. Sie hatten umfangreiches wissenschaftliches und publizistisches Material über Atomtests und Atomrüstung mitgebracht. Schweitzer dachte lange darüber nach, warum längst bekannte Fakten über die radioaktive Verseuchung durch atmosphärische Atomtests verdrängt wurden: »Solange ein Tag nach dem anderen vergeht und die Sonne fortfährt, auf- und unterzugehen, scheint der unveränderliche Kreislauf der Natur gleichsam solche Gedanken auszulöschen. Doch wir vergessen, dass die Sonne wie früher auf- und untergehen und der Mond weiter über den Himmel ziehen wird, die Menschheit aber hier auf Erden eine Situation herbeiführen kann, in der Sonne und Mond auf eine von allem Leben entblößte Erde herabblicken werden.« Nach einem Weg suchend, das Bewusstsein der Bürger für die Gefahren zu schärfen, beschloss er schließlich, die Atomtestfrage quasi als Ausgangspunkt zu nutzen und später die umfassenderen Fragen des Weltfriedens anzusprechen.

APPELL AN DIE MENSCHHEIT

Am 23. April 1957 sendete Radio Oslo einen von Albert Schweitzer intensiv vorbereiteten Vortrag, der über weitere 140 Radiostationen in die Welt ausgestrahlt wurde. Der Arzt Schweitzer fühlte sich berechtigt, »als Fachmann über die Gefahren der radioaktiven Verseuchung der Atmosphäre« zu reden. In einfachen und überzeugenden Worten legte er die von den Tests ausgehende radioaktive Kontamination und deren mögliche gesundheitliche Folgen für heutige und künftige Generationen sowie Tiere und Pflanzen prägnant dar. Eindringlich versuchte er die Menschen wachzurütteln und ihnen Mut zu machen, sich persönlich und gemeinschaftlich gegen die Bedrohung ihrer Zukunft aufzulehnen: »In Gedankenlosigkeit wandeln wir in ihr [der Torheit, die Folgen der Tests zu ignorieren] dahin. Es darf nicht sein, dass wir uns nicht noch beizeiten aufraffen und die Einsicht, den Ernst und den Mut aufbringen, ihr zu entsagen, um uns mit der Wirklichkeit auseinanderzusetzen.« Nur eine gemeinsame öffentliche

Meinung der Völker könne den Verzicht auf die Versuchs-explosionen durchsetzen.

Das Echo der Weltöffentlichkeit war enorm. In den USA wurde der Beruhigungspropaganda der Atomenergiekommis-sion zum ersten Male öffentlich mit wissenschaftlicher Autorität widersprochen. Die großen Radiostationen verbreiteten – mög-licherweise auf Druck der Atomenergiekommission – den Text nicht, aber die *New York Times* und andere Zeitungen in den USA und in Europa brachten ihn in großer Aufmachung, und er wurde im US-Senat verlesen. Obwohl bereits Studien vorlagen, in denen die schädlichen Folgen der radioaktiven Strahlung dokumentiert wurden, suggerierten führende amerikanische Medien, Schweitzer habe eine politisch motivierte Außenseiter-meinung vertreten. Die New Yorker *Daily News* forderten Schweitzer auf: »Pull in your horns, Doc!«, attackierten ihn wegen Unwissenschaftlichkeit und Wiederholung »abgestande-ner kommunistischer Propaganda«. Das US-Verteidigungs-ministerium – angesichts wachsender Vorbehalte der Öffent-lichkeit in europäischen NATO-Staaten gegen die Nukleartests beunruhigt – ließ die CIA nach Spuren kommunistischer Ein-flussnahme fahnden. Willard F. Libby, wissenschaftlicher Ex-perte der Atomenergiekommission, warf Schweitzer in einem von der *Saturday Review* publizierten offenen Brief am 25. April 1957 vor, die Risiken durch die Versuchsexplosionen zu über-schätzen. Trotz aller Beschwichtigungsversuche der »atomaren Autoritäten« ließen sich eine breite Debatte und öffentliche Pro-teste, an denen sich besorgte Wissenschaftler, Lehrer und Geist-liche beteiligten, nicht mehr verhindern. Am 15. Mai 1957, dem Tag des ersten britischen Wasserstoffbombentests auf Christmas Island, initiierte Linus Pauling eine Petition gegen die Atomtests, die binnen zwei Wochen von mehr als 2000 amerikanischen Wissenschaftlern unterzeichnet und am 4. Juni an Präsident Eisenhower übergeben wurde. Die am 13. Januar 1958 dem Ge-neralsekretär der Vereinten Nationen Dag Hammarskjöld prä-

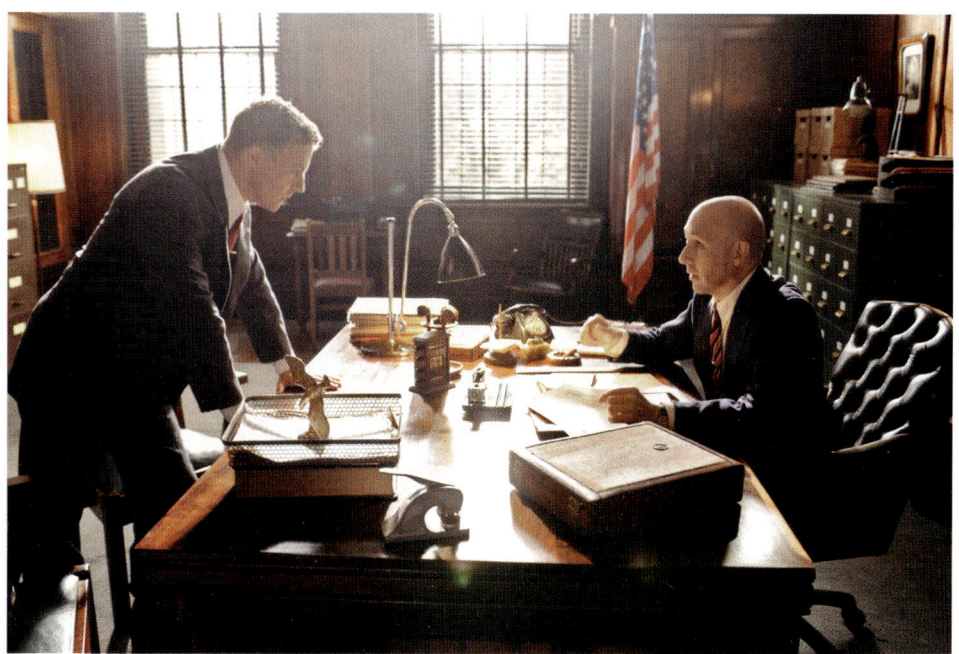

Im Büro des CIA (Samuel West, Guy de Lancey)

sentierte Liste enthielt bereits 9235 Namen, insgesamt unter-
schrieben 11021 Wissenschaftler aus 49 Ländern, darunter neben Linus Pauling und Albert Schweitzer 35 weitere Nobelpreisträger. Im Herbst 1957 trat auf Initiative Cousins eine
Gruppe bekannter amerikanischer Persönlichkeiten als *Natio-
nal Committee for a Sane Nuclear Policy* an die Öffentlichkeit,
das – schnell anwachsend und von Schweitzer als einem der
internationalen Sponsoren unterstützt – zum vitalen Zentrum
der US-amerikanischen Antiatombewegung wurde.

DIE »GÖTTINGER ACHTZEHN«

Nachdem Bundeskanzler Konrad Adenauer und Verteidigungsminister Franz Josef Strauß eine Ausrüstung der Bundeswehr mit taktischen Atomwaffen in Aussicht gestellt hatten, wandten sich namhafte deutsche Naturwissenschaftler unter Federführung von Carl Friedrich v. Weizsäcker in der »Erklärung der Göttinger Achtzehn« am 12. April 1957 an die Öffentlichkeit. Sie bekundeten, dass sie aus Gewissensgründen niemals an der Herstellung von Kernwaffen mitwirken würden. In der DDR solidarisierten sich am 3. Mai 1957 vierzehn Kernphysiker mit dem Manifest. Obwohl Adenauer die Angst vor der Vernichtung gegen die Furcht vor der kommunistischen Bedrohung stellte, trat der Rat der Evangelischen Kirche Deutschlands 1954 für einen allgemeinen Stopp des atomaren Wettrüstens ein. Die Synode der Evangelischen Kirche Deutschlands sprach sich im Juni 1956 gegen Atomwaffen in der Bundesrepublik aus. Das bundesweite Aktionskomitee »Kampf dem Atomtod«, die Protestbewegungen in Schweden, Großbritannien und den Niederlanden beriefen sich auf Schweitzer und mobilisierten Tausende von Menschen. In Norwegen unterzeichneten 225 000 Bürger seinen *Appell an die Menschheit*. Und in der Sowjetunion fühlte sich Andrej Sacharow, den man als »Vater« der sowjetischen H-Bombe bezeichnet hatte, ermutigt, gegenüber der eigenen Regierung für eine Beendigung der Atomtests zu plädieren.

Die Kettenreaktionen zeigen, dass ein pazifistischer Humanismus, der mit dem Rücken zum Abgrund steht, unmittelbare Kraft aus Moral und Ethik beziehen und die öffentliche Meinung maßgeblich beeinflussen kann. Dennoch fanden 1957 54 Nuklearversuche statt. Siebenmonatige Teststopp-Verhandlungen der UNO-Abrüstungskommission blieben auf Ggrund der obstruktiven Haltung der USA und Großbritanniens, die unter erheblichem Druck der Atomlobby standen, ergebnislos. Die Sowjetunion demonstrierte der Welt mit dem Start des ersten Sputniks ihre technologischen Möglichkeiten und verließ im Oktober 1957 die UNO-Abrüstungskonferenz. Die Pläne, im Rahmen der NATO in Westeuropa amerikanische Atomwaffen zu stationieren, nahmen immer konkretere Gestalt an. In US-Regierungskreisen kamen angesichts der sowjetischen Interkontinentalraketen Befürworter eines Präventivschlages zu Wort. Über diese Entwicklungen gut informiert und außerordentlich besorgt, fasste Schweitzer auf dem Rückweg von seinem Europaaufenthalt im Oktober 1957 den Entschluss zu einer neuerlichen Stellungnahme. Auch eingedenk der amerikanischen Debatte nach dem *Appell an die Menschheit* setzte er sich mit den politischen und naturwissenschaftlichen Aspekten der Atomtests und der weiteren Anhäufung von Kernwaffen gründlich auseinander. Deutsche und norwegische Ärzte übermittelten ihm ihre Erkenntnisse zu den genetischen Folgen radioaktiver Belastung. Besonders eng arbeitete er mit dem Direktor des Instituts für theoretische Physik an der Universität Mainz, Karl Bechert, zusammen, der ihm viele Fragen zur biologischen Strahlenwirkung, zu Funktion und Sinn der sogenannten »sauberen« Wasserstoffbombe sowie zum Einfluss der Atomversuche auf das Klima beantwortete. Der Briefwechsel mit Bechert und anderen belegt, wie intensiv Schweitzer um die wissenschaftliche Seriosität seiner öffentlichen Äußerungen rang.

DIE OSLOER RADIOAPPELLE

Am 28., 29. und 30. April 1958 wurden unter dem Titel *Friede oder Atomkrieg* im norwegischen Rundfunk drei Vorträge Albert Schweitzers verlesen und von neunzig angeschlossenen Stationen übertragen. Inhaltlicher Schwerpunkt des ersten Vortrags *Verzicht auf Versuchsexplosionen* war die wissenschaftliche Widerlegung der Beschwichtigungsversuche von Edward Teller, Willard F. Libby und anderen. Teller, »Vater der schmutzigen Wasserstoffbombe«, singe »in lyrischen Tönen … einen Hymnus auf den idyllischen Atomkrieg« und fordere die Fortsetzung der Atombombenversuche, um die »ideale Bombe« schaffen zu können. Wer die Wahrheit vorsätzlich hintergehe, missbrauche die Freiheit. Man solle nicht falsch Zeugnis reden. Teller behaupte jedoch tollkühn: »Die ganz reinen Bomben werden unnötige Zufälle in einem zukünftigen Krieg vermindern.« Ausdrücklich forderte Schweitzer England und die USA auf, sich dem einseitigen Testmoratorium der Sowjetunion vom 31. März 1958 anzuschließen. Ein Verzicht auf Atomversuche schaffe »die gedeihliche Atmosphäre für die Verhandlungen über den Verzicht auf Anwendung von Atomwaffen«.

Der offiziellen Propaganda, die sich über alles hinwegsetze, »was, den Biologen und Ärzten zufolge, auf Grund der auf die heutige Menschheit einwirkenden Radioaktivität, in kommenden Geschlechtern an Unheil zu erwarten ist«, musste öffentlich widersprochen werden, damit die Machthaber in Ost und West ihren Zynismus und ihre Ignoranz aufgaben. »Auf die Dauer vermag auch die frechste und bestorganisierte Propaganda nichts gegen die Wahrheit.« Davon war Schweitzer überzeugt. Er betrachtete es als moralische Pflicht, die Wahrheit in die Weltöffentlichkeit zu tragen und in politisches Handeln umzusetzen. Was heute jeder Jugendliche in der Schule über die Auswirkung radioaktiver Stoffe auf Natur und Organismen lernt, gehörte Ende der 1950er Jahre nicht zum kollektiven Wissen. Auf Grund seiner intensiven Studien konnte Schweitzer die Weltöffentlichkeit kompetent aufklären: Radioaktivität werde im Zellgewebe gespeichert, schädige die umliegenden Organe, selbst schwache Strahlung könne verhängnisvolle Auswirkungen haben, die Fortpflanzungsfähigkeit beeinträchtigen, zu Missbildungen der Nachkommen und zum frühzeitigen Tod führen. Die Erbschäden zeigten sich »in steigendem Maße bis auf Jahrhunderte hinaus«.

Ein bisher vernachlässigtes Argument war ihm im Kampf gegen die Atomwaffen besonders wichtig: Die Tests und der Einsatz dieser Waffen verstoßen ganz und gar gegen das Völkerrecht. Am deutlichsten legte er dies in dem Artikel *Krieg und Völkerrecht* für die japanische Zeitung *Yomiuri Shimbun* (damals die zweitgrößte, heute die auflagenstärkste vor der *Asahi Shimbun*) vom Dezember 1961 dar. Die mit den Namen Hugo Grotius und Henri Dunant verbundene Idee der »Humanisierung des Krieges« durch völkerrechtliche Regelungen und Sanitätsdienste sei bereits auf Grund der Fortschritte der Kriegstechnik, insbesondere der Luftwaffe, bakteriologischer und chemischer Waffen, gescheitert. Mit der Atombombe, die am 6. August 1945 auf die japanische Stadt Hiroshima abgeworfen wurde, sei eine neue, das Völkerrecht völlig außer Kraft setzende Waffe in Gebrauch gekommen: »Aus dem Kämpfen und Sichverteidigen mit den bisherigen militärischen Mitteln wird durch die neuen Waffen ein blindes Morden aus der Ferne mit Massenvernichtungsmitteln, das keinen Unterschied zwischen Militär und Zivilbevölkerung mehr machen kann.«

»Eine Humanisierung des Krieges« sei im Atomzeitalter unmöglich; daher komme nur noch die Abschaffung dieser Waffen in Betracht. Schon die Versuchsexplosionen verstießen gegen das Völkerrecht, weil sie der Gesundheit der Menschen ernstlich schaden und spätere Generationen genetisch gefährden (*Kriegsschaden in Friedenszeit*).

Im zweiten Appell über *Die Gefahr eines Atomkrieges* kam Schweitzer – verschiedene Szenarien eines Atomkrieges in Erwägung ziehend – zu dem Schluss: »In einem Atomkrieg gibt es keinen Sieger, sondern nur Besiegte. In ihm erleidet jeder von den Bomben und Atomgeschossen seines Gegners, was die

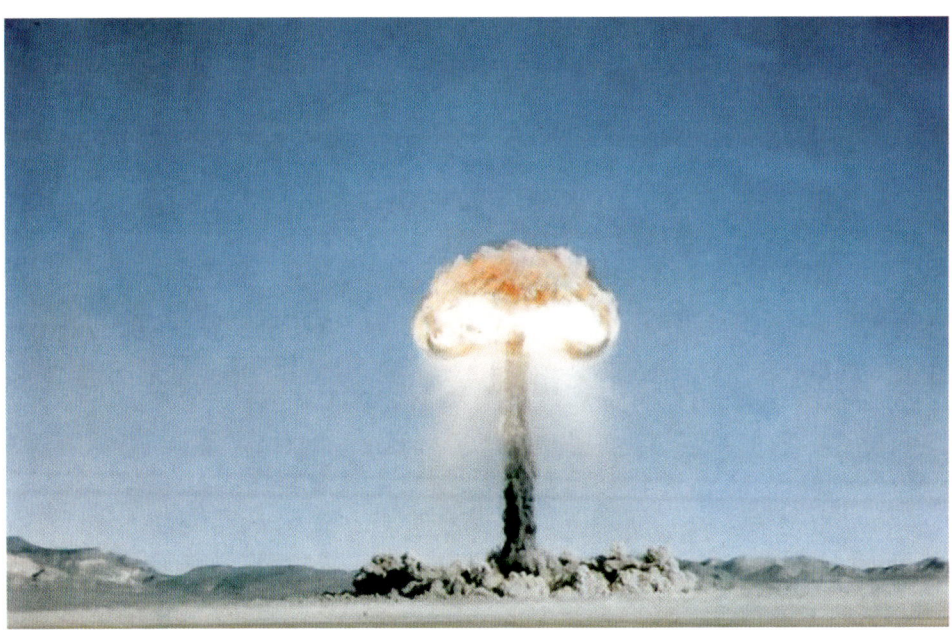
Amerikanischer Atomtest in der Wüste von Nevada

seinen diesem antun.« Der damit in Gang gesetzten Vernichtung könne kein Waffenstillstand und kein Friedensschluss ein
Ende setzen. Mit Atomwaffen »für die Erhaltung einer als gefährdet angesehenen Freiheit« Krieg zu führen, sei verfehlt.
»An Stelle der Freiheit« würde den Menschen »Vernichtung«
zuteil. »Ein Atomkrieg ist also das unvorstellbar Sinnlose und
Grausige, das unter keinen Umständen Tatsache werden darf.«

Entschieden kritisierte er neben der Theorie der atomaren
Abschreckung die Weitergabe von Atomwaffen. Die Gefahr,
dass der Kalte Krieg »durch irgendeinen Zufall« oder ver-
hängnisvollen Irrtum in einen Atomkrieg übergehe, sei wegen
der neuentwickelten Raketenwaffen größer als je zuvor.
Schweitzer unterstützte den Vorschlag des polnischen Außen-
ministers Adam Rapacki, an der Nahtstelle zwischen NATO
und Warschauer Pakt einen atomwaffenfreien Korridor zu
schaffen, der neben Polen und der Tschechoslowakei auch die

DDR und die Bundesrepublik mit einbeziehen sollte. Rapacki hatte diesen Plan der UN-Vollversammlung bereits am 2. Oktober 1957 präsentiert. Die Hoffnung auf eine Teillösung des atomaren Problems wurde wiederum enttäuscht. In schwierigen Verhandlungen war es Rapacki zwar gelungen, die sowjetischen Bedenken über die Kontrollmechanismen (wegen der Spionageängste) auszuräumen, doch den Westmächten schien die Überlegenheit des Warschauer Pakts bei konventioneller Rüstung nicht ausreichend berücksichtigt. Es kam zu keiner Einigung.

Im dritten Appell setzte sich Schweitzer schließlich – mit einer gewissen Skepsis – für sachliche »Verhandlungen auf höchster Ebene« zur Abschaffung der Atomwaffen ein. Sie sollten ohne Vorbedingungen von Regierungsvertretern der drei Atommächte geführt werden – »im Bewusstsein ihrer Verantwortung ihren Völkern und der ganzen Menschheit gegenüber«. Ein Verzicht auf Versuchsexplosionen und Atomwaffen habe den Verhandlungen zu einem detaillierten Abrüstungsabkommen vorauszugehen, nicht umgekehrt: »Wenn unsere Zeit auf Atomwaffen verzichtet, tut sie den ersten Schritt auf dem Wege zum fernen Ziele des Aufhörens der Kriege hin. Tut sie ihn nicht, so verbleiben wir auf dem, der zum baldigen Atomkrieg und zum Elend führt.«

GRAUSIGE ALTERNATIVEN

Unter dem Eindruck der weltpolitischen Entwicklungen gab Schweitzer endgültig seine Zurückhaltung gegenüber öffentlichen Äußerungen zu politischen Fragen auf und wurde dem Prinzip absoluter Neutralität untreu – ohne jedoch pauschal für die Sowjetunion und ihre Verbündeten Partei zu ergreifen, was jene Militärs und Politiker im Westen behaupteten, die noch immer propagierten, das »kleine Risiko« des nuklearen

Test-Fallouts müsse abgewogen werden gegen das »weitaus größere Risiko für die freiheitsliebenden Menschen in aller Welt, unsere Verteidigung gegen die totalitären Kräfte der Welt nicht aufrechtzuerhalten«. Schweitzer betrachtete das sozialistische Gesellschaftsmodell nie als Alternative zu den westlichen Demokratien. Umso mehr bestürzte ihn, »dass Russland in dieser Sache auf dem Wege der Vernünftigkeit ist und unsere Regierungen nicht«. Nicht Sympathie für den Kommunismus, sondern die große Angst, dass Europa »zum Schlachtfeld eines zwischen Amerika und Russland ausbrechenden Atomkrieges werden« könnte, diktierte ihm die Unterstützung des polnischen Vorschlags zur Schaffung einer atomwaffenfreien Zone.

Medien und Politik reagierten auf *Friede oder Atomkrieg* mindestens so kontrovers wie auf den *Appell an die Menschheit*. Die *New York Times* berichtete relativ ausführlich, ebenso die europäische Presse. Weltweit anerkannte Persönlichkeiten wie der Cellist Pablo Casals griffen Schweitzers Argumentation auf, die *Neue Zürcher Zeitung* hingegen bezeichnete seine Vorschläge in einem Kommentar unter dem Titel *Seltsamer Albert Schweitzer* als politisch, philosophisch, militärisch und theologisch wertlose Zumutungen an den Westen.

Schweitzer beließ es nicht bei öffentlichen Appellen. Um die Glaubwürdigkeit der Mächtigen anzumahnen, richtete er Briefe an US-Präsident Dwight D. Eisenhower und an den sowjetischen Regierungschef Nikita Chruschtschow. Dieser hatte in Paris nach der gescheiterten Gipfelkonferenz erklärt: »Häuser, Städte und alle Sachen kann man zerstören und – wenn auch über lange Zeit – wieder aufbauen, aber die Menschen bleiben tot.« Der darüber hocherfreute Pazifist las aus diesen und ähnlichen Äußerungen einen grundsätzlichen, wenn auch nur abstrakten Willen zum Verzicht auf Krieg als Mittel der Politik im Atomzeitalter heraus. Eisenhower hatte anlässlich des Sputnikschocks am 7. November 1957 öffentlich gesagt: »Was die Welt heute noch mehr braucht als einen gigantischen Sprung in den Weltraum, ist ein gigantischer Sprung zum Frieden hin.« Ein kleiner Satz mit großer Bedeutung, der schnell als Phrase abgetan werden kann. Selbstbewusst nahm Schweitzer den mächtigsten Mann der Welt beim Wort: »Dieser gigantische Sprung besteht darin, dass wir den Mut zum Hoffen aufbringen, dass in den Menschen und Völkern der Geist der Vernünftigkeit und der Menschlichkeit den der Unvernünftigkeit und Unmenschlichkeit verdrängen könne.« Die Welt habe die Wahl zwischen zwei Risiken: Fortsetzung des unsinnigen Wettrüstens und der damit gegebenen Gefahr der totalen Selbstvernichtung oder Verzicht auf Atomwaffen und Hoffen auf friedliches Zusammenleben der Völker. »Wenn unsere Zeit auf Atomwaffen verzichtet, tut sie den ersten Schritt auf dem Wege zum fernen Ziele des Aufhörens der Kriege hin. Tut sie ihn nicht, so verbleiben wir auf dem, der zum baldigen Atomkrieg und zum Elend führt. Dessen müssen sich die, die auf höchster Ebene miteinander zusammenkommen, völlig bewusst sein, um die Verhandlungen mit der rechten Sachlichkeit, in dem rechten Ernst, in dem rechten Geist, und in dem rechten Verantwortlichkeitsbewusstsein zu führen.« Diese Verhandlungen dürften nicht scheitern, mahnte Schweitzer abschließend, die öffentliche Meinung werde es nicht hinnehmen, wenn der Verzicht auf Atomwaffen nicht zustande kommt.

KRIEG IST DIE GEISSEL DER MENSCHHEIT

Für Schweitzer war die Strategie der Abschreckung vermöge eines paritätischen Kräftegleichgewichts, des sogenannten »Gleichgewichts des Schreckens«, nur eine Scheinlösung, die aus Gründen der Humanität und der gebotenen Ehrfurcht vor dem Leben zu verwerfen sei. »Der Krieg ist die Geißel der Menschheit«, so Schweitzer. Krieg als ein notwendiges Übel anzusehen, das hielt er für eine falsche Vorstellung, die dazu diene, etwaige Schuldgefühle zu entsorgen. »Ich bekenne mich zu der Überzeugung«, hatte er 1954 in seiner Nobelpreisrede formuliert, »dass wir das Problem des Friedens nur dann lösen werden, wenn wir den Krieg aus einem ethischen Grund verwerfen, nämlich weil er uns der Unmenschlichkeit schuldig werden lässt.« Im Grunde haben Menschen, die von dem »Wege der ethischen Kultur abgekommen« seien, so Schweitzer, »aufgehört Kulturmenschen zu sein«, hieß es in seinem Text *Für Russland. Kongress für Frieden.*

»Soviel an euch liegt, habt mit allen Menschen Frieden.« Schweitzer betrachtete dieses Diktum des Apostels Paulus als verbindlichen Maßstab allen Handelns. Frieden beginnt für ihn beim Einzelnen und den zwischenmenschlichen Beziehungen, wird durch den »ethischen Geist« auf die politische Ebene getragen, wo die Friedensgesinnung in politische Programmatik und in Völkerrecht einmünden soll. Im *Evangelisch-protestantischen Kirchenboten für Elsaß und Lothringen* schreibt er zu Silvester 1919, nach dem ersten Jahr der Waffenruhe: »Die große Friedenssehnsucht … werde jung in unserer eigenen Brust. Was nützt uns aller Weltfrieden und aller sozialer Frieden, wenn das eigene Herz sich in Friedlosigkeit verzehrt? Unser stärkster Feind, das sind wir selbst – der große Riss, der durch die Welt geht, er geht auch durch jedes einzelne Menschenherz.« Da sich die Humanitätsgesinnung nicht von selbst gegen das Böse, Nihilismus und Fatalismus durchsetzt, wandte sich Schweitzer direkt an die Öffentlichkeit.

»VERSCHWÖRUNG« GEGEN DIE ATOMPOLITIK

Die Abschaffung der Kernwaffen war für Schweitzer die wichtigste Voraussetzung für einen dauerhaften Frieden. Auch nach den Appellen widmete er dem Atomproblem viel Zeit und Energie. Am 20. Januar 1960 teilt er Jahn und Kaare Fostervoll mit, es koste ihn täglich zwei bis drei Stunden Arbeit, um »in der Friedenssache und der Atomsache auf dem Laufenden bleiben« zu können. Die Fertigstellung wissenschaftlicher und schriftstellerischer Arbeiten – insbesondere die Vollendung des dritten und vierten Bandes der Kulturphilosophie – stellte er hintenan.

Zeit seines Lebens blieb Schweitzer dem Grundsatz treu, »immer nur allein aufzutreten und zu kämpfen«, was ihn nicht hinderte, Gleichgesinnte zu suchen. Besonders eng fühlte er sich mit der Volksbewegung gegen die atomare Bewaffnung in der Bundesrepublik verbunden. Die Stationierung amerikanischer Kernwaffen dort erschien ihm in hohem Maße friedensgefährdend und die Wiederbewaffnung als Bruch des Potsdamer Abkommens. An Bechert schreibt er im März 1958 nach Bekanntwerden der Pariser NATO-Beschlüsse: »Setzt Euch mit Geschrei zur Wehr, lasst alle Hunde los. Die Sache ist sehr ernst. Also in nichts nachgeben, es ist was, wo das Volk auf die Straßen gerufen werden muss.« Während er Demonstrationen und insbesondere die Ostermarschbewegung angesichts des Ernstes der Lage für ein angemessenes Mittel hielt, warnte er allerdings den Vorstand des Arbeitsausschusses »Kampf dem Atomtod« und die deutschen Industriegewerkschaften vor Aufrufen zum Streik oder gar Generalstreik. Er appellierte an sie, nur auf »die Gewalt der Überzeugung« zu vertrauen und die Einheit der Friedensbewegung nicht durch Aktionen zu gefährden, die nicht von allen gebilligt werden könnten.

Russell stand seiner Kulturphilosophie und der Ansicht, Ethik könne das Leben und den Gang der Geschichte beeinflussen, kritisch gegenüber, dennoch fühlte sich Schweitzer mit ihm und Pauling als »Anführer in einer Verschwörung«. Den Chemie-nobelpreisträger sah er auf Grund des Manifestes der 9235 als den »bedeutendsten Kerl« ihrer Bande an. US-Behörden versuchten diese Petition wegen »kommunistischer Teilhabe« zu diskreditieren, da zu den Unterzeichnern aus 48 Ländern 216 Wissenschaftler aus der Sowjetunion gehörten. 1960/61 wurde Linus Pauling, der sich wie seine Frau Ava in der internationalen Friedensbewegung engagierte, vor den Untersuchungsaus-schuss für innere Sicherheit des US-Senats zitiert und als »Kommunist und Verräter« beschimpft. Schweitzer war tief besorgt, weil die Atomversuche und politischen Ereignisse im Kampf zwischen Ost und West »in grauenhafter Weise entstellt« wurden. Auf Bitten Robert Jungks unterstützte er die Nominierung Paulings für den Friedensnobelpreis und übersandte ihm auf dessen Wunsch ein Schreiben, in dem er ihm hohe moralische Integrität bescheinigte.

PERSONA NON GRATA

Bei der US-Administration geriet Schweitzer auf Grund seiner mutigen Haltung zunehmend selbst unter Verdacht, sowjetische bzw. kommunistische Propaganda zu verbreiten. Vermutungen der Regierung, die drei Rundfunkansprachen Schweitzers seien durch Kommunisten fremdgesteuert, erwiesen sich allerdings ebenso schnell als gegenstandslos wie der vom FBI untersuchte Vorbehalt einer kommunistischen Unterwanderung der *Albert Schweitzer Fellowship*. Der Generalkonsul der USA im Kongo James Green wurde vom Verteidigungsministerium angewiesen, bei seinem Besuch in Lambaréné im Juni 1958 Diskussionen mit Schweitzer über Atompolitik oder Abrüstung unter allen Umständen zu vermeiden und keine Grüße der US-Regierung zu übermitteln. Der Gesandte kam zwar zu der Überzeugung, dass dieser Mann keineswegs Sympathien für den Kommunismus hege, sondern »auf der Grundlage tiefer humanitärer Überzeugungen« handele, die »unglücklicherweise mit der gegenwärtigen sowjetischen Politik übereinstimmten«. Dennoch wurde der Friedensnobelpreisträger zur unerwünschten Person erklärt, die Verleihung der Ehrendoktorwürde der Universität Princeton verhindert, eine Radiosendung des CBS über ihn aus dem Programm genommen. Zu seinem 84. Geburtstag blieben offizielle Geburtstagswünsche aus. Es gab zwar keine Möglichkeit, ihn zum Schweigen zu bringen, doch eine Schmutzkampagne trübte das Bild des beliebten und populären »Urwalddoktors« ein. Die Presse kolportierte, Schweitzer gefährde mit seinen Radioappellen vorsätzlich die nationale Sicherheit der USA sowie der westlichen Verbündeten. Einer verleumderischen Kritik, die darauf abzielte, dem Lebenswerk in Lambaréné Freunde und Sponsoren zu entfremden, standen nur noch wenige offizielle Ehrungen entgegen: die Verleihung der Ehrenbürgerschaft durch die Stadt Frankfurt am Main und des Sonning-Preises in Kopenhagen. Schweitzer ignorierte sowohl den Vorwurf, er sei ein Despot und beute seine afrikanischen Helfer und Patienten aus, als auch die Anschuldigung, er sei Kommunist. Gunnar Jahn teilt er mit: »Alles, was man gegen mich sagt oder schreibt, läuft an mir ab, wie das Wasser an der Gans. Niemals verteidige ich mich, und ich verlange von meinen Freunden, dass sie mich nicht verteidigen.«

Das Anti-Atom-Engagement und die Unterstützung der »Kampf dem Atomtod«-Bewegung stellten sogar langjährige Beziehungen wie die zu Theodor Heuss auf die Probe. Ende der 1950er Jahre charakterisierte Heuss den Mann, den er als Laudator bei der Verleihung des Friedenspreises gewürdigt hatte, nun als »Caféhauspazifisten«, der kein politisches Gespür habe. Besonders monierte er im Jahr 1961 dessen Antwort auf einen Brief des DDR-Staatsratsvorsitzenden Walter Ulbricht anlässlich der Verleihung der Ehrendoktorwürde der Humboldt-Universität Berlin. Diese kurz nach dem Mauerbau veröffentlichten Schreiben brachten Schweitzer ebenso in ein »schiefes Licht« wie die Kontakte zur Deutschen Friedensunion, die mit Schweitzer-Plakaten im Bundestagswahlkampf 1961 geworben hatte und als linksextrem galt, weil sie den Austritt der Bundesrepublik und der DDR aus den Blocksystemen in West und Ost befürwortete. Auch eine »blauäuge Nachsicht« gegenüber der Politik Chruschtschows, das Interesse für die Aktivitäten des Weltfriedensrates und der Christlichen Friedenskonferenz drohten sein moralisches Ansehen zu mindern. Freunde rieten ihm daher, sich künftig »auf wenige ethische Grundsätze und religiöse Überzeugungen, die kein frommer Mensch verleugnen kann«, zu beschränken und sich im Kampf gegen Atomwaffen nur auf medizinische Argumente zu stützen. Das alles war durchaus typisch für die Atmosphäre des Kalten Krieges; selbst leiseste Kritik an der Haltung des Westens gegenüber dem Osten – und umgekehrt – wurde kriminalisiert und verdächtigt. Die Entfremdung zwischen ihm und dem Direktor von Radio Oslo, Kaare Fostervoll, die seine scharfe Kritik an der Nuklearpolitik der USA in Europa und der Remilitarisierung der Bundesrepublik mit sich gebracht hatte, war für Schweitzer besonders bitter. »Darüber helfen nur in Tat umgesetzter Stoizismus mit Beihülfe der Zeit hinweg«, meinte er in einem Brief an den Tübinger Philosophen Eduard Spranger. Manchmal rettete er sich auch in bitteren Humor: »Mein Ideal ist: Ein Fell wie ein Nilpferd und eine Seele wie ein Engel. Was das erstere anbetrifft, bin ich schon ziemlich weit vorangekommen.«

MUTIG BLEIBEN UND ALS HOFFENDE KÄMPFEN

Bewegend – in vielfachem Sinne! – ist der Briefwechsel zwischen Albert Schweitzer und Martin Niemöller. Der eine kümmerte sich vom Lepra-Krankenhaus in Lambaréné aus um die großen Weltprobleme, und der andere mischte sich als Kirchenpräsident tagtäglich in die großen politischen Fragen ein, insbesondere in den Kampf gegen Wiederaufrüstung und Atomrüstung in Deutschland, und hatte die Bedürfnisse des Spitals in Lambaréné im Blick. Der »Urwalddoktor« wollte keine Spenden aus Deutschland für seine Arbeit annehmen, weil er sich um die Millionen Heimatvertriebenen in Deutschland sorgte, für die wenig Geld da war (während zu viel Geld in Kasernen gesteckt wurde). Der andere wollte aus dem kriegszerstörten und geteilten Lande heraus zeigen, dass die Deutschen sich der Not der armen Afrikaner verpflichtet fühlten; er sammelte, wo er nur konnte, zum Beispiel den Überschuss aus einer Friedenskundgebung im Jahr 1955 in Höhe von 653,30 DM. Er bat Schweitzer darum, dieses Geld als Zeichen zu nehmen, dass seiner und seines Tuns in Deutschland ständig gedacht werde. Schweitzer nahm die Gaben mit innerer Bewegung an, dachte aber, dass der arme Lazarus in Deutschland jetzt eben die Heimlosen seien und er eigentlich nichts annehmen dürfe.

Schweitzer und Niemöller entdeckten, dass sie am gleichen Tage Geburtstag haben, und später wurde ihnen klar, dass jenes U-Boot, das Niemöller im Ersten Weltkrieg vor dem Hafen von Dakar befehligt hatte, beinahe das Schiff zum Versinken gebracht hätte, auf dem Helene und Albert Schweitzer von Dakar aus als deutsche Gefangene nach Europa verbracht werden sollten. Er habe tatsächlich unter Wasser mit Torpedos sein »Wesen oder Unwesen getrieben«, schreibt Niemöller, der erst spät zu einem radikalen politischen Denken aus dem Geiste Jesu Berufene. Schweitzer kann am 29. Mai 1958 mit einem

großmütigen Humor antworten: »Sie haben mir also tatsächlich aufgelauert und nach dem Leben getrachtet! Wenn es
Ihnen geglückt wäre, hätten Sie jetzt einen braven Kumpanen
weniger im Anti-Atomkampf. Da es sich so schön gefügt hat,
wollen wir umso besser zusammenhalten.«

Mit Respekt hatte Schweitzer davon gehört, wie Niemöller
Hitler mutig entgegengetreten und dafür ins KZ verbracht
worden war (als dessen persönlicher Gefangener in Sachsen-
hausen und Dachau von 1937 bis 1945). Er konnte jedoch
überhaupt nicht verstehen, dass die Bekennende Kirche insbesondere den Kampf um die Unabhängigkeit der Kirche geführt
hatte, sich indes nicht ausdrücklich und scharf gegen die Ju-
denverfolgung und andere inhumane Praktiken der Naziherr-
schaft ausgesprochen hatte. (Eine der wenigen Ausnahmen bil-
dete Dietrich Bonhoeffer.)

Schweitzer und Niemöller trafen zusammen in ihrem Kampf
gegen die völkerrechtswidrigen Atomwaffen, sie fanden gar
zum freundschaftlichen »Du«. Niemöller hielt am 15. September 1965 eine Gedenkpredigt für den verstorbenen Freund,
würdigte ihn als »Erstling und Bote einer neuen Zeit …, der
Zeit gelebten christlichen Glaubens«.

Für Schweitzer war die Parole »Kampf dem Atomtod« keine
hinreichende, aber das Argument, dass die Atomwaffen völ-
kerrechtswidrig seien, sei eine allgemein verständliche Kampfparole, »gegen die keine Propaganda etwas vermag«. (Brief
vom 29. Mai 1958). Schweitzer hielt dieses Völkerrechtsargu-
ment für das zentrale, über das man sich unabhängig von Religion, politischer Einstellung und ethischen Überzeugungen
einigen könne, das sowohl den Einzelnen als auch die Parlamente und Regierungen überzeugen müsse. An Pfarrer G.
Heipp schreibt er: »Immer mehr erkenne ich, dass der Kampf
mit der Parole, ›Atomwaffen sind gegen das Völkerrecht‹ geführt werden muss.« Bisher »kämpfte man in ungeordneten
Haufen in unsteter Weise. Mit der Parole, dass die Atomwaffen

das Völkerrecht brechen, formiert sich eine Schlachtreihe, die mit überlegener Waffe in stetiger Weise gegen die Staatsmänner vorgeht, die die Position der Berechtigung und Notwendigkeit der Atomwaffen trotz allem, was man gegen sie vorbringt, zu halten suchen.« (Brief vom 6. Juli 1958).

Niemöller und Schweitzer standen gegen alle Atomwaffen und Testexplosionen nahe beieinander, Schulter an Schulter. Die Sorge, seine Arbeit in Lambaréné könnte leiden, wenn er sich weiter so deutlich gegen die Atomwaffen (und hier insbesondere gegen die Aufrüstung in den USA) aussprechen würde, wies Schweitzer ab. Der Einsatz für kranke Menschen und der Einsatz gegen die Atomwaffen in der Welt waren für ihn zwei Seiten derselben Medaille: »Es gehört ja zu dem großen Kampfe, den wir für die Weiterexistenz der Menschheit zu führen haben.« (Brief vom 1. Juni 1959).

Niemöller grüßte den Freund zum 14. Januar 1960, also zur Vollendung des 85. Lebensjahrs, mit einem bewegenden Brief, in dem er ihn einen epochemachenden Pionier nennt, aber letztlich gehe es schlicht und einfach um den Menschen Albert Schweitzer. Das Eigentliche sei: »Welcher Ruf jeweils Dein Gehör und Deinen Gehorsam verlangt. – Darin bist Du unserer Generation Landmarke und Richtpunkt gewesen und geblieben, wirst es sein und wirst es bleiben!«

Schweitzer und Niemöller einte das Streben, in den Ereignissen »nicht nur Beobachter, sondern Handelnder zu sein im Geiste Jesu, der mit dem Geiste tiefster Humanität identisch ist«. Am 24. Juli 1960 schreibt er dem »Kampfgenossen«, wie sehr er darauf warte, dass die Kirchen ein deutliches Wort aus dem Geiste Jesu sagen. Denn »wie ganz anders wäre die Lage, wenn alle Kirchen miteinander dem Geiste Jesu gehorchend die Atomwaffen abgelehnt hätten.«

»Kämpfen und nicht Verzweifeln« wurde zu Schweitzers Kampfparole. Für ihn gab es keinen Unterschied zwischen wahrer Religion und wahrer Menschlichkeit. In der Straßburger

Predigt vom 13. Oktober 1918, gehalten kurz nach der Freilassung aus der Internierung in St. Remy, sagte er dazu: »Er [der Herr] hat Religion und Menschlichkeit so zusammengeschweißt, dass es keine Religion mehr gibt, dass sie für ihn nicht existiert ohne die wahre Menschlichkeit, und dass die Aufgaben der wahren Menschlichkeit nicht gehört werden können ohne Religion.« Die Idee eines Friedensreiches war für ihn deckungsgleich mit der des Reiches Gottes. Diese Friedensbotschaft des Evangeliums »aber blieb toter Besitz. Man glaubte nicht, Ernst mit ihr machen zu können. Sie wurde als etwas rein der Religion Angehöriges, das nicht auf die Wirklichkeit angewandt werden könne, angesehen«, erklärt er im Artikel *Was der Menschheit zur Zeit am meisten not tut* vom 1. März 1952 für *Svenska Morgonbladet*.

In seiner letzten Lebensphase unterstützte Schweitzer sehr stark Initiativen, eine gemeinsame ablehnende Position der Weltreligionen zur Atomwaffenfrage zustande zu bringen. Wenn er gegenüber den Kirchen für die Abschaffung der Atomwaffen plädierte, benutzte er auch theologische Argumente. In einem Gruß an die 3. Christliche Friedenskonferenz (September 1960, Prag) brachte er seine Hoffnung zum Ausdruck, »dass sie die Gleichgültigen aufrüttelt und ausspricht, dass das Christentum, seinem Wesen nach, nicht anders kann, als die Abschaffung der Atomwaffen fordern und Gott vertrauen, dass er uns ohne Atomwaffen, ohne dass wir Atomwaffen brauchen, zu schützen vermag, wenn wir tun, was der Geist unseres Herrn Jesu uns befiehlt. Wir dürfen nicht im Kleinglauben leben. Die Zeit verlangt von uns den starken Glauben, dass Gott uns hilft, wenn wir uns vom Evangelium leiten lassen.«

Gegenüber John Collins (anglikanischer Geistlicher, Canon der St. Pauls Cathedral, London) kritisierte er im Brief vom 14. September 1960, »dass das Christentum sich nicht gegen die Unzulässigkeit der Nuklearwaffen ausgesprochen hat, wo doch

Mutig bleiben und als Hoffende kämpfen

der Geist Jesu uns gebietet, es zu tun. Die christlichen Kirchen haben nicht gewagt, in Konflikt mit den Regierungen zu treten!« Er äußerte gegenüber dem Mitbegründer der Campaign for Nuclear Disarmament und Mitstreiter von Russell Zweifel, ob die in New Delhi Ende des Jahres stattfindende Weltkonferenz der Kirchen aussprechen werde, was sie dem Geiste des Christentums entsprechend aussprechen soll. »Ich fürchte, dass für unsere Zeit nur mit mutigen Erklärungen von Einzelnen zu rechnen ist, nicht von solchen, die Körperschaften abgeben. … Es hätte eine große Bedeutung, wenn die Kirchen auf der Konferenz in Neu-Delhi mit der Tradition, diplomatische Erklärungen abzugeben, brechen würden. Das würde heißen, dass in unserer Zeit noch christliche Wunder geschehen. Bis dahin müssen aber wir, die wagen, den Mund aufzutun, fortfahren, solches zu tun, ohne müde zu werden und ohne mutlos zu werden.«

Schweitzer betrachtete die Ethik der Ehrfurcht vor dem Leben als »Waffe im Kampf gegen die Atomwaffen« (Brief vom 21. Juni 1963 an Martin Werner). Dass sie allmählich in der Welt anerkannt werde, ließ ihn hoffen. Im gleichen Brief an Werner, mit dem ihn eine langjährige »theologische Arbeitsgemeinschaft« verband, heißt es weiter: » Es erschüttert mich immer wieder, dass die Kirche in diesem Kampf [gegen die Atomwaffen] absolut versagt hat und das Humanitätsideal preisgab und es auch jetzt noch nicht als ihr zugehörig ansieht.«

Die evangelischen Kirchen sind nach langen Diskussionen schließlich zu einer förmlichen, verbindlichen »Absage an Geist, Logik und Praxis der Massenvernichtungswaffen« gekommen. 1987 hat die Synode des Bundes der Evangelischen Kirchen der DDR eine solche Absage ausgesprochen. Es ist im Jahre 2009 – insbesondere nach der Rede von Barack Obama in Prag – unerlässlich, dass die Kirchen sich daran erinnern und weltweite atomare Abrüstung entschieden befördern und einfordern. Kirchen werden nicht nur kraftlos, sie verlieren ihre ganze Autorität, wenn sie sich im Wesentlichen um ihren eigenen Bestand, weniger um die Erfüllung ihres Auftrages in der Welt kümmern – sich gegen alle Widerstände engagierend, glaubend, hoffend, kämpfend, Zweifel und Selbstzweifel besiegend. Im Geiste Jesu.

»FRIEDENSDELEGATION« AUS DEM OSTBLOCK

Nach den Radioappellen stand für die SED der offiziellen Würdigung Schweitzers als Humanist und Friedenskämpfer nichts im Wege, obwohl Pazifismus keineswegs Staatsdoktrin war. Zudem bemühte sich die DDR-Regierung, ihr Image jenseits des Eisernen Vorhangs aufzubessern. Anfang Januar 1960 reiste eine offizielle Delegation nach Lambaréné. Neben dem Ost-CDU-Funktionär Gerald Götting gehörten ihr der Chemophysiker Robert Havemann und der Kameramann Hans Kracht an. Götting überbrachte zum 85. Geburtstag Glückwunschschreiben, Geschenke und Spenden, darunter einige Kisten mit Medikamenten. Kracht sollte im Auftrage der SED einen Dokumentarfilm drehen, der das Engagement der DDR für den Frieden belegte, und Havemann als »Aufpasser« fungieren. Nachdem er 1950 in Westberlin gegen die Wasserstoffbombe der USA protestiert hatte, inhaftiert und anschließend als Institutsdirektor der Kaiser-Wilhelm-Gesellschaft in Dahlem entlassen wurde, war der einst von den Nazis zum Tode verurteilte Widerstandskämpfer nach Ostberlin übergesiedelt. Er gehörte dann zunächst selbst zu den Propagandisten des Ostens im Kalten Krieg, der auch ein Krieg der Ideologien war, bis er ein Denken ohne Dogma wagte.

Aus dem sächsischen Morgenröthe erhielt Schweitzer zum 85. Geburtstag eine Glocke mit der Inschrift »Für den Frieden in der ganzen Welt«. Gerührt bedankte er sich bei der Belegschaft des »Volkseigenen Pressenwerks« für diese »herrliche

Überraschung«, die von Partei- und Staatsorganen veranlasst worden war. Die Glocke läutete die Gottesdienste im Lepradorf ein, bis sie nach über dreißig Jahren einen Sprung bekam. Seit dem Sommer 2007 steht dort übrigens eine neue Glocke. Sie wurde in Cottbus gegossen.

Schweitzer war klar, dass er das Wort in innerdeutschen Angelegenheiten nicht ergreifen dürfe. Er wollte nicht parteilich werden, doch er wollte auch die Stimme des anderen Deutschlands vernehmen und war dankbar dafür, dass er seine Botschaft dorthin vermitteln konnte. In einem Brief an den *Deutschen Friedensrat*, den Schweitzer Götting mitgab, hieß es: »Nun stehe ich mit allen, die für den Frieden arbeiten wollen, in Verbindung. Wir werden es nicht leicht haben. Der Geist unserer Zeit ist weithin noch nicht mit der Idee des Friedens vertraut. Und mit den vorhandenen Nuklearwaffen ist die Möglichkeit des unerwarteten Ausbrechens eines die Existenz der Menschheit in Frage stellenden Krieges stündlich gegeben. Darum glaube ich, dass wir auch Gedanken über die Verwirklichung des Friedens aussprechen sollen, dass man sie erwäge und erprobe.«

Wie sehr im Osten die Freiheit eingeschränkt war, blieb für Schweitzer angesichts des Friedenskampfes zweitrangig. Er hielt die bürgerlichen Freiheitsrechte stets hoch, doch Besitz, Weiterentwicklung und Gebrauch von Atomwaffen betrachtete er als »größte Unmenschlichkeit«: »Die Atomwaffen haben wir zu verneinen nicht nur, weil sie schuld sind an der trostlosen Situation, in der wir uns befinden, sondern auch und insbesondere aus dem fundamentalen Grund, dass sie größte Unmenschlichkeit sind und wir durch ihren Gebrauch größter Unmenschlichkeit schuldig würden und damit aufhörten Menschen zu sein!«, bekräftigte er in dem Text *Atomwaffen und Kultur* für ein Symposium in den USA (12. Mai 1962). Ob er – wie Linus Pauling – klar genug gesehen hat, wie militarisiert auch die Ostblockstaaten waren?

Die Sowjetunion wollte im Kalten Krieg militärisch mithalten. Schließlich ging es der UdSSR wie den USA um die Vormachtstellung in der Welt.

KRIEG DARF ALS MITTEL ZUR KONFLIKTLÖSUNG NICHT MEHR IN BETRACHT KOMMEN

Bei Göttings zweitem Besuch in Lambaréné im Sommer 1961, kurz bevor Ulbricht die innerdeutsche Grenze abriegeln ließ, nahm die Idee, DDR-Bürgern wenigstens ein Konzentrat von Schweitzers kulturphilosophischen und theologischen Schriften zugänglich zu machen, konkretere Gestalt an. Aus der von Götting zusammengestellten Auswahl komponierte Schweitzer eine »einheitliche Symphonie«. Nachdem der CDU- und Staatsfunktionär – er war u.a. stellvertretender Staatsratsvorsitzender – Einwände der Zensurbehörde abgewehrt hatte, erschien das Buch 1962 im Ostberliner Union-Verlag unter dem Titel »Albert Schweitzer: Die Lehre der Ehrfurcht vor dem Leben«. (Im Jahr 1969 erschien eine fünfbändige Werkausgabe.) Schweitzer ergänzte bei dieser Gelegenheit seine zwischen den beiden Weltkriegen entfaltete Ethik. »Weil offenbar ist, ein wie furchtbares Übel ein Krieg in unserer Zeit wäre, darf nichts unversucht bleiben, ihn zu verhindern. Wir haben uns in den beiden letzten Kriegen grausiger Unmenschlichkeit schuldig gemacht und würden es in einem kommenden noch weiter tun. Dieses quälende gemeinsame Erlebnis muss uns dazu aufrütteln, alles zu wollen und zu schaffen, was eine Zeit heraufführt, in der Kriege nicht mehr sein werden.« Es gebe noch viel zu viele »Verherrlicher des Krieges«, die nicht begriffen haben, mit welcher bedrohlichen Situation die Schöpfung konfrontiert sei. »Über Kriegsfriedhöfe mit Tausenden und Tausenden von Kreuzen sollten sie wandern, von der Frage begleitet und gequält, warum die, die hier miteinander begraben sind, eigentlich miteinander leiden und sterben mussten? Ein Patriotismus, der menschlich empfindet und weitsichtiger ist als der bisherige, muss aufkommen.« Solch Patriotismus, den Schweitzer im Blick hatte, unterschied sich von gewöhnlicher Vaterlandsliebe; er war vielmehr ein Synonym für die »Brüderschaft« der gesamten Menschheit. Er war getragen von der Erkenntnis, dass Kriege als Mittel der Konfliktlösung nicht mehr in Betracht kommen sollten. Ein »Geist wahren Menschentums« müsse entstehen, damit die Menschheit nicht an dem »Geiste der Unmenschlichkeit« zugrunde gehe. »Der große Helfer in unserem Bemühen der Rückkehr zur Menschlichkeit«, schreibt Schweitzer, »ist die Ethik der Ehrfurcht vor dem Leben« – eine Ethik, die den Schwenk von der Individualmoral zum politischen Kollektivhandeln vollzogen hatte. Ethik bestehe ja gerade darin, so Schweitzer in seiner Kulturphilosophie, »dass ich die Nötigung erlebe, allem Willen zum Leben die gleiche Ehrfurcht vor dem Leben entgegenzubringen, wie dem eigenen. Damit ist das denknotwendige Grundprinzip des Sittlichen gegeben.« Es verstand sich von selbst, dass das Führen von Kriegen mit dem Grundprinzip des Sittlichen vollständig unvereinbar war. Kriege waren das Böse. »Gut ist, Leben erhalten und Leben fördern; böse ist, Leben vernichten und Leben hemmen«, heißt es in *Kultur und Ethik*.

ZWISCHEN HOFFNUNG UND VERZWEIFLUNG

Unter dem nach Schweitzers Rundfunkappellen nochmals zunehmenden Druck der Öffentlichkeit kam im Verlauf des Jahres 1958 einige Bewegung in die verhärteten Positionen zur Teststoppfrage. Die drei Atommächte erklärten sich zu Testmoratorien bereit, so dass vom 7. November 1958 an in allen Testgebieten Ruhe einkehrte. Die Gespräche gerieten allerdings wieder in die Sackgasse; Frankreich begann in der

Sahara Kernwaffenversuche und der Kalte Krieg spitzte dramatisch zu.

Von vielen Menschen aus aller Welt dazu aufgefordert, wollte sich Schweitzer erneut über Radio Oslo an die Öffentlichkeit wenden. Wieder plante er drei Vorträge: zum Verzicht auf Atomtests, über die Bedeutung des Völkerrechts in unserer Zeit und über das Problem des Friedens und den generellen Verzicht auf Atomwaffen. Jahn und wohl vor allem Fostervoll hatten Bedenken wegen seiner Haltung gegenüber den USA und Großbritannien und verwehrten ihm das Mikrofon. Wenn das nicht mehr möglich sei, schreibt Schweitzer flehentlich, »bin ich viel ärmer geworden, weil ich nicht mehr in der Lage bin, als Friedenspreisträger für den Frieden zu arbeiten«. Auch als er – auf die Bitte Jahns eingehend – nicht gegen irgendeine Großmacht, »sondern gegen den alles vernichtenden Wahnsinn« überall in der Welt und über »die Möglichkeit des Friedens durch Wiederaufkommen einer wahren Kultur« reden wollte, blieben sie bei ihrem Nein.

Trotz der Entwicklungen der zweiten Jahreshälfte 1961 – Bau der Mauer nach dem 13. August und vor allem die Wiederaufnahme der sowjetischen Megabombentests in der Atmosphäre ab dem 31. August, gefolgt von unterirdischen Kernwaffenversuchen der USA am 15. September – wollte der inzwischen sechsundachtzigjährige Schweitzer nicht aufgeben. Zusammen mit dem Osloer Nobelpreiskomitee und allen noch lebenden Trägern des Friedensnobelpreises unterzeichnete er eine Aufforderung an die Großmächte zur sofortigen Einstellung aller Atomversuche und zur Aufnahme von Abrüstungsgesprächen. Er gehörte auch zu den »Zehn Großen der Welt«, die im Oktober 1961 an Präsident John F. Kennedy appellierten, dem sowjetischen Beispiel nicht zu folgen.

Als die Kubakrise im Oktober 1962 ihren Höhepunkt erreichte und die USA-Regierung den Einsatz von Atomwaffen zur »Lösung« dieses Konflikts, aber auch der Berlin-Frage erwog, wandte sich Schweitzer in einem Brief an Kennedy mit beschwörenden Worten gegen diese Option: »Wollen Sie wirklich diese furchtbare Verantwortung auf sich nehmen, dass Ihr Land als erstes Atomwaffen gebrauchen wird und damit unserer letzten Hoffnung, den Atomkrieg verhindern zu können, ein Ende machen? ... Was ist Atomkrieg? Keine politische Frage, ob groß oder klein, kann durch einen Atomkrieg entschieden werden. Krieg mit Atomwaffen ist ja kein Krieg mehr, sondern nur grenzenlose, sinnlose Vernichtung. Man kann in ihm nicht mehr durch Verteidigung oder Eroberung von Gebieten Sieger werden, sondern nur mächtig werden in Zerstörung. Ein Atomkrieg ist nicht begrenzbar. ... Ein Atomkrieg wegen Berlin wird unfehlbar auch zu einem Atomkrieg über New York werden. ... Als brennende Fackeln sind die Menschen in der Stadt Hiroshima herumgerannt, in einem mit modernen Atomwaffen geführten Krieg werden sie dies miteinander gleichzeitig in Hunderten von Städten tun. Wir sind in den beiden Weltkriegen in Unmenschlichkeit versunken und nehmen uns vor, in einem kommenden Atomkrieg noch tiefer darin zu versinken. Dieses Grausige darf sich nicht erfüllen.« Der letzte überirdische Atomtest mit einer H-Bombe durch die Sowjetunion fand am 25. Dezember 1962 über Nowaja Semlja statt. Man erinnere sich, was 1961/62 zur Debatte stand: der Weiterbestand der zivilisierten Welt.

»MORGENRÖTE«: DAS MOSKAUER ABKOMMEN

Die entscheidende Ursache für die Blockaden auf dem Weg zu einem Abkommen über den Verzicht auf Versuchsexplosionen und die Abschaffung der Atomwaffen sah Schweitzer in der mangelnden Vertrauenswürdigkeit beider Seiten. Vertrauen könne sich nur gründen auf »ein ethisches Verhalten der Menschen und der Völker, das durch Wahrhaftigkeit und tiefes

Verantwortungsbewusstsein charakterisiert ist« und auf die Anerkennung der Gesinnung der Ehrfurcht vor dem Leben. Dauernde Geltung erhielte ein rettendes Abkommen nur »durch etwas Geistiges«: »durch das Aufkommen einer die Atomwaffen verurteilenden öffentlichen Meinung im Osten und im Westen!« Bemerkenswert sind die klaren Worte, mit denen Schweitzer in seinen späten Schriften zur Atomfrage die diplomatischen Rücksichten kritisierte, die Parlamente, internationale Konferenzen und Weltkirchenrat und Vatikan trotz der existenziellen Bedrohung der Menschheit von klaren Voten zur Ächtung der Atomwaffen abhielten.

Nicht minder kritisch bewertete er »das rein berichtende und meinungslose Verhalten« der Presse, die er in der Verantwortung sah, in der Frage der Atomwaffen Stellung zu beziehen und damit das Entstehen einer urteilsfähigen öffentlichen Meinung zu ermöglichen. So gab er in dem Artikel *Politik ohne öffentliche Meinung im Atomzeitalter* vom 1. Januar 1962 (für die damals auflagenstärkste japanische Tageszeitung *Asahi Shimbun*) zu bedenken, die Entscheidung in einer Frage, bei der es »sich für uns um Sein oder Nichtsein handelt«, solle nicht Politikern überlassen werden. Ein solcher Weg führe geradewegs in die Katastrophe: »Dieser Krieg wird anders sein als die, welche bisher statthatten. Es wird in ihm nicht Sieger und Besiegte geben. Sein Ergebnis kann nichts anderes als gegenseitige totale Vernichtung von Völkern sein«, mahnte er. Die »Meinungslosigkeit der Presse« sei verantwortlich dafür, »dass in unserer Zeit die gediegene öffentliche Meinung, deren wir in besonderer Weise bedürfen, nicht zur Ausbildung gekommen ist«. Dies hielt er für »ein tragisches geschichtliches Ereignis«, denn: »Verharren wir in der großen Gefahr des Atomzeitalters in dem Verhalten der Meinungslosigkeit und der Passivität, in dem wir uns befinden, so überlassen wir dem blinden und erbarmungslosen Zufall die Gestaltung unserer Zukunft.«

Zweifelsohne hat Schweitzer – erhebliche innere Vorbehalte überwindend – jene politischen Prozesse entscheidend befördert, die schließlich auch unter direkter Vermittlung seines Freundes Cousins zur Unterzeichnung des Moskauer Abkommens über die Einstellung von Versuchsexplosionen in der Atmosphäre, im Kosmos und unter Wasser vom 5. August 1963 führten. Pauling sprach von einem »signifikanten Einfluss« der Botschaft Schweitzers an Kennedy auf die Ratifizierung durch den US-Senat. Wie Cousins berichtet, hatten auf einem Empfang der US-Administration und des Kongresses anlässlich der Vertragsunterzeichnung viele Redner Schweitzers Rolle besonders hervorgehoben. Jeder habe anerkannt, dass der *Appell an die Menschheit* die Frage der Tests erstmals zu einer Angelegenheit der Weltöffentlichkeit gemacht habe. Albert Schweitzer hat jedoch nicht allein durch den direkten Effekt seines Wortes gewirkt, als er sich beispielsweise an Kennedy oder Chruschtschow wandte. Seine Argumente ermutigten viele Menschen beidseits des Eisernen Vorhangs, das Friedensthema zu einem öffentlichen zu machen und ihre Überzeugungen laut auszusprechen: Wissenschaftler, Ärzte, Theologen, Intellektuelle und Künstler sowie Bürger, die am Radiogerät seinen Rundfunkvorträgen gelauscht hatten oder von seinen Stellungnahmen aus der Zeitung erfuhren, wurden durch ihn zu Multiplikatoren. Sein Einfluss war auch bis in die Kirchen zu spüren, wo Gläubige auf Synoden und auf anderem Wege von ihren Kirchenleitungen eine klare Absage ihrer Kirchen an Atomwaffen und Abschreckung einforderten.

Im Alter von 88 Jahren konnte Schweitzer einen Teilerfolg seines Einsatzes für eine atomwaffenfreie und friedliche Welt erleben: »Das Moskauer Abkommen ist eine Morgenröte. Die Sonne kann aber erst aufgehen, wenn alle Versuchsexplosionen, auch die unterirdischen, aufhören.« Pauling wurde für seine Bemühungen, Kernwaffentests zu beenden, 1963 nachträglich der Friedensnobelpreis für das Jahr 1962 zuerkannt.

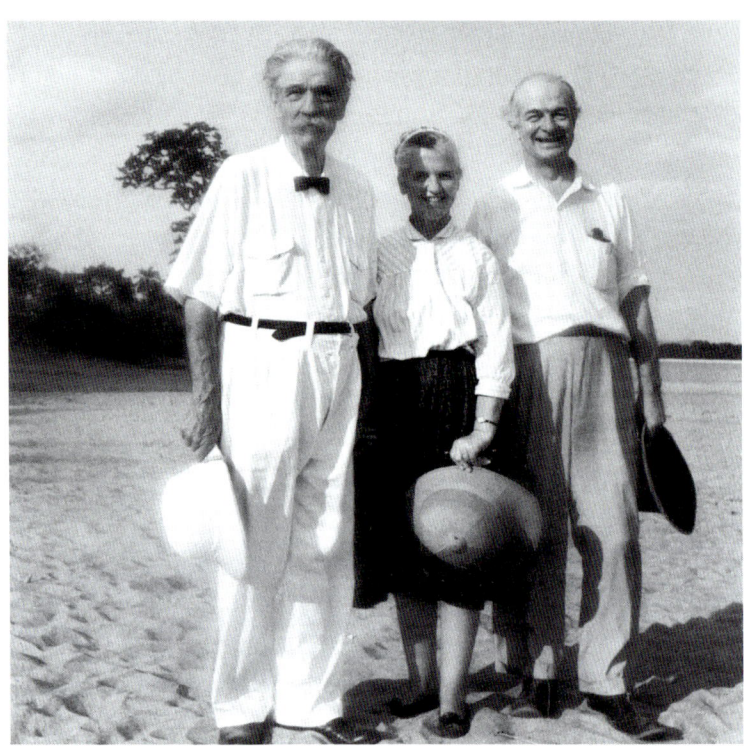

Albert Schweitzer, Ava und Linus Pauling am 15. Juli 1959 in Lambaréné

Bei aller Freude darüber wusste Schweitzer, dass weder die Atom- noch die Kriegsgefahr gebannt waren. Im Präsidentschaftswahlkampf 1964 forderte der republikanische Kandidat Barry Goldwater, Freiheit vom Moskauer Vertrag und den Gebrauch von Atomwaffen im Vietnamkrieg. Goldwater unterlag, aber die US-Armee setzte später chemische Kampfstoffe – chemische Massenvernichtungsmittel – am Mekong ein. Im Frühjahr 1965 unterzeichnete Schweitzer einen Appell der Friedensnobelpreisträger an Präsident Johnson, eine friedliche Lösung dieses Konflikts zu suchen. Vermutlich hat er aus Sorge, seine Einflussmöglichkeiten könnten sich durch zu direkte politische Äußerungen reduzieren, gebeten, seine Unterschrift nicht öffentlich bekannt zu geben. Er wollte den Eindruck vermeiden, in der Systemauseinandersetzung für eine Seite Partei zu ergreifen.

Im Rahmen der Entspannungspolitik kam es seit 1969 zu diversen Abrüstungsabkommen, aber den Verzicht auf den sogenannten atomaren Erstschlag haben bisher erst China und Indien erklärt. Der Vertrag über ein umfassendes Verbot nuklearer Testexplosionen vom September 1996 ist bis heute nicht in Kraft. 2009 hat Präsident Obama in seiner Prager Rede die Abschaffung der Atomwaffen gefordert. Nur ein neuer Propagandatrick der hochgerüsteten Nation oder ein neuer Hoffnungsschimmer? Es liegt an der Weltöffentlichkeit – wie an jedem Einzelnen! –, sich für die entschlossene Förderung dieses Ziels einzusetzen. Wer Schweitzers Erbe ehrt, muss wach bleiben und wachrütteln, denn Gleichgültigkeit ist weiterhin eine »sichere Bank« für die Rüstungslobbys überall auf der Welt, an der Vorbereitung des Untergangs im Namen angeblich höherer – gar nationaler – Werte oder global-strategischer Ziele willen weiterzuwirken.

Der Kampf Schweitzers war nicht umsonst, aber seine Ziele sind längst noch nicht erreicht. Geistiges und Ethisches bleiben genauso wichtig wie Ökonomisches und Machtpolitisches. Die Welt ist zu retten. Vor allem Wahn-Sinn.

MORALISCHER KOMPASS

Das große Geheimnis ist, als unverbrauchter Mensch durchs Leben zu gehen. Wenn die Menschen das würden, was sie mit vierzehn Jahren sind, wie ganz anders wäre die Welt.

Albert Schweitzer

ELEND UND ARMUT IN DER WELT

Das Elend in der Welt, das Schweitzer zu seinem besonderen Handeln bewogen hat, ist nicht geringer geworden. Die Rüstungsindustrie boomt, das Weltklima droht zu kippen. Kriegerische Gewalt ist auch nach Ende des Kalten Krieges Mittel der Politik in asymmetrischen Konflikten mit Fronten, die undurchschaubar werden. Die Bedingungen, unter denen zwei Drittel der Weltbevölkerung leben müssen, sind ein zum Himmel schreiendes Unrecht. Jeden Tag verhungern, verdursten, erfrieren auf der Welt mehr als 24 000 Menschen. Etwa drei Viertel von ihnen sind im Kindesalter. Dieser Skandal ist die Folge von extremer Armut, von Naturkatastrophen und Bürgerkriegen – vor allem auf dem afrikanischen Kontinent. Jedes zehnte Kind erreicht in den afrikanischen Armutsländern nicht einmal das fünfte Lebensjahr. Darüber hinaus leiden weit mehr als zwei Millionen Menschen – laut Welternährungsorganisation – an den Folgen von starker Unterernährung: an Wachstumshemmung, schwachem Immunsystem, an Apathie und Schädigungen der Organe.

Dies ist ein beschämendes und barbarisches Verbrechen, zugelassen und mitverantwortet von reichen und »zivilisierten« Ländern, deren technischer Fortschritt es ermöglichen könnte, *alle* Menschen zu ernähren und allen eine medizinische Basisversorgung zu gewährleisten.

Auf die Flüchtlingsströme reagiert die westliche Welt vor allem mit Abschottung. Angesichts der vielen Verzweifelten, die in kaum meerestauglichen, überfüllten Booten nach Europa zu gelangen versuchen und während der Überfahrt ertrinken, verhungern oder verdursten, hätte Schweitzer gewiss – selbst mitten in der Wirtschafts- und Finanzkrise 2008/09 – mit aller Dringlichkeit die Erfüllung des von der UNO gesteckten Ziels angemahnt, die Armut bis 2015 zu halbieren.

MENSCHENRECHTE UND WELTMARKT

Albert Schweitzer hat erkannt, dass die Armut auf dem afrikanischen Kontinent insbesondere eine Folgeerscheinung des Kolonialismus ist. Für dessen Verbrechen fühlte er sich als ein Repräsentant der reichen westlichen Länder mitverantwortlich. Er ging in den Tropenwald, um »Buße zu tun«, um persönlich ein Zeichen der Umkehr und Sühne zu setzen.

»Erhaltung, Schutz und Ausübung der Menschenrechte« betrachtete Schweitzer als ein Hauptproblem der »Beziehungen zwischen den weißen und farbigen Rassen«. 1927 sagte er in einem Vortrag zu diesem Thema: »Durch den Welthandel sind sie [die Menschen der ›Dritten Welt‹, Schweitzer spricht von den ›primitiven Völkern‹] bereits Unfreie geworden.« »Der wahre Reichtum dieser Völker« bestünde darin, »möglichst alles, was sie zum Leben notwendig haben, durch Ackerbau und Gewerbe selber hervorzubringen. Stattdessen sind sie einseitig darauf bedacht, das, was der Welthandel braucht und gut bezahlt, zu liefern. Vermittelst des dafür erhaltenen Geldes beziehen sie dann Fertigwaren und Lebensmittel von ihm, womit sie das einheimische Gewerbe unmöglich machen und oft sogar den Bestand ihrer Landwirtschaft gefährden.«

Er hat die Mechanismen präzise beschrieben, die sich durch das Regime von Weltbank und Welthandelsorganisation heute noch drastischer auswirken. Diese Institutionen diktieren die Preise, Aus- und Einfuhrzölle für Rohstoffe und Produkte. Die Länder der sogenannten »Dritten Welt« sind ihrerseits gezwungen, sämtliche Handelsbarrieren wie zum Beispiel Schutzzölle abzubauen. In Afrika haben sich einheimisches Handwerk und lokale Märkte nicht stabilisiert, weil der Kontinent mit industriell gefertigten Waren aus westlichen Ländern sowie aus Asien überschwemmt wird. Kleinbauern sind ebenfalls in ihrer Existenz bedroht. Ihre Erzeugnisse können mit subventionierten Nahrungsmittelimporten aus der EU oder den USA nicht konkurrieren. Die von den Industriestaaten aufgebrachten Gelder für »Entwicklungshilfe« sind nur ein Bruchteil des Profits, den internationale Konzerne durch Ausplündern der Naturreichtümer erzielen.

Schweitzer würde eine Politik empören, die nicht zu ökonomischer Selbständigkeit, sondern zu mehr Abhängigkeit und Armut führt, die nicht Frieden zwischen den Völkern schafft, sondern ethnische Konflikte oder gar Bürgerkriege schürt. Durch Waffenlieferungen der reichen Welt an afrikanische Despoten wurde und wird Afrika ebenfalls ins Verderben geführt. Sowohl die führenden Industriestaaten als auch korrupte einheimische Oberschichten, die das unheilvolle Spiel mitspielen, hätte Schweitzer an ihre Verantwortung gemahnt. Er würde die Pharmakonzerne auffordern, die Preise der Präparate für die Aidskranken herabzusetzen, sowie das Engagement von NGOs würdigen und unterstützen, weil diese aufklären und risikobereit weltweit unterwegs sind. Eine effektive Entwicklungspolitik und fairer Handel sind auf die Zustimmung der Bürger in den reichen Ländern angewiesen. Noch hat sich die Erkenntnis, dass die anderen nicht »arme«, sondern »arm gemachte« Länder sind, nicht allgemein durchgesetzt.

ZERSTÖRUNG DER NATUR

Schweitzer stünde gewiss an der Seite von Umweltschützern in aller Welt, die die Vielfalt der Schöpfung erhalten wollen oder sich vehement gegen die Ursachen der dramatischen Klimaveränderungen wenden, die zunächst vor allem die ärmsten Länder und Menschen betreffen. Das sogenannte »Genie der Menschlichkeit« hat sich seit 1913 als ein untadeliges Genie der Mit-Kreatürlichkeit erwiesen. Ganz grundsätzlich. Und ganz praktisch. Und ganz persönlich. Wenn Schweitzer noch erlebt hätte, wie schonungslos der Regenwald aus Profitgier abgeholzt und die Natur zerstört wird, während sich die Erde global erwärmt und auf eine Katastrophe zusteuert, hätte er eindringlich zu ökologischer Vernunft, zu nachhaltigem Wirtschaften weltweit aufgerufen. Er hätte nicht nur den Mächtigen in Politik und Wirtschaft, sondern allen ins Gewissen geredet, die eine Mitverantwortung für den Umweltschutz von sich weisen.

ATOMGEFAHR UND KRIEGE IN DER WELT

Noch immer wird mit Atombomben Politik gemacht und mit deren Einsatz gedroht (und sei es als »Mini-Nukes«!), statt sie aus der Welt zu schaffen. Derzeit verfügen acht Länder über Kernwaffen: die USA, Russland, Frankreich, Großbritannien, Indien, Pakistan und Israel. Nordkorea hat eine Kernwaffe getestet. Dass einige weitere, auch politisch »unsichere« Staaten nach deren Besitz streben, während die A-Waffenbesitzer weiter rüsten, ist für die gesamte Menschheit bedrohlich. Die USA haben im Krieg gegen den Irak 1991 und 2003 bunkerbrechende Waffen mit uranhaltiger Munition eingesetzt. Auch im Tschetschenienkrieg und in anderen bewaffneten Konflikten wurden Soldaten, Zivilbevölkerung und Umwelt durch solche Munition gefährdet. Die »nukleare Anarchie« gehört zu den bedrohlichsten Schreckensszenarios des 21. Jahrhunderts. Albert Schweitzer würde Präsident Barack Obama darin bestärken, der Forderung nach einer »Globalen Null« Priorität einzuräumen. Und er würde die Bürger zu Aktionen unter diesem Motto aufrufen, weil nur durch den Druck der Öffentlichkeit die Vision einer atomwaffenfreien Welt Schritt für Schritt Realität werden kann.

Heute sind weitaus mehr Zivilisten von militärischen Auseinandersetzungen betroffen als während der beiden Weltkriege. Auf dem europäischen Kontinent ist zwar mittlerweile weitgehend der Frieden eingekehrt. Aber Europa und die USA führen Kriege in fernen Ländern zu »humanitären« Zwecken, wie man euphemistisch sagt. Humanität und Demokratie wie in Afghanistan mit Waffengewalt verbreiten zu wollen bedeutet, selbst inhuman zu handeln. Müssen nicht mutige Schritte auf die Gegner hin gewagt werden, statt durch massive »Kollateralschäden« immer neue Terroristen mit Hasspotenzial zu produzieren? Als human kann nur gelten, was den Krieg für alle Zeiten als das geißelt, was er ist: eine Niederlage der Menschheit, ein Verbrechen an der Menschheit.

Es ist unerlässlich, daran zu erinnern, dass die ideologisch wie militärisch aufgeladene Blockkonfrontation unerwartet friedlich zu Ende ging, wiewohl die furchtbaren Waffen weiter bedrohlich bereitstehen, die sich in Deutschland einmal am nächsten gegenübergestanden hatten. Umso mehr ist Deutschland verpflichtet, nie wieder und nirgendwo eine kriegführende Nation zu werden, sondern eine Politik zu betreiben, die »gemeinsame Sicherheit« sucht.

Schweitzer blieb im Jahrhundert der großen Kriege und barbarischen Ideologien ein durch und durch barmherziger, ja solidarisch fühlender, denkender, handelnder Mensch. Er stünde heute gewiss bei jenen, die die sogenannten Anti-Terror-Kriege ebenso verurteilen wie sie die Weigerung der atomwaffenbesitzenden Mächte, selber grundlegend abzurüsten, geißeln. Denn das verlangt der Atomwaffensperrvertrag auch!

Es gibt viele Gründe, sich gegen die Übel dieser Welt zu engagieren. Es muss ja nicht unbedingt wie bei Albert Schweitzer mit religiöser Überzeugung geschehen. Die »Ethik aus Ehrfurcht«, die Schweitzer begründet hat, speist sich heute aus einer einzigen rationalen Erwägung. Der Philosoph Hans Jonas hat sie in seinem Buch *Das Prinzip Verantwortung* auf den Punkt gebracht: »Furcht und Ehrfurcht gebieten: dem Menschen in der verbleibenden Zweideutigkeit seiner Freiheit, die keine Änderung der Umstände je aufheben kann, die Unversehrtheit seiner Welt und seines Wesens gegen die Übergriffe seiner Macht zu bewahren.«

DIE JUGEND ALS MORALISCHE KRAFTQUELLE

Die Jugend ist eine utopische und moralische Kraft, die – mit Ernst Bloch gesprochen – in einer alten Welt, die mit der neuen schwanger geht, als Geburtshelferin in Erscheinung treten kann: »Gute Jugend glaubt, dass sie Flügel habe und dass alles Rechte auf ihre herbrausende Ankunft warte, ja erst durch sie gebildet, mindestens durch sie befreit werde.« Auch Albert Schweitzer setzte hohe Erwartungen in die Jugend und ihren natürlichen Idealismus, gegen den Erwachsene allzu gern die Reife in Anschlag bringen. Für ihn aber galt: »Im Jugendidealismus erschaut der Mensch die Wahrheit. In ihm besitzt er einen Reichtum, den er gegen nichts eintauschen soll.« Den Begriff der Reife hat Schweitzer heftig kritisiert: »Ich höre dabei die Worte Verarmung, Verkümmerung, Abstumpfung als Dissonanzen miterklingen. Was wir gewöhnlich als Reife an einem Menschen zu sehen bekommen, ist eine resignierte Vernünftigkeit. Einer erwirbt sie sich nach dem Vorbild anderer, indem er

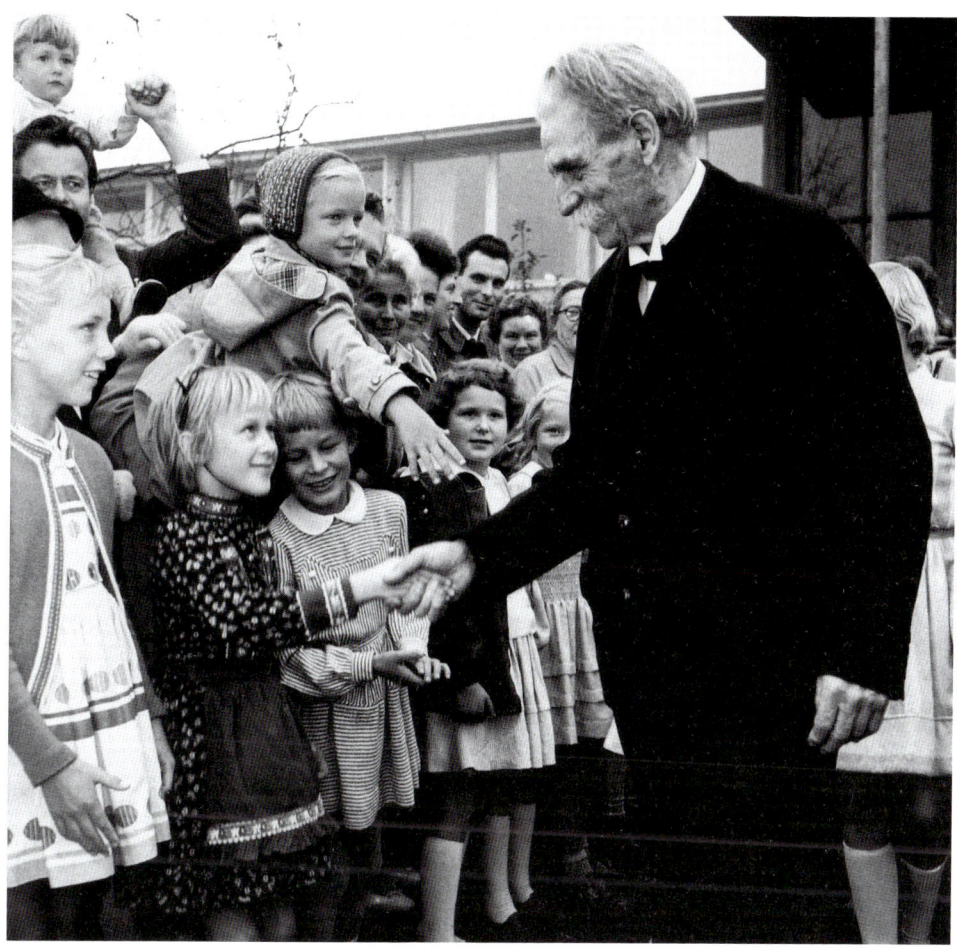

Albert Schweitzer bei der Einweihung der Albert-Schweitzer-Schule in Hamburg, 1959

Stück um Stück die Gedanken und Überzeugungen preisgibt, die ihm in seiner Jugend teuer waren: Er glaubte an den Sieg der Wahrheit, jetzt nicht mehr. Er glaubte an die Menschen, jetzt nicht mehr. Er glaubte an das Gute, jetzt nicht mehr. Er eiferte für Gerechtigkeit, jetzt nicht mehr. Er vertraute in die Macht der Gütigkeit und Friedfertigkeit, jetzt nicht mehr. Er konnte sich begeistern, jetzt nicht mehr. Um besser durch die Fährnisse und Stürme des Lebens zu schiffen, hat er sein Boot erleichtert. Er warf Güter aus, die er für entbehrlich hielt. Aber es war der Mundvorrat und der Wasservorrat, dessen er sich entledigte. Nun schifft er leichter dahin, aber als verschmachtender Mensch. Zu gern gefallen sich die Erwachsenen in dem traurigen Amt, die Jugend darauf vorzubereiten, dass sie einmal das meiste von dem, was ihr jetzt das Herz und den Sinn erhebt, als Illusion ansehen wird. Die tiefere Lebenserfahrung aber redet anders zu der Unerfahrenheit. Sie beschwört die Jugend, die Gedanken, die sie begeistern, durch das ganze Leben hindurch festhalten zu wollen. «

Genaugenommen ist das, was die Erwachsenen »Reife« nennen, der Nährboden, auf dem der von Schweitzer kritisierte Nihilismus gedeiht, der mit der widerstandslosen Akzeptanz des Faktischen beginnt. Wer nicht mehr an den Sieg der Wahrheit und an das Gute glaubt, wer nicht mehr für Gerechtigkeit eintritt, der friedvollen Barmherzigkeit nicht mehr vertraut, sich nicht mehr begeistern lässt, der glaubt an nichts, verteidigt nichts und geht auch nicht gegen das Unmenschliche vor. Die »Reife« der Erwachsenen wäre demnach mitverantwortlich für moralischen Stillstand durch Gleichgültigkeit gegenüber den Übeln der Welt. Es ist erschreckend, wie viele Jugendliche heute vorzeitig »reif« gemacht werden. Über unseren selbstgefälligen Gesellschaften schwebt eine Gewitterwolke, der eine lebendige Jugend zur Entladung verhelfen könnte.

Nur die Jugendlichen können überzeugend mit Albert Camus ausrufen: Wir empören uns, also sind wir. Es wäre ein Anzeichen geistiger Immobilität und Devitalität, wenn die Jugend heute zu einem solchen Ausruf nicht mehr fähig wäre. Dann hätten die geistlosen Zustände obsiegt, die Schweitzer im ersten Drittel des 20. Jahrhunderts beklagt hat, und die Menschen wären in ihren Zwängen und dem stahlharten Gehäuse aus Arbeit und Freizeit, Leistung und Profitgier, Hedonismus und Gleichgültigkeit gefangen. Dann wären wir nur noch Charaktermasken, verdinglicht bis zum Äußersten. Ein schriller

Kanon der Angepassten und all jener, die verlernt haben, das Leben mit Sinn zu füllen, wäre die Folge.

Dann wären wir umgeben von Leben, das nicht lebt. Ein Aufschrei müsste durch die Reihen gehen: Wir wollen glücklich sein und können nicht glücklich sein, solange so viele leiden und unglücklich sind!

SCHLICHTE GRÖSSE

»Am Ende muss doch ein unzerstörbarer guter Kern in vielen sein, sonst hätten sie nie seine schlichte Größe erkannt«, schreibt Albert Einstein über Schweitzer. Mit dem Wort schlicht traf er dessen Intention: »Sich bescheiden zu können, klein zu werden: das ist die einzige Errettung und Freiheit.« Er nahm sich Jesus, den Menschensohn, den Gottessohn, zum Vorbild. Aus ihm schöpfte er Kraft, Ermutigung, Orientierung für sein Tun, auch das bisweilen ermüdende Hoffnungsfeuer. In seiner Demut war er all den vom Leben gering Bedachten ebenso nahe wie jenen, deren Menschlichkeit und Größe unbeachtet bleibt, weil sie von den Medien nicht ins Licht gerückt werden.

Schweitzers Lebensresümee sollte uns ansprechen: »Als einer, der versucht in seinem Denken und Empfinden jugendlich zu bleiben, habe ich mit den Tatsachen und der Erfahrung um den Glauben an das Gute und Wahre gerungen. In dieser Zeit, wo Gewalttätigkeit, in Lüge gekleidet, so unheimlich wie noch nie auf dem Throne der Welt sitzt, bleibe ich dennoch überzeugt, dass Wahrheit, Liebe, Friedfertigkeit, Sanftmut und Gütigkeit die Gewalt sind, die über alle Gewalt ist. Ihnen wird die Welt gehören, wenn nur genug Menschen die Gedanken der Liebe, der Wahrheit, der Friedfertigkeit und der Sanftmut rein und stark und stetig genug denken und leben. ... Eine unermesslich tiefe Wahrheit liegt in dem phantastischen Worte Jesu:

›Selig sind die Sanftmütigen, denn sie werden das Erdreich besitzen.‹«

Nur der »Tropenhelm-Schweitzer« mit buschigem Schnauzbart gehört ins Museum, wird als verstorbene Ikone, als so einsames wie fernes Vor-Bild wegidealisiert.

Dabei stellt sein Leben das unsere auf die Probe.

Das Albert-Schweitzer-Denkmal in Günsbach

Es steht auf einem Kanzrain, einem Felsen über dem Dorf, den Albert Schweitzer vor seinem Aufbruch nach Lambaréné auf Lebenszeit gepachtet hatte. Die von Fritz Behn in Vogesensandstein gehauene Figur weckt Assoziationen an Ernst Barlachs Lesenden Klosterschüler und Auguste Rodins Denker. Der Klosterschüler verharrt in einer frommen, ehrfürchtigen Haltung, der Denker ist ein Sinnbild des sich innerlich aufbäumenden modernen Menschen und der Einheit von Geist und Tat. Es wirkt, als hätte Behn beide Skulpturen im Standbild Albert Schweitzers ineinandergefügt.

Schweitzer hatte sich diesen Standort gewünscht: »denn dort war ich der, der mit Denken beschäftigt war. Dort ist meine geistige Heimat. ... Auf dem Felsen ist ›Kultur und Ethik‹ entstanden und sind der historische Jesus und der historische Paulus wieder erstanden. Dort bin ich ganz zu Hause, dort in jener schöpferischen Einsamkeit will ich in Stein weiter verweilen.« Das Denkmal wurde 1969, nur vier Jahre nach seinem Tod, aufgestellt. Das ist ungewöhnlich und zeugt von der großen Bewunderung, die dieser Mann auf sich gezogen hat. An Fritz Behn hatte Schweitzer 1958 gut gelaunt geschrieben: »Eigentlich sollte ein Standbild erst ein Jahrhundert nach dem Tode des Betreffenden aufgestellt werden. In unserem Fall würden wir an dem Datum etwas herunterhandeln.«

Schlichte Größe

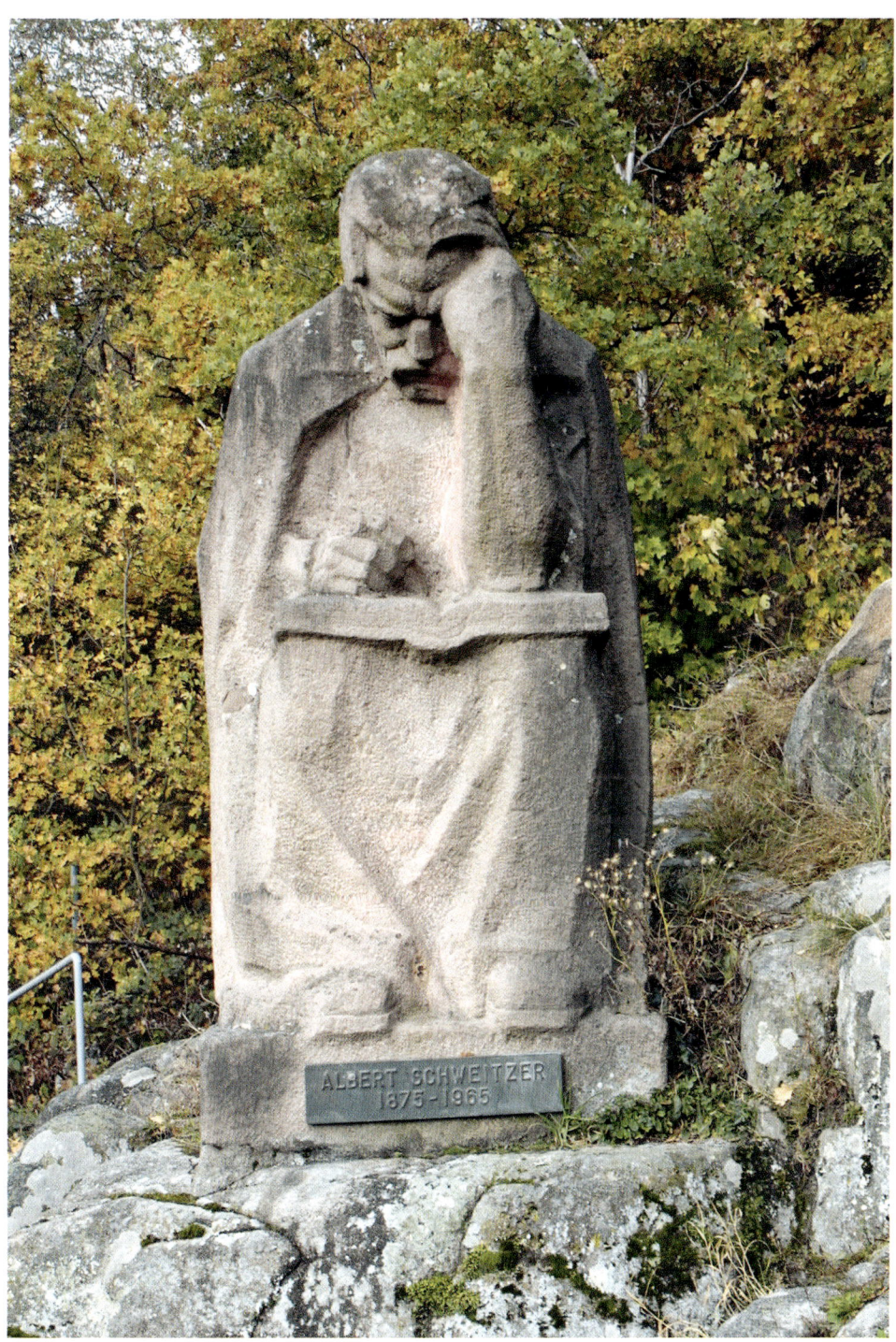

ALBERT SCHWEITZER
1875 - 1965

LEBENSDATEN
ALBERT SCHWEITZERS

1875   14. Januar: Albert Schweitzer in Kaysersberg/ Oberelsass als zweites Kind der Eheleute Ludwig Schweitzer (1846–1925) und Adele Schweitzer, geb. Schillinger, (1841–1916) geboren; Umzug nach Günsbach; vier Geschwister

1880–1885   Besuch der Dorfschule in Günsbach und der Realschule in Münster/Elsass

1885–1893   Gymnasium in Mülhausen und Abitur im Juni 1893; Klavier- und Orgelunterricht

1893   Aufnahme des Studiums der Theologie und Philosophie in Straßburg; Orgelunterricht bei Charles-Marie Widor in Paris

1894/1895   Militärdienst in Straßburg

1896   Entschluss zu einem »Beruf menschlichen Dienens« nach dem 30. Lebensjahr infolge eines Aufrufs der Pariser evangelischen Missionsgemeinschaft

1898   Erstes Theologisches Examen; Lehrvikar

1898/1899   Studien der Philosophie und Musik in Paris und Berlin; August 1899: Abschluss der philosophischen Dissertation über die Religionsphilosophie Kants (Dr. phil.)

Zweites Theologisches Examen und Lizentiaten-Examen (Dr. theol.);
   November: Vikar an St. Nicolai Straßburg   1900

Habilitation über *Das Messianitäts- und Leidensgeheimnis* an der Theologischen Fakultät in Straßburg   1902

Direktor des Thomasstifts zu Straßburg   1903–1906

J. S. Bach, le musicien-poète; Mitteilung an die Familie über die Absicht, Tropenarzt zu werden, und Aufnahme des Medizin-studiums (1905–1912)   1905

Deutsche und französische Orgelbaukunst; Von Reimarus zu Wrede   1906

Johann Sebastian Bach   1908

Internationales Regulativ für Orgelbau   1909

Medizinisches Staatsexamens   1910

Ärztliches Praktikum; *Geschichte der Paulinischen Forschung*   1911/1912

Ärztliche Approbation und Aufgabe des Predigtamtes; Ehe-schließung mit Helene Bresslau; Professoren-Titel für »an-erkennenswerte wissenschaftliche Leistungen«. Promotion zum Dr. med. mit einer Dissertation über *Die psychiatrische Beurteilung Jesu*   1912

Publikation der erweiterten *Geschichte der Leben-Jesu-Forschung*   1913

Abreise aus Günsbach nach Afrika und erster Aufenthalt in Lambaréné (mit Helene)   1913–1917

1914 Schweitzer als deutscher Staatsbürger unter Bewachung gestellt; zwischenzeitliches Verbot ärztlicher Tätigkeit

1915 Schweitzer entwickelt den Begriff der *Ehrfurcht vor dem Leben*; Arbeit an der *Kulturphilosophie*

1916 Tod der Mutter

1917 Rücktransport nach Europa und Internierung in Bordeaux; Ruhr-Erkrankung

1917/1918 Inhaftierung im Lager Garaison (Pyrenäen) und Umquartierung nach St. Rémy (Provence)

1918 Rückkehr ins Elsass; erneutes Vikariat an St. Nicolai und Assistenzarztstelle an der Klinik für Haut- und Geschlechtskranheiten

1919 Geburt der Tochter Rhena; erstes Nachkriegs-Orgelkonzert in Barcelona

1920 Nach einer Einladung des Erzbischofs Nathan Söderblom zu Vorlesungen in Uppsala Reise durch Schweden für Vorträge und Orgelkonzerte; Abzahlung der Schulden; Ehrendoktor durch die Universität Zürich; *Zwischen Wasser und Urwald*

1921 Aufgabe der beiden Stellungen in Straßburg; freie schriftstellerische und künstlerische Arbeit

1921/1922 Konzert- und Vortragsreisen in die Schweiz, nach Schweden, England und Dänemark; Arbeit an der *Kulturphilosophie* in Günsbach

Vorlesungen an der Universität Prag; *Verfall und Wiederaufbau der Kultur*; *Kultur und Ethik*; *Das Christentum und die Weltreligionen*; Hausbau für Helene und Rhena in Königsfeld/Schwarzwald; Lehrgänge für Geburtshilfe und Zahnheilkunde in Straßburg, für Tropenmedizin in Hamburg	1923
Aus meiner Kindheit und Jugendzeit	1924
Zweiter Aufenthalt in Lambaréné (ohne Helene); Beginn der Rodungsarbeiten für ein größeres Spital	1924–1927
Tod des Vaters	1925
Umsiedlung des Tropenspitals auf das neue Gelände	1927
Konzerte und Vorträge in Schweden, Dänemark, Holland, der Schweiz, Deutschland, der Tschechoslowakei; Schallplattenaufnahmen in London	1927–1929
Auszeichnung mit dem Goethepreis der Stadt Frankfurt am Main, erste Goethe-Rede	1928
Gründung eines deutschen Freundeskreises; Vollendung des Günsbacher Hauses	1929
Dritter Lambaréné-Aufenthalt; Rückkehr Helene Schweitzers nach Europa aus gesundheitlichen Gründen Ostern 1930	1929–1932
Ablehnung eines Rufes an die Theologische Fakultät der Universität Leipzig; *Die Mystik des Apostel Paulus*	1930
Aus meinem Leben und Denken	1931

1932   Gedenkrede in Frankfurt anlässlich des 100. Todestages Goethes; Vorträge und Konzerte in Deutschland, Holland und England

1933–1934   Vierter Lambaréné-Aufenthalt

1934   Religionsphilosophische Vorlesungen in Oxford und Edinburgh

1935/1936   Fünfter Lambaréné-Aufenthalt; abermals Vorlesungen in Edinburgh und Schallplatten-Einspielungen in London und Straßburg; *Die Weltanschauung der indischen Denker*

1937–1939   Sechster Lambaréné-Aufenthalt

1938   *Afrikanische Geschichten*

1939   Wegen des Eindrucks drohender Kriegsgefahr nur zwölftägiger Aufenthalt im Elsass zur Regelung der wichtigsten Angelegenheiten

1939–1948   Siebter Lambaréné-Aufenthalt

1940   Kämpfe um den Ort Lambaréné zwischen Truppen de Gaulles und der Vichy-Regierung; beide Seiten schonen das Spital

1941   Eintreffen Helenes in Lambaréné nach schwieriger Reise über Angola, Aufenthalt bis September 1946

1942   Erste Hilfssendung mit Medikamenten aus den USA

1949   Reise in die USA; Festrede anlässlich des 200. Geburtstag Goethes in Aspen/ Colorado: *Goethe, der Mensch und das Werk*

Achter Lambaréné-Aufenthalt, Abreise Helenes im Juni 1950	1949–1951
Goethe. Vier Reden; Ein Pelikan erzählt aus seinem Leben; Baubeginn des Lepradorfes	1950
Friedenspreis des deutschen Buchhandels	1951
Neunter Lambaréné-Aufenthalt	1951–1952
Schallplattenaufnahmen an der Günsbacher Orgel; Entgegennahme der Paracelsus-Medaille der deutschen Ärzteschaft; Aufnahme in die Pariser Académie des Sciences Morales et Politiques; Verleihung der Prinz-Karl-Medaille durch den König von Schweden; *Das Problem der Ethik in der Höherentwicklung des menschlichen Denkens*	1952
Zehnter Lambaréné-Aufenthalt; Weiterbau des Lepradorfes	1952–1954
Verleihung des Friedensnobelpreises (für 1952) *in absentia*; Einsatz der Preissumme für den Bau des Lepradorfes	1953
Bach-Gedenkkonzert in der Straßburger Thomaskirche; letztes öffentliches Auftreten als Organist. November: Entgegennahme des Friedensnobelpreises in Oslo; *Das Problem des Friedens in der heutigen Welt*	1954
Elfter Lambaréné-Aufenthalt (mit Helene)	1954–1955
Fertigstellung des Lepradorfes; Besuche in England, Paris, Deutschland, der Schweiz; Entgegennahme der Insignien des Ordens Pour le mérite (Friedensklasse) in Bonn	1955
Zwölfter Lambaréné-Aufenthalt (mit Helene)	1956–1957

1957   *Appell an die Menschheit* angesichts der Kernwaffenversuche, gesendet von Radio Oslo; Rückkehr Helene Schweitzers nach Europa

          1. Juni: Tod Helene Schweitzers in Zürich (Beisetzung am 25. Januar 1958 in Lambaréné)

1957–1959   Dreizehnter Lambaréné-Aufenthalt

1958   Drei Vorträge, über Radio Oslo verbreitet, zu den Gefahren durch Atomversuche: *Friede oder Atomkrieg*

1959   Entgegennahme des Sonning-Preises in Kopenhagen; letzte Deutschland-Reise und dreiwöchiger Paris-Aufenthalt im November mit zwischenzeitlichen Stationen in Brüssel und Rotterdam

1959–1965   Vierzehnter und letzter Lambaréné-Aufenthalt

1963   Goldenes Afrikajubiläum

1965   Besucher aus aller Welt feiern den 90. Geburtstag Schweitzers in Lambaréné

          Frühjahr/Sommer: Abschluss der kritischen Ausgabe *J. S. Bachs Präludien und Fugen für Orgeln*

          4. September: Tod Albert Schweitzers (Beisetzung am 5. September in Lambaréné)

DANKSAGUNG

In diesem Buch konnten wir uns auf zum Teil bisher noch nicht veröffentlichte Ergebnisse der Albert-Schweitzer-Forschung stützen. Wir danken dem Archives Albert Schweitzer Gunsbach (France) für die Genehmigung, aus Archivdokumenten zu zitieren. Besonderer Dank gilt Herrn Dr. med. Christian Jenssen, Mitglied der IPPNW – Deutsche Sektion der Internationalen Ärzte für die Verhütung des Atomkrieges / Ärzte in sozialer Verantwortung e. V., der sein Wissen über Schweitzers Kampf gegen Atomwaffen mit uns geteilt hat. Einzelne Abschnitte des Kapitels »Pazifismus und Humanismus mit dem Rücken zum Abgrund« fußen wesentlich auf seinen Texten und Archivrecherchen.

Friedrich Schorlemmer und Marcus Hawel

BILDNACHWEIS

Akg-images: S. 95

Archives Albert Schweitzer Gunsbach (France): S. 21, 32, 72, 132, 230

Bildarchiv PreußischerKulturbesitz, Berlin: S. 40, 43, 48, 56, 60, 65, 78, 91, 96 (Germanisches Nationalmuseum Nürnberg), 186

© dpa – Bildarchiv: S. 68, 208

© NFP / Foto Stefan Falke: S. 113, 141, 145, 153, 155, 158, 159, 165, 167, 173, 178, 180, 181, 191, 193, 195, 203

Redaktionsbüro Lothar Simmank: S. 245

ullstein bild: S. 5, 16, 63, 200, 241

INHALT

Mit 41 Abbildungen

ISBN 978-3-351-02712-4

Aufbau ist eine Marke der Aufbau Verlag GmbH & Co. KG

1. Auflage 2009
© Aufbau Verlag GmbH & Co. KG, Berlin 2009
Einbandgestaltung heilmann/hißmann, Hamburg
Druck und Binden TBB spol. s.r.o., Banská Bystrica
Printed in Slovak Republic

www.aufbau-verlag.de